Abdomen perfecto

DAVID ZINCZENKO
editor en jefe de Men'sHealth®
con TED SPIKER

Abdomen perfecto

Un programa de alimentación y ejercicio para tener el cuerpo que siempre has deseado

AGUILAR

AGUILAR

Título original: *The ABS Diet*

Publicado originalmente por Rodale Inc.

Traducción: María Andrea Giovinne

De esta edición:
D. R. © Santillana Ediciones Generales S.A. de C.V., 2005.
Av. Universidad 767, Col. del Valle
México, 03100, D.F. Teléfono (55) 54207530
www.**aguilar**.com.mx

Distribuidora y Editora Aguilar, Altea, Taurus, Alfaguara, S. A.
Calle 80 Núm. 10—23, Santafé de Bogotá, Colombia.
Santillana Ediciones Generales S.L.
Torrelaguna 60—28043, Madrid, España.
Santillana S. A.
Av. San Felipe 731, Lima, Perú.
Editorial Santillana S. A.
Av. Rómulo Gallegos, Edif. Zulia 1er. piso
Boleita Nte., 1071, Caracas, Venezuela.
Editorial Santillana Inc.
P.O. Box 19—5462 Hato Rey, 00919, San Juan, Puerto Rico.
Santillana Publishing Company Inc.
2043 N. W. 87th Avenue, 33172. Miami, Fl., E. U. A.
Ediciones Santillana S. A. (ROU)
Constitución 1889, 11800, Montevideo, Uruguay.
Aguilar, Altea, Taurus, Alfaguara, S. A.
Beazley 3860, 1437, Buenos Aires, Argentina.
Aguilar Chilena de Ediciones Ltda.
Dr. Aníbal Ariztía 1444, Providencia, Santiago de Chile.
Santillana de Costa Rica, S. A.
La Uruca, 100 mts.Oeste de Migración y Extranjería, San José, Costa Rica.

Primera edición: julio de 2005

ISBN: 968-19-1179-2
D. R. © Diseño de cubierta: Rana Diseño
Diseño de interiores: mancaso, servicios editoriales (mancaso3@prodigy.net.mx)
Impreso en México.

Para cada persona que ha tomado las armas,
en la batalla contra la obesidad.
Hoy empezamos a ganar la batalla...

Índice

Agradecimientos

Mi agradecimiento más profundo a las personas extraordinariamente talentosas, muy trabajadoras y dedicadas que me han apoyado, animado e inspirado. En particular a:

Steve Murphy, quien a pesar de tener la responsabilidad de supervisar una enorme compañía internacional tiene la visión y el valor de poner en primer lugar la calidad editorial.

La familia Rodale, sin la cual nada de esto habría sido posible.

Jeremy Katz, editor ejecutivo de la división de libros de *Men's Health*, quien comprendió mi visión para *Abdomen perfecto*, me empujó a hacer mi mejor esfuerzo y me disuadió de más de una cosa durante su creación.

Tom Beusse, quien sabe cómo usar el látigo con la misma inteligencia que el humor.

Steve Perrine, el consejero más sabio que cualquier jefe podría tener.

El personal editorial completo de *Men's Health*, el grupo de escritores, editores, investigadores, diseñadores y directores de fotografía más inteligentes y más trabajadoes de la industria: en el futuro, cuando la gente hable sobre los días de gloria de la edición de revistas, estarán hablando de ustedes.

Mi hermano, Eric, cuyo implacable afán por molestarme me indujo a cuidarme mejor.

Mi madre, Janice, quien nos crió a los dos casi sola. Tu fuerza y amabilidad guían cada una de mis acciones.

Mi padre, Bohdan, quien dejó este mundo muy prematuramente. Desearía que aún estuvieras aquí.

Elaine Kauffman, quien me ha proporcionado un segundo hogar durante los últimos años. Gracias por dejarme ordenar el menú.

Gracias también a Jeff Anthony, MaryAnn Bekkedahl, Peter Bonventre, Jeff Csatari, Aimee Geller y Karen Mazzotta, Joe Heroun, Samantha Irwin, George Karabotsos, Charlene Lutz, Patrick McMullan, Jeff Morgan, Peter "¿Qué tal si la elección es un empate?" Moore, Myatt Murphy, John Rasmus, Ben Roter, Joyce Shirer, Bill Stump, Pat Toomey, Sara Vigneri y mi madrastra, Mickey. Gracias por tu guía y apoyo.

Un hurra especial para Bug y Fester. Aprecio su amor y cariño. Gracias por ayudarme en el periodo más difícil.

Y a Rose. Tu elegancia, tu encanto, tu ingenio y tu mente siempre curiosa me hacen querer luchar para mejorar todos los días. ¿Qué tal lo estoy haciendo?

INTRODUCCIÓN

TIENES MÚSCULOS ABDOMINALES. SÍ, TÚ

El plan que convertirá tu grasa en músculo

Al pensar en los músculos abdominales, es probable que pienses en Brad Pitt o Janet Jackson. Es probable que pienses en portadas de revistas y en comerciales de ropa interior. En estómagos de lavadero, cuadritos y una panza tan firme que podrías botar en ella una canica. Tu lado cínico puede que también piense en lo más drástico, dietas que te matan de hambre y un régimen de ejercicios tan absorbente que violaría las leyes laborales. Los músculos abdominales marcados, asumes, están reservados para atletas, para modelos, para fisicoculturistas, para entrenadores, para raperos, para el "talento" semi vestido de los "infomerciales", para fenómenos genéticos, para quienes se han hecho una liposucción y para personas que clasificarían al apio como postre.

Tu conclusión: tienes más posibilidades de escalar el Everest en un *Speedo* que tener excelentes músculos abdominales.

Como jefe de redacción de la revista *Men's Health*, sé que tú (sin importar qué tan grande sea tu barriga, cuántas dietas hayas hecho o qué tan tentador suena el reto del *Speedo* en el

Everest) puedes desarrollar excelentes músculos abdominales. Mira, yo analizo información sobre salud y ejercicio de la misma manera en que los corredores analizan la bolsa. Mi trabajo consiste en encontrar las formas más rápidas, mejores y más inteligentes de que logres ganancias extraordinarias en tu inversión más importante: tu cuerpo. De modo que cuando pienso en músculos abdominales marcados, lo único que me interesa es lo siguiente: de qué manera puedes lograrlos.

Comprendo la lucha. Miras hacia abajo, ves un molde de gelatina implantado en tu barriga e imaginas que tus días de tener un abdomen plano se esfumaron cuando te graduaste de la preparatoria. Pero, en cierta forma, realmente no deberías pensar en tus músculos abdominales como algo extinto. Piensa en ellos como los primos en tercer grado que conociste en una reunión familiar. Recuerdas haberlos visto, de modo que tienes una vaga idea de cómo se ven, pero ha pasado tanto tiempo que en realidad no sabes dónde se encuentran actualmente. Bueno, aun cuando hayan pasado siglos desde que hiciste algún contacto con ellos, el hecho fisiológico sigue siendo cierto: tienes músculos abdominales.

La dieta para el abdomen va a ayudarte a encontrarlos.

En una época en que más de 130 millones de norteamericanos padecen sobrepeso u obesidad y en que las noticias sobre la pérdida de peso reciben la misma atención en portada que los escándalos de las celebridades (bueno, casi la misma), nunca ha habido un momento más crítico para enfocarte en tu peso, tu figura y tu salud. Sé que algunos críticos considerarán un abdomen cincelado como el símbolo norteamericano moderno de la vanidad, pero desarrollar un abdomen de lavadero es más que una simple forma de apoyar a la industria de los espejos.

Los músculos abdominales son el distintivo moderno de estar en forma.

Son el elemento final para predecir tu salud.

Y como los estómagos planos aumentan el atractivo sexual, representan la parte de tu cuerpo que tiene el mismo poder de seducción tanto en hombres como en mujeres.

Dependiendo de en qué parte de la escala de cuerpo-figura te encuentras, hay una buena probabilidad de que ya antes hayas buscado tus músculos abdominales. Tal vez has fracasado en intentos previos por perder peso y tal vez has subido y bajado de peso más que un yo-yo en una tienda de juguetes. Sé por lo que has pasado. He hablado y he escuchado a miles de personas que han compartido con *Men's Health* sus historias de éxito con relación a la pérdida de peso. Pero también sé por lo que has pasado porque yo también sé lo que es estar gordo.

Como un niño extrovertido que estaba creciendo, a comienzos de la década de los ochenta, cometí cada uno de los errores del libro. Consumía comida rápida en lugar de comida saludable. Jugaba con videojuegos cuando debería haber estado jugando en parajes. Para cuando llegué a los catorce años, cargaba con 95 kilos de pesada grasa adolescente en mi cuerpo de 1.75 m. Quería tener la constitución física de un jugador de basquetbol, sin embargo estaba constituido como la pelota. Y pagué por ello con un bombardeo constante de humillación. Mi hermano mayor, Eric, solía invitar amigos a casa sólo para que me vieran comer el almuerzo. "No molesten al animalote", solía decir a sus amigos. "Se está alimentando."

Como la mayoría de los niños, aprendí los hábitos de salud de mis padres, en especial de mi padre. Él tuvo un sobrepeso de más de 45 kilos durante la mayor parte de su vida adulta. Con el transcurso del tiempo, desarrolló hipertensión y diabetes, sufrió un ataque cardiaco menor y tenía que detenerse en lo alto de un corto tramo de escaleras sólo para recuperar el aliento. Un infarto masivo acabó con su vida a la edad de 52 años. Mi padre murió porque ignoró muchas señales de una salud decadente, en especial la grasa que cubría su barriga.

Pero yo tuve suerte. Cuando me gradué de la preparatoria, me uní a la reserva naval, donde me reiteraron los dogmas sobre estar en forma día tras día, tras día. Poco después de graduarme de la universidad, me uní a *Men's Health* y aprendí la importancia de una nutrición adecuada e, igualmente importante, el peligro de llevar demasiada grasa alrededor de la barriga.

La grasa abdominal (la grasa que hace que tu cintura sobresalga) es la más peligrosa de todo el cuerpo. Y es una de las razones por las que la dieta para el abdomen enfatiza perder peso en la zona abdominal, porque hacerlo significa vivir durante más tiempo. La grasa abdominal está clasificada como grasa visceral, lo cual significa que está localizada detrás de tu pared abdominal y rodea tus órganos internos. Como lleva un camino exprés hacia tu corazón y otros órganos importantes, la grasa visceral es la que te puede matar. Sólo considera un estudio de la Universidad de Alabama-Birmingham en el que los investigadores emplearon siete diferentes medidas para determinar el riesgo que tenía una persona de sufrir enfermedades cardiovasculares. Concluyeron que la cantidad de grasa visceral que tenían los individuos era el único elemento para predecir con precisión el riesgo de padecer una enfermedad cardiaca.

Ya sea que quieras cambiar tu cuerpo para mejorar tu salud, tu apariencia, tu desempeño atlético o tu atractivo sexual, *Abdomen perfecto* te ofrece una promesa simple: si sigues este plan, transformarás tu cuerpo de modo que puedas lograr todas y cada una de esas metas. Como ganancia adicional, la dieta para el abdomen hará algo más que simplemente mejorar tu vida; te salvará la vida.

Cuando piensas en todo lo que tienes por ganar con la dieta para el abdomen, se vuelve evidente lo que está mal con la mayoría de los planes de dieta que existen: todos se tratan de perder. Cuando consideras la epidemia de obesidad que hay en Estados Unidos, perder peso es una meta admirable. Sin embargo, pienso que hay una razón psicológica fundamental por la que muchas de esas dietas fracasan: no hay motivación en la acción de perder. A los norteamericanos no les gusta perder. No nos gusta perder una ronda de golf. No nos gusta perder en la bolsa. No nos gusta perder nuestro atractivo. No nos gusta perder nada. En cierta forma, ni siquiera nos gusta perder peso, porque a todos nos han alimentado a la fuerza con la noción de que entre más grande mejor. En cambio, estamos programados a ganar. Queremos ganar una mejor condición física. Queremos ganar fuerza. Queremos sumar cosas a nuestra vida, no restarle. Somos constructores de imperios. Queremos ganar... y ver nuestros resultados. De modo que debes considerar la dieta para el abdomen como un cambio en la forma como piensas sobre tu cuerpo y sobre perder peso. Este programa se concentra en lo que puedes ganar y en cómo puedes ganarlo. Como resultado de lo que ganarás con este programa: músculos abdominales marcados, tono muscular, mejor salud, una excelente vida sexual (abundaré en ello más adelante) sin esfuerzo alguno, te librarás de la grasa de tu cuerpo y cambiarás tu figura para siempre.

Ningún plan de dieta funcionaría sin una buena nutrición, así que, por supuesto, eso es en lo que la dieta para el abdomen se enfoca principalmente. No sólo aprenderás qué comer; sino cómo hacerlo para que tu cuerpo queme grasa furiosamente, así como la forma de asegurarte de que puedes controlar los antojos que amenazan con añadir tamaño a tu barriga. El punto principal en el que se enfoca el plan gira en torno (pero no te limita) a 12 "alimentos con poder" que se encuentran entre las mejores fuentes de proteína, fibra y todos los demás ingredientes y nutrientes que ayudan a combatir la grasa. Cuando desarrolles tu dieta alrededor de estos alimentos, crearás un nuevo cuerpo en el proceso. Sin embargo, hemos llevado este plan de pérdida de peso por completo a otro nivel. Aunque la nutrición sigue siendo el componente principal de la mayoría de las dietas, existen demasiados programas que se enfocan exclusivamente en cómo cambiar tus hábitos alimenticios: dejar de comer carbohidratos, agregar sopa de col, comer en Subway dos veces al día. Esos programas no logran reconocer un componente crucial del control de peso: el hecho de que nuestros cuerpos tienen su propio mecanismo para quemar grasa...

Los músculos.

Añadir tan sólo unos cuantos kilos de músculo en tu cuerpo es el equivalente fisiológico a darle una patada en el trasero a la grasa y decirle que nunca regrese. El músculo acelera exponencialmente el proceso de quemar grasa: medio kilo de músculo le exige a tu cuerpo quemar hasta 50 calorías adicionales al día simplemente para mantener ese músculo. Ahora piensa en lo que sucede si agregas una mera cantidad de 3 kilos de músculo en el transcurso de un programa de dieta. Tu cuerpo necesitará hasta 300 calorías al día sólo para alimentar ese músculo; esencialmente, quemarás medio kilo de grasa adicional cada diez días sin hacer nada (y eso ni siquiera incluye las ganancias que puedes lograr al cambiar tu dieta). Cuando combinas el ejercicio con los alimentos que más favorecen el desarrollo de los músculos, los que te mantienen satisfecho y los que dan a tu cuerpo un suministro de nutrientes bien balanceado, estarás en el mejor punto, haciendo lo que este plan pretende.

Convertirás tu grasa en músculo.

¿Eso significa que la dieta para el abdomen te va a hacer corpulento, fornido, musculoso o gobernador de California? Para nada. La dieta para el abdomen y el programa de ejercicios que la acompaña hace énfasis en la delgadez y el tono muscular, no en músculos grandes y fornidos.

Regresando a esa importante inversión, puedes pensar en los músculos como tu interés compuesto. Si alguna vez has tomado un curso básico de economía, entonces comprendes cómo funciona el interés compuesto: si inviertes cien dólares en un fondo de altos rendimientos y le añades un poco más cada mes, con el tiempo esa inversión crecerá y crecerá hasta medio millón de dólares o más. Pero tú únicamente habrás invertido una fracción del dinero. El interés compuesto es lo que te permite obtener las ganancias financieras más drásticas.

PRÓLOGO: DIETA ES UNA PALABRA DE CINCO LETRAS

Con toda honestidad, odié la idea de siquiera llamar a este libro un libro de "dieta". Eso se debe a que la palabra *dieta* ha cambiado para significar algo que sigues de manera temporal: "Te pones a dieta." Pero si "te pones" a dieta, al final tienes que "dejarla". Y esa es la razón por la que la mayoría de las dietas son realmente muy malas para ti.

La mayoría de las dietas se tratan de comer menos alimentos o de restringirte a ciertos tipos de comida. La mayoría funciona a corto plazo, porque, si reduces tu consumo de calorías, tu cuerpo comienza a quemarse a sí mismo para mantenerse vivo. Presto, pierdes peso. Sin embargo, he aquí el problema: lo primero que hace tu cuerpo cuando se queda corto de calorías es botar el tejido corporal cuya manutención requiere de la mayor cantidad de calorías. Se trata del músculo. De modo que en una dieta baja en calorías, tu cuerpo quema músculo e intenta almacenar grasa. Claro, vas a perder peso y al final empezarás también a perder grasa. Pero cuando "dejes" tu dieta, volverás a subir de peso. ¿Y adivina qué tipo de peso ganarás? Pura grasa. Porque le has enseñado a tu cuerpo una dura lección: tiene que estar al acecho de potenciales periodos bajos en calorías en el futuro, así que más vale que almacene grasa sólo por si acaso. También has usado músculos valiosos para quemar calorías, entonces, es probable que termines más gordo que antes de empezar tu dieta. Por esa razón las personas que intentan una dieta tras otra no sólo no pierden peso, sino que lo aumentan.

La dieta para el abdomen es un enfoque rotundo para el control del peso. Sí, perderás peso y lo harás rápidamente. Pero perderás grasa, no músculo. Y jamás volverás a subir de peso. También, de por vida, seguirás las consignas de la dieta para el abdomen porque se trata de comer grandes cantidades de alimentos excelentes, en forma inteligente. Así que disfruta la dieta para el abdomen. Pero vamos a mantener entre nosotros esa palabra de cinco letras, ¿de acuerdo?

Es el mismo concepto con tu cuerpo. Invierte en un poco de músculo adicional durante las siguientes seis semanas (a través de comer los alimentos adecuados y de seguir un plan de ejercicio que conforma músculo y quema grasa) y habrás invertido en un cuerpo delgado y fuerte que puede durar toda una vida, porque tu nuevo músculo continuamente consumirá grasa para mantenerse con vida.

Siento pasión por este plan porque sé que funciona. Lo he visto funcionar y tú también lo verás. Durante el curso de este plan de seis semanas puedes perder hasta nueve kilos de grasa (gran parte durante las primeras dos semanas, y de tu abdomen primero) y aumentar de dos a tres kilos de músculo sin grasa. Sin embargo, lo más grande que vas a notar es que habrás cambiado significativamente la forma de tu cuerpo. Algunos de ustedes tendrán incluso resultados más drásticos (consulta la página 65 para ver la historia de Bill Stanton, quien bajó 13.5 kilos en la dieta y redujo a la mitad su porcentaje de grasa corporal). La dieta para el abdomen incluye los tres componentes de un programa exitoso para transformar el cuerpo: nutrición, ejercicio y los principios de motivación para llevarlo a cabo. He diseñado este programa para que resulte fácil seguirlo, aun si en el pasado intentaste y fracasaste con dietas. Es fácil de seguir porque:

- Cada uno de los componentes de la dieta y del plan de ejercicios es lo suficientemente rápido, simple y flexible como para poderlo integrar a tu vida con facilidad.
- Cada una de las metas es alcanzable.
- Cada uno de los principios está respaldado por investigación científica respetada.

La dieta para el abdomen cambiará tu forma de pensar sobre tu cuerpo. Es el primer plan en contar no sólo las calorías que tu cuerpo consume, sino también las calorías que tu cuerpo quema. Empleando la investigación más vanguardista en materia de nutrición y ejercicio, la dieta para el abdomen te mostrará cómo volver a entrenar tu cuerpo para que queme la grasa de manera más rápida y eficaz (incluso cuando duermes) y cómo enfocar tus comidas en torno a los alimentos que inspiran a tu cuerpo a mantener vivos los fuegos que se encargan de quemar calorías. La dieta para el abdomen no se trata de contar calorías; se trata de hacer que tus calorías cuenten.

A lo largo del libro, te llevaré a través de los principios de esta dieta para el abdomen y te mostraré cómo seguir el plan de seis semanas. También explicaré el programa de ejercicios (que no tiene que empezar sino hasta la tercera semana) y te daré las instrucciones sobre cómo llevarlos a cabo y cómo preparar las comidas. (No te preocupes, si eres capaz de usar una licuadora, puedes cocinar nuestros banquetes de alimentos con poder.)

Para mantenerte motivado, he incluido las historias de hombres y mujeres de la vida real que le dan el crédito a la dieta para el abdomen de haber cambiado sus cuerpos y sus vidas... por no mencionar la talla de sus pantalones.

La hoja de trampas de la dieta para el abdomen

La siguiente guía de ubicación rápida resume los principios de la dieta para el abdomen: el plan de seis semanas que aplanará tu estómago y te mantendrá delgado para siempre.

Tema	Lineamiento
Número de comidas	Seis al día, espaciadas de manera relativamente pareja a lo largo del día. Come bocadillos 2 horas antes de comidas más abundantes.
Los 12 poderosos de la dieta para el abdomen	Basa la mayor parte de tus comidas en los siguientes 12 grupos de alimentos. Cada comida debe tener por lo menos dos alimentos de la lista.
	Almendras y otras nueces
	Frijoles y legumbres
	Espinacas y otros vegetales verdes
	Lácteos (leche, yogur, quesos bajos en grasa o sin grasa)
	Avena instantánea (sin endulzar, sin sabor)
	Huevos
	Pavo y otras carnes magras
	Mantequilla de cacahuate
	Aceite de oliva

TEMA	LINEAMIENTO
	Panes y cereales de granos enteros
	Polvo (suero) con proteínas adicionales
	Frambuesas y otro tipo de moras
Armas secretas	Cada uno de los 12 poderosos de la dieta para el abdomen ha sido elegido en parte por sus armas secretas saludables y furtivas: ¡Los nutrientes que ayudarán a potenciar tus elementos naturales encargados de quemar grasas, que te protegerán de enfermedades y heridas y que te mantendrán delgado y en forma de por vida!
Ingredientes nutrimentales que hay que enfatizar	Proteínas, grasas monoinsaturadas y polinsaturadas, fibra, calcio.
Ingredientes nutrimentales que hay que limitar	Carbohidratos refinados (o carbohidratos con un alto índice glicémico), grasas saturadas, grasas trans, jarabe de maíz alto en fructosa.
Alcohol	Limítate a dos o tres bebidas por semana, para maximizar los beneficios del plan de la dieta para el abdomen.
Alimentos fundamentales con poder	Licuados. La combinación del calcio y la proteína en leche, yogur y polvo de suero, combinado con la fibra de la avena y la fruta hace que sean una de las opciones más llenadoras y fáciles en la dieta. Bébelos con regularidad.
Haciendo trampa	Una comida a la semana, comiendo cualquier cosa que desees.
Programa de ejercicios	Opcional durante las primeras dos semanas. De la semana 3 a la 6 incorpora un programa de ejercicio de 20 minutos para todo el cuerpo 3 días a la semana. El énfasis se encuentra en el entrenamiento de fuerza, caminar de manera vigorosa y hacer un poco de trabajo abdominal.
Ejercicio en casa	Los programas de ejercicio tanto en casa como en el gimnasio se encuentran detallados para librar de pretextos a tu plan para estar en forma.
Ejercicio abdominal	Al comienzo de dos de tus entrenamientos de fuerza. Un ejercicio para cada una de las diferentes partes de tu cuerpo.

Capítulo 1

Líbrate de la grasa, líbrate del problema

Seis formas en que un estómago plano mejorará drásticamente la forma como te ves, te sientes y vives

En gimnasios, campos deportivos, playas y dormitorios a lo largo de todo el país, nuestros cuerpos constantemente están siendo medidos. Y en los espejos de los vestidores y en las básculas de los baños, constantemente nos estamos midiendo a nosotros mismos. Pero vamos a dejar a un lado esas medidas de vanidad y vamos a concentrarnos en medirnos a través de un conjunto de criterios diferente: el número de células de grasa que llevamos.

El norteamericano promedio tiene alrededor de 30 mil millones de células de grasa, cada una de las cuales está llena de sustancias grasas llamadas lípidos. Cuando a tu sistema le metes donas, frituras de maíz y barras de *Snickers*, esas células de grasa pueden expandirse, hasta mil veces su tamaño original. Sin embargo, una célula de grasa sólo puede hacerse así de grande; una vez que alcanza su límite físico, comienza a comportarse como un actor de comedia que actúa a largo plazo. Crea copias, dejándote con dos o más células de grasa por el precio de una. Único problema: las células de grasa no tienen política de devoluciones. Una vez que tienes una célula de grasa, te quedas con ella. Así que a medida que te vuelves más gordo y duplicas el número de células de grasa que hay en tu cuerpo, también duplicas la dificultad que tendrás para perder los lípidos que se encuentran dentro de ellas.

Muchos de nosotros tendemos a almacenar grasa en la pancita y ahí es donde comienzan los peligros de salud por tener exceso de peso. La grasa abdominal no se queda simplemente ahí sin hacer nada; está activa. Funciona como un órgano separado liberando sustancias que podrían ser dañinas para tu cuerpo. Por ejemplo, libera ácidos grasos que perjudican tu habilidad para procesar la hormona insulina (demasiada insulina en tu sistema puede llevar a padecer diabetes). La grasa también secreta sustancias que incrementan el riesgo de sufrir ataques cardiacos e infartos, así como la hormona del estrés, cortisol (niveles altos de cortisol se asocian también con diabetes y obesidad así como con presión alta). La grasa abdominal tiene la culpa de muchos problemas de salud porque reside a una distancia impresionante de tu corazón, hígado y otros órganos, presionándolos, alimentándolos con veneno e interrumpiendo su función diaria.

Ahora piensa en la persona que tiene un abdomen de lavadero. Ese hombre es el icono de fuerza y buena salud. Está delgado; es fuerte; se ve bien con ropa; se ve bien sin ropa. Los músculos abdominales definidos, en muchas formas, han definido el estar en forma. Pero también definen algo más: son el distintivo de una persona que tiene el control de su cuerpo y, de ese modo, el control de su salud.

Aunque algunas personas pueden pensar que trabajar para tener músculos abdominales de hierro es más hueco que un tubo, no hay nada malo en esforzarse por conseguir un abdomen de lavadero. Por supuesto, tener músculos abdominales definidos te hace lucir bien y hace que otros también se sientan bien con relación a la forma como te ves. (Pongan atención, hombres: en una encuesta, el 32 por ciento de las mujeres dijeron que los músculos abdominales son los que tienen más probabilidades de hacerlas derretirse; el siguiente músculo más cercano fue el bíceps con 17 por ciento.) Y por buenas razones: cuando tienes músculos abdominales marcados, le estás diciendo al mundo que eres una persona disciplinada, motivada, segura de ti misma y saludable y, en consecuencia, una pareja deseable. Y algunas veces un poco de vanidad puede ser buena para tu salud: En un estudio canadiense reciente en el que se analizó a más de 8 000 personas, los investigadores encontraron que en más de 13 años quienes tenían los músculos abdominales más débiles tenían una tasa de mortandad más de dos veces más alta que quienes tenían los abdómenes más fuertes. Esa investigación sostiene la idea de que los músculos abdominales firmes hacen más que lograr simplemente que la gente te voltee a ver en la playa. De hecho, tus músculos abdominales controlan más de tu cuerpo de lo que podrías saber y tienen tanta sustancia como espectáculo. En pocas palabras, a continuación se encuentran mis seis razones principales por las que esforzarte por conseguir un abdomen de lavadero va a mejorar tu vida.

LOS MÚSCULOS ABDOMINALES TE AYUDARÁN A VIVIR MÁS TIEMPO

Un estudio tras otro ha mostrado que las personas con las tallas de cintura más grandes tienen el riesgo más alto de padecer enfermedades que ponen en riesgo su vida. La evidencia no podría ser más convincente. De acuerdo con los Institutos Nacionales de Salud, tener una cintura que mida más de 102 centímetros en el caso de los hombres apunta a un riesgo significativo de padecer enfermedades cardiacas y diabetes. Las Encuestas canadienses de Salud

Cardiaca, publicadas en el 2001, analizaron a 9 913 personas de entre 18 y 74 años y concluyeron que, para tener la mejor salud posible, un hombre necesita mantener su cintura en no más de 89 centímetros (un poco menos en el caso de hombres más jóvenes, un poco más en el caso de los mayores). Cuando tu cintura aumenta a más de 89 centímetros, tienes mayor posibilidad de desarrollar dos o más factores de riesgo de padecer enfermedades cardiacas. Y cuando los investigadores examinaron información proveniente de los Estudios de Salud de los Médicos que ha identificado a 22 701 médicos (varones) desde 1982, encontraron que los hombres cuya cintura medía más de 93.4 centímetros tenían un riesgo significativamente elevado de padecer infarto del miocardio o ataque cardiaco, en el cual un área del músculo del corazón muere o se ve dañada de manera permanente por la falta de flujo sanguíneo. Los hombres con el abdomen más grande tenían un riesgo 60 por ciento más alto. Ahora viene la parte realmente escalofriante: la cintura del hombre norteamericano promedio mide la voluminosa cantidad de 98.5 centímetros, cuando en 1988 medía 95.2 centímetros, según el periódico *Obesity Research*. La misma triste verdad resulta cierta también en el caso de las mujeres: una mujer con un abdomen flácido tiene un mayor riesgo de padecer los mismos problemas de salud. Y las mujeres norteamericanas han visto cómo su peso se ha incrementado al igual que el de los hombres.

Por supuesto, los músculos abdominales no te garantizan una tarjeta para estar libre de visitas al hospital, pero los estudios muestran que al desarrollar una sección abdominal fuerte, reducirás tu grasa corporal y limitarás de manera significativa los factores de riesgo asociados con muchas enfermedades, no sólo con las enfermedades cardiacas. Por ejemplo, según un estudio sueco, la incidencia de cáncer entre pacientes obesos es 33 por ciento más alta que entre los pacientes delgados.

Historia de éxito de la dieta para el abdomen

"¡Bajé 11 kilos en 6 semanas!"

Nombre: Paul McComb
Edad: 28 años
Estatura: 1.73 m
Peso inicial: 81 kilos
Seis semanas después: 70 kilos

Una vez que Paul McComb dejó la universidad y subió de peso, pensó que ese volumen adicional se iba a quedar con él para siempre. Pero cuando entró a una tienda de nutrición y se subió a una báscula que le dijo cuánto pesaba (81 kilos) y cuánto debía pesar (70 kilos), algo cambió: su actitud.

Así que McComb se apegó a la dieta para el abdomen... y perdió 11 kilos.

Llevó a cabo cambios significativos haciendo cosas como eliminar la harina o las cinco cocas que bebía al día y saltarse las papas fritas que comía a media noche. Dice que la transición fue fácil porque la dieta para el abdomen le permitía comer mucho: seis veces al día, de hecho.

"Al comer seis veces al día, no tenía ganas de botanear papas fritas", reporta. "Yo solía no comer nada durante el día; luego llegaba a casa, cenaba y en la noche comía papas fritas. Cuando comencé a comer todo el día, Díos mío, era como si ya no tuviera tanta hambre."

McComb dice que la clave de su éxito fue planear las comidas en torno a los alimentos con poder de la dieta para el abdomen, de modo que las botanas y las máquinas dispensadoras no representaban una tentación. Comía pavo en pan multigrano en el almuerzo, pasta de trigo entero o pollo en la cena y entre comidas comía mantequilla de cacahuate y leche con chocolate. Estaba feliz de no tener que contar calorías, cuidar carbohidratos o renunciar a las comidas que le gustaban. "Entender el concepto de los alimentos con poder y cómo funcionaban juntos me ayudó a comer (mucho) y, aun así, a ver los kilos desaparecer."

McComb, quien llevó a cabo el Programa de Ejercicios de la dieta para el abdomen en casa, con pesas de 9 kilos, dice que siempre incorporará los principios de esta dieta para el abdomen en su estilo de vida. "Me siento mucho mejor ahora. Me siento más seguro de mí mismo porque me fijé una meta y realmente la cumplí. Hasta mi piel está un poco más clara. Encuentro que estoy durmiendo mejor, despertando más descansado y que las bolsitas debajo de mis ojos están desapareciendo. Todo parece estar mucho mejor en mi vida. Estoy seguro de que algunos de mis amigos están hartos de escuchar cuánto peso he perdido."

La Organización Mundial de la Salud calcula que hasta un tercio de los diferentes tipos de cáncer de colon, riñón y tracto digestivo son originados por tener sobrepeso y estar inactivo. Y tener un exceso de grasa en la zona del abdomen es especialmente peligroso. Verás, el cáncer es originado por mutaciones que ocurren en las células cuando éstas se dividen. El tejido graso en tu abdomen motiva a tu cuerpo a producir hormonas que hacen que tus células se dividan. Más división celular significa más oportunidades de mutaciones celulares, lo cual significa más riesgo de cáncer.

Una cintura reducida también disminuye otro de nuestros problemas de salud más apremiantes. Actualmente, 13 millones de norteamericanos han sido diagnosticados con diabetes iniciada en la edad adulta y muchos más la padecen aunque no se les haya diagnosticado. La grasa, en especial la grasa del abdomen, es la culpable. Hay una idea errónea que dice que la diabetes proviene únicamente de comer demasiada azúcar refinada, como la que se encuentra en el chocolate y en el helado. Sin embargo, las personas contraen diabetes después de años de comer alimentos altos en carbohidratos que se convierten fácilmente en azúcar (alimentos como pan blanco, pasta y puré de papas). Acabar con una canasta de pan blanco y un tazón de pasta puede hacerle lo mismo a tu cuerpo que un bote de helado: inundarlo con calorías de azúcar. Las calorías que no puedes quemar son lo que se convierte en células de grasa que llenan tu barriga y te dejan con una enfermedad que, si no se atiende, puede llevar a impotencia, ceguera, ataques cardiacos, infartos, amputación y muerte. Y eso, amigo mío, realmente puede arruinar tu día.

La obesidad en la parte superior del cuerpo es también el factor de riesgo más significativo para padecer apnea obstructora del sueño, una enfermedad en la que el tejido blando de la parte posterior de tu garganta se colapsa durante el sueño, bloqueando tu entrada de aire. Cuando eso sucede, tu cerebro te indica que debes despertarte y comenzar a respirar de nuevo. Cuando vuelves a cabecear, sucede lo mismo, y puede seguir así cientos de veces durante la noche, haciendo que estés crónicamente débil e incapaz de lograr el descanso que tu cuerpo necesita. (Tú no recordarás el despertarte una y otra vez; simplemente te preguntarás por qué ocho horas de sueño te dejaron extenuado). El papel de la grasa es que puede obstruir a los músculos que inflan y ventilan los pulmones, obligándote a trabajar más duro para obtener suficiente aire. Cuando algunos investigadores australianos estudiaron a 313 pacientes con obesidad severa, encontraron que 62 por ciento de ellos, que tenían una medida de cintura de 124 centímetros o más, padecían alteraciones severas del sueño y que 28 por ciento de los pacientes obesos con medidas de cintura más pequeñas (89 a 124 centímetros) padecían problemas de sueño. Tener sobrepeso también te pone en riesgo de padecer muchas enfermedades más que te privan de una buena noche de descanso, incluyendo asma y reflujo gastroesofágico. Cuando un grupo de investigadores holandeses estudiaron a casi 6 000 hombres, encontraron que incluso quienes tenían una medida de cintura modesta de 94 a 102 centímetros tenían un riesgo significativamente elevado de padecer problemas respiratorios, como jadear o respirar con silbido, tos crónica y falta del aliento. Todo esto puede crear un círculo horrible: la grasa abdominal lleva a tener un sueño pobre. Tener un sueño pobre significa que te andas arrastrando todo el día. Lento y cansado, tu cuerpo desfallece por un poco de energía rápida, así que empiezas a picar comida chatarra con alto contenido calórico. Esa comida chatarra adicional lleva a más grasa abdominal, lo cual lleva a... bueno, entiendes la idea.

Podría llenar todo este libro con evidencia, pero voy a reducirlo a una sola oración: una medida de cintura más pequeña es igual a menos riesgos de salud.

LOS MÚSCULOS ABDOMINALES MEJORARÁN TU VIDA SEXUAL

Las mujeres afirman que el mayor órgano sexual es el cerebro; los hombres dicen que se encuentra aproximadamente un metro hacia el sur. Así que digamos que dividimos la diferencia geográfica y nos enfocamos en lo que realmente es central para una buena vida sexual.

¿Conoces la vieja frase: "No es el tamaño del barco; es el movimiento del océano"? Bueno, tómalo al pie de la letra. No podemos mejorar lo que Dios te dio (aunque la dieta para el abdomen realmente puede incrementar de alguna forma el tamaño de la hombría de un chico, hablaremos más al respecto en poco tiempo), pero podemos reconstruir tu cuerpo para maximizar el vaivén que ocurre debajo de la cubierta. Considera de qué manera los siguientes beneficios secundarios pueden ayudarte a llevar a puerto ese barco.

Mayor vigor. El poder de empuje que generas durante el sexo no proviene de tus piernas; proviene de tu centro. Unos músculos abdominales y de espalda baja fuertes te dan el vigor y la fuerza para intentar nuevas posiciones, mantenerte firme en las ya conocidas y conservar el control de movimiento que es importante para que tú mantengas el poder y tu pareja sienta placer.

Mejores erecciones. No es ningún secreto que más de 30 millones de norteamericanos padecen algún tipo de disfunción eréctil. Aunque muchas cosas pueden ocasionarla, una de las causas principales es meramente una cuestión de control de tránsito. Las hamburguesas con queso que tapan las arterias no discriminan, de modo que, cuando tienes sobrepeso, la masa grasosa que se acumula en los vasos sanguíneos que conducen hacia tu corazón y cerebro también se acumula en los vasos que conducen hacia tus genitales. La placa se forma en el interior de tus arterias, estrechando los caminos por donde debe seguir la sangre. Piensa en 12 carriles de tránsito que se embotellan en uno solo. Tus vasos sanguíneos pueden taparse tanto en el área pélvica que un suministro suficiente de sangre no puede pasar para formar una erección. No necesitas haber sido brillante en cálculo para entender la siguiente ecuación: un aumento en la grasa es igual a una disminución en el flujo sanguíneo. Un flujo sanguíneo disminuido es igual a erecciones más suaves (o a su total ausencia). Las erecciones más suaves (o su total ausencia) es igual a la expresión: "Esto es terrible." (Por cierto, los vasos sanguíneos tapados tienen el mismo efecto en las mujeres, llevando a menor lubricación, sensibilidad y placer sexual.)

Aumento de longitud. En lo que respecta a un hombre y sus partes íntimas, la grasa es el espejo de vista lateral de su cuerpo: los objetos aparecen más pequeños de su tamaño real. La longitud del pene del hombre promedio es de alrededor de 7.5 centímetros en estado flácido, pero entre más gordo sea el individuo, más pequeño se verá su pene. Eso se debe a que la grasa en la base del abdomen de un hombre cubre la base de su pene. Perder tan solo 7 kilos de grasa agregará 1.2 centímetros a la longitud del miembro de un hombre. No, técnicamente el pequeñín no está creciendo, lo que ocurre es que disminuir la grasa que lo rodea permitirá que se vea todo lo que el chico tiene que mostrar.

Los músculos abdominales te mantendrán a salvo de daños

En Estados Unidos, existe una historia del dominio público que cuenta cómo la torpe y pesada vaca de la señora O'Leary, con un paso en falso, tiró una lámpara de aceite que comenzó el gran incendio de Chicago y redujo a cenizas gran parte de aquel pueblo en formación. Esa tragedia sucedió en una época en que la mayoría de las casas citadinas se seguían construyendo de madera. Hoy en día, un desastre así es inconcebible y no sólo porque ya no dejamos que las vacas entren a la sala. Es inconcebible porque la infraestructura de las ciudades actuales está construida de acero, que soporta el fuego, los terremotos, los huracanes.

Piensa en tu sección abdominal como la infraestructura de tu cuerpo. No quieres tener un centro hecho de paja ni de madera seca y quebradiza. Quieres un centro hecho de acero sólido, un centro que te dará una capa de protección que la grasa abdominal nunca podría darte.

Piensa en un estudio hecho por el ejército de Estados Unidos que ligaba el tener unos músculos abdominales poderosos con la prevención de heridas.

NENE, ¿A DÓNDE SE FUE NUESTRO ALMUERZO?

Tu última comida no acabó sólo en tu barriga. Después de una comida, tu cuerpo comienza a repartir las calorías a órganos hambrientos de nutrientes, a músculos en crecimiento y, sí, a tu barriga. El doctor Michael Jenson, profesor de medicina en la división de endocrinología, diabetes y metabolismo en la Clínica Mayo, calculó esta división de cómo procesa la comida tu cuerpo.

10 por ciento a los riñones. Los riñones funcionan para asegurarse de que la sangre está equilibrada con las cantidades adecuadas de agua y nutrientes.

5 a 10 por ciento al corazón. El corazón obtiene la mayor parte de su energía de la grasa, la cual proporciona más energía a largo plazo al corazón que trabaja duro, de la que puede proporcionarle la glucosa.

23 por ciento al hígado, el páncreas, el bazo y las glándulas adrenales. Después de que el hígado toma sus nutrientes, almacena el exceso de calorías como glicógeno.

25 por ciento a los músculos. Los músculos requieren de una fuente constante de energía sólo para mantener su masa, así que entre más músculo tengas, más calorías quemarás.

10 por ciento al cerebro. La glucosa es el combustible del cerebro. No se puede almacenar a largo plazo, razón por la cual las personas a menudo se sienten lánguidas si se saltan una comida.

10 por ciento a la termogénesis. El simple acto de fragmentar la comida que acabas de consumir requiere de la décima parte de tus calorías.

2 a 3 por ciento para las células grasas. Tus células grasas crecen y finalmente se dividen a medida que se depositan cada vez más calorías.

10 por ciento a quién sabe dónde. Tu cuerpo es un lugar grande y algunas calorías no se sabe a dónde van.

Luego de aplicar a 120 soldados de artillería la prueba de condición física que consiste en hacer abdominales, pesas y una carrera de 3.2 kilómetros, los investigadores rastrearon sus lesiones en la parte inferior del cuerpo (como dolor en la espalda baja y tendonitis en el talón de Aquiles) durante un año de entrenamiento en el campo. Los hombres capaces de hacer más abdominales (73 en 2 minutos) tenían cinco veces menos probabilidades de sufrir lesiones en la parte inferior del cuerpo que los 31 que apenas podían lograr 50.

Fat's Dominoes*

Las personas con sobrepeso:

- Tienen 50 por ciento más probabilidades de desarrollar enfermedades cardiacas (obesos: hasta 100 por ciento)
- Tienen hasta 360 por ciento más probabilidades de desarrollar diabetes (obesos: hasta 1 020 por ciento)
- Tienen 16 por ciento más probabilidades de morir de un primer ataque cardiaco (obesos 49 por ciento)
- Tienen casi 50 por ciento más probabilidades de tener el colesterol total por encima de 250 (obesos: hasta 122 por ciento)
- Tienen 50 por ciento más probabilidades de padecer disfunción eréctil (obesos: 200 por ciento)
- Son 14 por ciento menos atractivas para el sexo opuesto (obesos: 43 por ciento)
- Tienen probabilidades de pasar 37 por ciento más tiempo al año en la farmacia (obesos: 105 por ciento)
- Tienen probabilidades de permanecer 19 por ciento más tiempo en el hospital (obesos: 49 por ciento)

---

* Juego de palabras que traducido es "Dominós de la grasa" y alude al músico Fats Domino

⊖ Tienen 20 por ciento más probabilidades de padecer asma (obesos: 50 por ciento)

⊖ Tienen hasta 31 por ciento más probabilidades de morir de cualquier causa (obeso: 62 por ciento)

⊖ Tienen hasta 19 por ciento más probabilidades de morir en un choque automovilístico (obesos: 37 por ciento)

⊖ Tienen hasta 120 por ciento más probabilidades de desarrollar cáncer en el estómago (obesos: 330 por ciento)

⊖ Tienen hasta 90 por ciento más probabilidades de desarrollar cálculos biliares (obesos: hasta 150 por ciento)

⊖ Tienen 590 por ciento más probabilidades de desarrollar cáncer en el esófago (obesos: 1 520 por ciento)

⊖ Tienen 35 por ciento más probabilidades de desarrollar cáncer de riñón (obesos: 70 por ciento)

⊖ Tienen 14 por ciento más probabilidades de tener osteoporosis (obesos: 34 por ciento)

⊖ Tienen 70 por ciento más probabilidades de desarrollar presión alta (obesos: hasta 170 por ciento)

Sin embargo, ése no es el elemento más sorprendente. Los hombres que tuvieron un buen desempeño en las pesas y en la carrera de 3.2 kilómetros no disfrutaron de esa protección, lo cual sugiere que la fuerza de la parte superior del cuerpo y la resistencia cardiovascular tenían poco efecto en mantener saludables a los cuerpos. Era la fuerza abdominal la que ofrecía la protección. A diferencia de otros músculos de tu cuerpo, tener un centro fuerte afecta el funcionamiento de todo el cuerpo. Ya sea que practiques el esquí, navegues en velero, hagas luchitas con los niños o juegues con un compañero, tus músculos abdominales son los músculos más esenciales para impedir que te lastimes. Entre más fuertes son, más fuerte (y más seguro) estas tú.

LOS MÚSCULOS ABDOMINALES FORTALECEN TU ESPALDA

Tenía un amigo que se lastimaba la espalda tal vez dos o tres veces al año. Siempre lo hacía de la manera más simple: durmiendo un poquito chueco o levantándose de una silla demasiado rápido. Una vez, se la lastimó estirándose hacia el asiento trasero de su auto para coger algo que su hijita había tirado. Una vez el dolor lo apuñaló tan fuerte que cayó al suelo mientras estaba de pie en un mingitorio. (Vamos. Imagínalo.) Su problema no era que tenía una mala espalda; era que tenía músculos abdominales débiles. Si los hubiera entrenado con regularidad, se hubiera evitado ser uno de los millones de hombres que sufren dolor de espalda todos los años. (Y sí, hace un año comenzó el Programa de Ejercicios de la dieta para el abdomen y en cuestión de semanas su dolor de espalda prácticamente desapareció.)

Como la mayor parte del dolor de espalda se relaciona con tener músculos débiles en el tórax, mantener una sección media fuerte puede ayudar a resolver muchos problemas de espalda. Los músculos que cruzan tu sección media no funcionan aislados; se entretejen a lo largo de tu torso como una telaraña, atándose incluso a tu espina dorsal. Cuando tus músculos abdominales son débiles, los músculos de tu trasero (tus glúteos) y los que se encuentran en la parte posterior de tus piernas (tus corvas) tienen que compensar el trabajo que deberían estar haciendo tus músculos abdominales. El efecto, además de fomentar un mal espíritu de equipo para los músculos que compensan la flojera, es que desestabiliza la espina dorsal y al final conduce a dolor y lesión de la espalda o incluso a problemas de espalda más serios.

LOS MÚSCULOS ABDOMINALES LIMITAN TUS MOLESTIAS Y DOLORES

Al envejecer, es común que experimentes algunos dolores en las articulaciones, con más probabilidades en las rodillas, pero tal vez también alrededor de los pies y tobillos. Sin embargo, la fuente de ese dolor puede que no sean unas articulaciones débiles; puede que sean unos músculos abdominales débiles, en especial si eres algún tipo de atleta, desde alguien que juega seriamente al golf hasta el jugador de futbol que aflora cada fin de semana. Cuando estás haciendo algún deporte, tus músculos abdominales ayudan a estabilizar tu cuerpo durante los movimientos de empezar y detenerse, como al cambiar de dirección en el campo de futbol o en la cancha de tenis. Si tienes músculos abdominales débiles, tus articulaciones absorben toda la fuerza de esos movimientos. Es como el principio físico de los trampolines. Salta en el centro y el colchón absorberá tu peso y te hará rebotar en el aire. Salta hacia el lado del trampolín, donde el colchón se encuentra con el marco y reventarás los resortes. Tu cuerpo es una especie de trampolín, en el que tus músculos abdominales son el centro del colchón y tus articulaciones son los soportes que sostienen el colchón. Si tus músculos abdominales son lo suficientemente fuertes para absorber parte del impacto, funcionarás bien. Si no lo son, la fuerza pone mucha más presión en tus articulaciones que la que fueron creadas para soportar.

Beneficios de protección similares también se extienden a personas que no son atletas. El estudio holandés de casi 6 000 hombres encontró que quienes tenían una cintura cuya circunferencia medía más de 102 centímetros eran más propensos a padecer una enfermedad llamada enfermedad de Sever, que causa dolor en los talones y fomenta el desarrollo del síndrome del túnel carpiano, una dolorosa enfermedad de las manos y las muñecas. Un estudio incluso encontró que el 70 por ciento de las personas con síndrome del túnel carpiano o bien tenían sobrepeso o eran obesas.

Los músculos abdominales te ayudarán a ganar

Si juegas golf, basquetbol, twister al desnudo o cualquier deporte que requiera de movimiento, tu grupo muscular esencial no es el pecho, bíceps o piernas. Es tu centro: los músculos de tu torso y caderas. Desarrollar fuerza en la parte central te da poder. Fortifica los músculos que están alrededor de toda tu sección media y los entrena para proporcionar la cantidad exacta de soporte cuando lo necesitas. De modo que si tus tiros son débiles, unos músculos abdominales fuertes mejorarán tu distancia. Pero si también juegas deportes en los que te detienes y vuelves a comenzar como el tenis o el basquetbol, los músculos abdominales pueden mejorar tu juego enormemente. Alta velocidad es la palabreja que a los analistas de televisión les gusta usar para marcar una diferencia entre los jugadores del Salón de la Fama y los del equipo de entrenamiento, el éxito de los atletas no se trata realmente de velocidad. En realidad se trata de acelerar y desacelerar. ¿Qué tan rápido puedes llegar de una posición detenida en el punto A al punto B? Tus piernas no lo controlan, son tus músculos abdominales. Cuando los investigadores estudiaron qué músculos eran los primeros en entrar en ese tipo de movimientos deportivos, encontraron que los primeros en actuar eran los músculos abdominales. Entre más fuertes son, más rápido llegarás a la pelota.

* * *

Todas las anteriores son razones excelentes para llevar a cabo la dieta para el abdomen. Pero la mejor razón es la siguiente: el programa es un plan fácil y libre de sacrificios que te permitirá comer los alimentos que quieres y te mantendrá luciendo y sintiéndote mejor día tras día. Está diseñado para ayudarte a perder peso de la manera más sencilla: recalibrando el horno interno encargado de quemar grasa en tu cuerpo, enfocándote en los alimentos que motivan a tu cuerpo a empezar a perder flacidez y reconstruyéndote en una máquina delgada y fuerte para quemar grasa.

Boletín de salud de la dieta para el abdomen

¿QUÉ DIABLOS ES... PRESIÓN ALTA?

Sabes que la presión alta es mala, pero probablemente tienes algunas dificultades para comprender el concepto completo de cómo funciona la "presión de la sangre". "¿No podemos dejar salir un poco de sangre y bajar la presión?", podrías preguntarte. Si fuera tan sencillo...

Cuando la mayoría de las personas piensan en la presión sanguínea, lo hacen en términos de una manguera de jardín: demasiada presión y la manguera se revienta, a menos que abras la válvula. Sin embargo, ese modelo es demasiado simple. En cambio, es útil pensar en tu sistema circulatorio más bien como en el Canal Erie, una serie de llaves y puertas que ayudan a mover la sangre hacia donde se necesita. Verás, la gravedad funciona en tu sangre justo como en el resto de tu cuerpo: quiere jalar todo hacia abajo. Así que imagínate saltando de la cama mañana por la mañana y poniéndote de pie. La gravedad quiere tomar toda esa sangre que está distribuida a lo largo del cuerpo y jalarla hacia tus pies. Tú, por otro lado, quisieras que esa sangre bombeara hacia el cerebro, donde puede ayudarte a descubrir dónde diablos están tus llaves.

Lo que ocurre es que las arterias de la parte inferior del cuerpo se constriñen mientras el corazón aumenta drásticamente el bombeo. Resultado instantáneo: la presión se eleva y la sangre fluye hacia el cerebro. ¡Ah!, ahí están... en el plato del agua del perro, justo donde las dejaste.

Es un sistema ingenioso, pero es un sistema increíblemente fácil de descontrolar. Cuando acumulas grasa adicional alrededor de tu barriga, tu corazón bombea más fuerte para obligar a que la sangre entre en todo ese tejido adiposo nuevo. Cuando te alocas comiendo papas fritas y otros alimentos altos en sodio, tu cuerpo retiene agua para diluir el exceso de sodio, aumentando el volumen de sangre global. Cuando llenas de placa tus arterias por haber consumido demasiadas comidas grasosas, la presión se eleva cuando la misma cantidad de sangre tiene que escurrirse a través de vasos sanguíneos que nuevamente se han hecho más estrechos. Cuando dejas que las presiones del día te agobien durante la noche, tu cerebro libera hormonas del estrés que mantienen tu cuerpo en un estado perpetuo de ansiedad alerta, forzando también a tu corazón a bombear más fuerte. Dietas altas en sal y en grasa y un exceso de estrés se combinan para crear una situación peligrosa.

Para gran decepción de los admiradores de Quentin Tarantino, dejar salir un poco de sangre no va a aliviar la presión. Tu corazón sigue bombeando y tus vasos sanguíneos se siguen dilatando y contrayendo para asegurar que la sangre va a donde se necesita. Cuando la presión permanece alta durante años, los vasos sanguíneos del cerebro que tienen paredes que se han adelgazado pueden reventar bajo presión extrema; las neuronas mueren como resultado de lo que se conoce como infarto hemorrágico. O la hipertensión puede ocasionar la acumulación de placa en una de las arterias del cerebro, ocasionando que se detenga el flujo de sangre. (La presión alta daña las paredes suaves de las arterias, creando puntos de anclaje a los que se puede adherir la placa.) Un mal funcionamiento de los riñones o un ataque cardiaco también pueden ser resultado de acumulaciones peligrosas de placa.

Luego está el simple desgaste que la presión alta ocasiona en tu corazón. Con el paso del tiempo, el trabajo extra que trae consigo la presión alta ocasiona que las paredes del corazón se hagan más rígidas y más gruesas. El corazón se vuelve una bomba menos eficaz, incapaz de bombear hacia afuera la misma cantidad de sangre que entra. La sangre se acumula, el corazón se rinde y el encargado de la autopsia escribe en tu tabla "fallo cardiaco congestivo".

Idealmente, tu presión sanguínea debería ser 120/80 o menos. ¿Qué significan esos números? El número más alto, llamado presión *sistólica* es la presión generada cuando el corazón late. El número más bajo es la presión *diastólica*, la presión sobre tus vasos sanguíneos cuando el corazón se encuentra en descanso entre un latido y otro. Las lecturas más altas se dividen en tres categorías:

- ⊖ Prehipertensión: 120-139 sistólica / 80-89 diastólica. Las personas prehipertensas deberían comenzar a preocuparse ahora por su presión sanguínea, a concentrarse en consejos de dieta y ejercicio como los que se encuentran en la dieta para el abdomen. Puede que ahora no veas las luces brillando en tu espejo, pero tu radar de detección acaba de apagarse. Es tiempo de desacelerar.
- ⊖ Etapa I Hipertensión: 140-159 sistólica / 90-99 diastólica. Para las personas que se encuentran en esta categoría, el tratamiento con medicamentos se recomienda además de los cambios en el estilo de vida. Tu riesgo de padecer un ataque cardiaco o un infarto es elevado y necesitas estar bajo el cuidado de un médico.
- ⊖ Etapa II Hipertensión: 160 o más sistólica / 100 o más diastólica. Un tratamiento avanzado con medicamentos a menudo es indispensable para las personas que se encuentran en este nivel y que enfrentan un riesgo grave de verse lisiados o muertos a causa de su enfermedad.

Así que hay dos preguntas: ¿Sabes cuál es tu presión? Si no, ¿para este momento estás lo suficientemente asustado como para empezar a cuidarla? Por fortuna, los alimentos con poder de la dieta para el abdomen pueden ayudar reduciendo las grasas negativas en tu dieta e incrementando las positivas y también reduciendo algunos de esos kilos de más. Lo mismo puede hacer el Programa de Ejercicios de la dieta para el abdomen, al igual que unas cuantas técnicas de reducción del estrés. (Para descubrir de qué manera puedes ayudar a controlar tu nivel de estrés, consulta "De qué manera te engorda el estrés" en la página 224.) Mientras tanto, intenta atacar el problema con algunos de los siguientes sencillos consejos:

Haz que sea un V8 bajo en sodio. Toma dos latas de 159 ml: 319 ml de V8 contienen casi 1 240 miligramos (mg) de potasio. En un estudio publicado en el *Journal of Human Hypertension*, los investigadores encontraron que los pacientes prehipertensos que añadían más potasio a sus dietas bajaban su presión sistólica en 2.5 puntos y la diastólica en 1.6 puntos. El potasio ayuda a llevarse el exceso de sodio del sistema circulatorio, ocasionando la dilatación de los vasos sanguíneos. ¿Qué hace que el V8 sea mejor que un plátano (otra buena fuente de potasio)? El V8 también contiene licopeno y luteína, dos fitoquímicos que tienen sus propias propiedades para bajar la presión sanguínea.

Elimina las carnes frías. Una rebanada de jamón contiene 240 miligramos de sodio, más sal de la que encontrarías en la superficie de dos *pretzels*. El punto: deja de comer embutidos y baja tu presión sanguínea. Un estudio reciente encontró que las personas hipertensas que reducían su consumo diario de sodio de 3 000 a 1 500 miligramos lograban reducir casi 6 puntos su presión sistólica y casi 3 de la diastólica. Si de todas formas quieres seguir consumiendo carnes frías, por lo menos cambia a la línea de embutidos bajos en sodio (jamón, pavo y rosbif) y deja la salmuera en tu plato (833 miligramos de sodio). Otro método práctico: si la comida viene en lata o en frasco, probablemente es una mina de sal.

Toma sólo dos rondas. Haz que la segunda bebida de la noche sea tu último consumo de alcohol. En un estudio sobresaliente publicado en el *New England Journal of Medicine*, los investigadores encontraron que una o dos bebidas diarias en realidad disminuían ligeramente la presión sanguínea. Sin embargo, tres bebidas o más al día elevaban la presión en un promedio de 10 puntos en el caso de la sistólica y de 4 en el de la diastólica. El tipo de alcohol no importa. Una sugerencia: pide un desarmador. El jugo de naranja es una de las mejores fuentes de potasio para bajar la presión.

Bebe más té. Un estudio de la Asociación Norteamericana del Corazón encontró que los hombres que bebían dos tazas de te al día tenían 25 por ciento menos probabilidades de morir de enfermedades cardiacas que los chicos que rara vez lo consumían. La razón: los flavonoides que hay en el té no sólo mejoran la habilidad que tienen los vasos sanguíneos para relajarse, sino que también adelgazan la sangre, reduciendo los coágulos.

Cubre tu pan. La mermelada de grosella común es una buena fuente de quercetina, un antioxidante que los investigadores finlandeses consideran que puede mejorar la salud cardiaca impidiendo la acumulación de los radicales libres que pueden dañar las paredes de las arterias y permitir que la placa penetre.

Haz un ataque Mac(intosh). Los hombres que comen manzanas a menudo tienen un riesgo 20 por ciento más bajo de desarrollar enfermedades cardiacas que los que comen manzanas con menos frecuencia.

Come frutas frescas tipo moras. Las frambuesas, fresas y zarzamoras están llenas de ácido salicílico, el mismo elemento que combate las enfermedades cardiacas encontrado en la aspirina.

Pide el atún. Las grasas omega-3 que hay en el atún y otros pescados así como en la linaza ayudan a fortalecer el músculo del corazón, a bajar la presión sanguínea, a prevenir los coágulos y a reducir los niveles de inflamación, potencialmente mortalesdel cuerpo.

Exprime una toronja. Una toronja al día puede reducir el estrechamiento de las arterias en un 46 por ciento, bajar tu nivel de colesterol malo en más de 10 por ciento y ayudar a bajar tu presión sanguínea en más de 5 puntos.

Haz un banquete de potasio. Corta un plátano (487 miligramos de potasio), luego hornea dos papas pequeñas (612 mg) o cocina un poco de espinacas (1 taza tiene 839 mg) para la cena. Todos estos alimentos están llenos de potasio. Los estudios muestran que el no obtener 2 000 miligramos de potasio al día te puede predisponer a padecer presión alta. Otras fuentes buenas de potasio incluyen las pasas (1 taza, 1 086 mg), los jitomates (1 taza de salsa, 811), las habas (1 taza, 955 mg) y la papaya (una tiene 781 mg de minerales).

Compra productos fortificados en calcio. Aumentar el calcio de tu dieta puede disminuir tu presión sanguínea. También obtendrás un beneficio de la vitamina C. De acuerdo con una investigación realizada en Inglaterra, las personas que tienen la mayor cantidad de vitamina C en el torrente sanguíneo tienen 40 por ciento menos probabilidades de morir de enfermedades cardiacas.

Como botana come semillas de calabaza. 29 g de semillas de calabaza contienen 151 mg de magnesio, más de un tercio de tu consumo diario recomendado. Las deficiencias de magnesio han sido asociadas con la mayoría de los factores de riesgo de padecer enfermedades cardiacas, incluyendo presión alta, niveles elevados de colesterol y acumulación aumentada de placa en las arterias. Otras fuentes excelentes: hipogloso (170 mg en 203 g de pescado), arroz integral (1 taza, 84 mg), garbanzos (1 taza, 79 mg), nueces de la India (1 taza, 74 mg) y alcachofas (una te da 72 mg).

Cambia tu aceite. Algunos investigadores de India encontraron que los hombres que reemplazaban el aceite de maíz y el aceite vegetal de su cocina con grasas moninsaturadas (aceite de oliva, en este caso, aceite de semilla de girasol) bajaban su presión sanguínea en más de 30 puntos en sólo 60 días sin hacer ningún otro cambio en su dieta.

Deja de comer dulces entre comidas de manera inconsciente. Se ha demostrado que un complejo encontrado en la raíz de regaliz eleva la presión sanguínea, en especial en hombres que consumen mucho regaliz negro. Sin embargo, el regaliz endulzado con frutas no contiene el complejo.

EQUIPO PARA INICIAR LA DIETA PARA EL ABDOMEN

La siguiente lista de compras sencilla te dará todo lo que necesitas para entrar directamente en la dieta para el abdomen y en el Programa de Ejercicios de la dieta para el abdomen.

COMPRA UNA SOLA VEZ

Licuadora

Linaza molida, 1 pinta

Multivitamínicos, como Centrum, Men's Golden, Pharmaton, 1 bote

LISTA DE COMPRAS BÁSICA. LOS 12 ALIMENTOS CON PODER DE LA DIETA PARA EL ABDOMEN Y OTROS ALIMENTOS RELACIONADOS

Almendras, fileteadas o enteras

Frijoles de tu elección

Espinacas, frescas o congeladas

Lácteos (sin grasa o bajos en grasa y yogur de vainilla)

Avena instantánea (sin endulzar, sin sabor)

Huevos

Pavo, en rebanadas

Mantequilla de cacahuate, natural (sin azúcar)

Aceite de oliva

Panes y cereales de granos enteros

Polvo (suero) con proteínas adicionales, contenedor de 1 cuarto

Frambuesas, frescas

Más:

Atún enlatado

Pechuga de pollo

Toronja u otra fruta de tu elección

Vegetales verdes de tu elección

Pescado magro de tu elección

Carne molida de res magra

Arroz de grano largo

Pasta de trigo entero

LISTA DE COMPRAS. INGREDIENTES PARA RECETAS (VER RECETAS PARA CONOCER LAS CANTIDADES INDIVIDUALES)

Zanahorias baby
Vinagre balsámico
Plátanos
Frijoles negros
Arroz integral
Tocino tipo canadiense
Pollo enlatado
Jitomates pelados en lata
Paquetes de desayuno instantáneo Carnation
Pimienta de Cayena
Apio
Chile en polvo
Curry en polvo
Mezcla de chile seco
Mayonesa sin grasa
Harina
Jengibre fresco
Garbanzo
Ajo
Pimientos verdes y rojos
Guacamole
Miel
Melón
Panecillos tipo inglés de miel y trigo
Sazonador tipo italiano
Chiles jalapeños
Cátsup
Filete de *sirloin* magro
Rosbif magro en rebanadas
Limón
Jugo de limón concentrado, congelado
Paquete de aderezo para ensaladas tipo italiano bajo en grasa
Jitomates
Hongos
Frijoles blancos
Cebollas
Mezcla para sopa de cebolla
Jugo de naranja
Páprika
Queso parmesano
Queso (cottage, crema, mozzarella, suizo, americano, cheddar) bajo en grasa
Pan de pasas
Pasas
Lechuga romana
Salsa
Galletas saladas o pan molido
Salsa para espagueti
Salsa tipo oriental
Maíz dulce
Salsa Tabasco
Jitomate
Salsa de jitomate
Tortillas
Margarina libre de grasas
Tocino de pavo
Salchichas de pavo
Pitas de trigo entero
Salsa inglesa

PARA HACER EJERCICIO EN CASA (SI ERES MIEMBRO DE UN GIMNASIO, AHÍ DEBEN DE TENER TODO EL EQUIPO NECESARIO)

Colchoneta para ejercicios (opcional)
Banca plana (opcional, pero se recomienda)
Uno o dos pares de pesas de peso medio (de 2 a 11 kilos para alguien con experiencia levantando pesas; más ligeras para los principiantes)
Zapatos para correr
Pelota suiza (opcional, pero se recomienda)

Capítulo 2

¿Por qué la dieta para el abdomen? ¿Y por qué no?

Nuevos e impresionantes adelantos científicos en el campo de la nutrición

Antes en este libro, esbocé seis formas en que la dieta para el abdomen mejorará tu vida. Y te conté sobre la promesa única y científicamente demostrada de la dieta para el abdomen, para hacerte perder hasta 9 kilos en 6 semanas, empezando con tu abdomen. Sin embargo, los siguientes pasos dependen de ti.

Si simplemente no estás interesado en mejorar tu vida —si la idea de volverte una persona más delgada, más en forma, más saludable, libre de dolor, más exitosa, más vital sexualmente, no te atrae— entonces cierra este libro en este mismo momento y devuélvelo. (Después de limpiar las manchas de grasa de los Cheetos, por supuesto.) Si no estás interesado en lograr los mejores resultados posibles con el menor esfuerzo posible, este libro no es para ti.

Pero si quieres hacer un cambio (un cambio que puedas ver y sentir, un cambio que dure toda una vida) entonces este libro es para ti. Es el único libro para ti.

La dieta para el abdomen es un plan sencillo construido alrededor de 12 alimentos llenos de nutrientes que, al pasar a la cima de la tabla de tu dieta, te darán todas las vitaminas, minerales y fibra que necesitas para una salud óptima al tiempo que desencadenan crecimiento muscular y encienden los elementos naturales de tu cuerpo encargados de quemar grasa. Te diré más sobre estos alimentos en un capítulo próximo, pero a continuación hay un panorama general. (¡Dime que éste es un plan de alimentación que no puedes llevar a cabo!)

Almendras y otras nueces

Frijoles y legumbres

Espinacas y otros vegetales verdes

Lácteos (leche, yogur, quesos bajos en grasa o sin grasa)

Avena instantánea (sin endulzar, sin sabor)

Huevos

Pavo y otras carnes sin grasa

Mantequilla de cacahuate

Aceite de oliva

Panes y cereales de granos enteros

Polvo (suero) con proteínas adicionales

Frambuesas y otras frutas tipo moras

¡12!

He elegido esos alimentos tanto por su contenido nutrimental como por su simplicidad. Verás, todos los días, se acumulan en mi escritorio nuevos libros de dietas y consejos para perder peso. (De hecho, si escribes "dieta" en el buscador de Amazon.com, darás con más de 80 000 títulos.) Algunos de esos esquemas de dietas son un poco absurdos: dietas de toronja, dietas de sopa de col, dietas de queso cottage, dietas de huevo crudo y licuados. Algunas suenan bien: dietas bajas en grasa, dietas bajas en carbohidratos, dietas bajas en sal. La mayoría tienen una cosa en común: en realidad están diseñadas para hacerte fracasar a largo plazo.

Eso se debe a que incluso los planes de dieta que están basados en principios saludables en ocasiones no logran reconocer las realidades de la vida: que estás demasiado ocupado como para preparar comidas complicadas como guiso de camarones con sabor a mango, que disfrutas de la comida demasiado como para dejar para siempre la pasta y las papas, que comer se supone debe de ser un placer, no una obligación. Por eso basé la dieta para el abdomen en alimentos comunes que son fáciles de preparar y disfrutar. Como lo veo yo, la mayoría de los demás planes de dieta son demasiado complicados e invitan al fracaso en tres formas principales:

1. Reducen las calorías en una forma demasiado severa. Con una reducción de calorías estricta (o drástica) puedes perder peso al principio, pero te quedas con hambre. Cuando tienes hambre, aumentas tus probabilidades de comer vorazmente en algún punto durante el día. Cuando comes vorazmente, te sientes como si hubieras fracasado, luego sientes culpa por fracasar, luego dejas el plan y retomas tus hábitos de comer pizza fría en el desayuno. Sin embargo, con la dieta para el abdomen, nunca te quedarás con hambre. De hecho, te encontrarás comiendo mucho más seguido de lo que acostumbras ahora: ¡seis veces al día!

2. Restringen demasiados alimentos. Sería fácil construir un plan que no incluyera hamburguesas con queso, pizza o cerveza. Pero, si lo hiciera, arruinarías el plan del primer partido de lunes por la noche. Aunque cambiar tus hábitos alimenticios es una parte fundamental de este programa, pienso que hay una mayor probabilidad de que te mantengas firme en el plan

si no tienes que renunciar a todo lo que te gusta. Es normal comer filetes con los clientes, comer *hot dogs* en una fiesta, compartir una jarra de cerveza después del trabajo. Si te privas de todos los alimentos que saben bien, ni siquiera la persona más motivada tendrá mucho incentivo para seguir el plan por más de unas cuantas semanas. La dieta para el abdomen se trata de comer los alimentos que disfrutas y de destramparte cuando sea necesario.

3. No toman en cuenta el estilo de vida. Si todos tuviéramos un chef que preparara nuestras comidas (o por lo menos un poco más de unos minutos para hacerlo nosotros mismos) bajar de peso sería mucho más sencillo. Pero, ¿cuándo fue la última vez que tuviste dos horas para preparar una comida? Todos estamos ocupados. Comemos en restaurantes. Pedimos comida a domicilio. Acudimos a restaurantes con servicio al coche. Todos desearíamos tener el tiempo necesario para hacer cuadrar los totales de gramos de grasa o para medir cada gramo de comida o para preparar elaborados platillos buenos para la salud. Sin embargo, la realidad es que la mayoría de nosotros no tenemos tanto tiempo, sin importar cuánto peso tengamos que perder. Tenemos compromisos laborales y familiares y pasamos tanto tiempo haciendo de todo, desde ir de un lado a otro hasta arreglar nuestra casa, que una obra maestra de camarones en salsa de mango es lo que cae hasta el fondo en nuestra lista de prioridades. La dieta para el abdomen es lo que necesitas: un programa de mantenimiento bajo, con alimentos de mantenimiento bajo y recetas de mantenimiento aún más bajo.

Echemos un vistazo a un grupo de las dietas más populares en este momento y te mostraré por qué muchas están diseñadas para ofrecer una pérdida de peso a corto plazo y un aumento de peso a largo plazo.

LA DIETA ATKINS: LIMITANDO ALIMENTOS, LIMITANDO NUTRICIÓN

La dieta Atkins elimina prácticamente todos los carbohidratos en la primera parte del plan, dejándote únicamente con los alimentos que contienen proteínas y grasa: nada de pan, pasta, frutas, vegetales o jugo... nada de diversión. La dieta Atkins, sin lugar a dudas, ayuda a la gente a bajar de peso. He visto hombres que han bajado 4.5, 9, incluso 13.5 kilos siguiendo la dieta Atkins, dándose banquetes de filete, queso y tocino mientras tanto, y he visto los estudios que apoyan la efectividad del plan en ayudar a la gente a bajar de peso, por lo menos a corto plazo. Poner énfasis en las proteínas es algo inteligente, pero eliminar muchos otros alimentos que son importantes para mantener una buena salud no lo es. Sin embargo, mi verdadero problema con este tipo de dieta, un problema que a menudo es pasado por alto en todo el debate de ausencia de carbohidratos, es el siguiente: Yo podría limitarte a comer sólo unos cuantos alimentos, digamos papas fritas, helado y hamburguesas. Haz una dieta comiendo sólo esas cosas y las probabilidades indican que bajarás de peso, porque simplemente no te puedes obligar a comer lo mismo una y otra vez. Al no hacer otra cosa que limitar a unos cuantos los alimentos que consumes, automáticamente bajarás algunos kilos porque habrás reducido de manera drástica tu consumo total de calorías. Sin embargo, también habrás reducido de manera drástica tu consumo de vitaminas, minerales y fibra, aumentando al mismo tiempo tu consumo de grasas saturadas que tapan las arterias. Aún más importante, no pudiste seguir esa dieta a largo plazo, sin importar cuánto te gustaba, porque tu estilo de vida (y tus papilas gustativas) exigen un plan alimenticio más flexible, que se pueda disfrutar más y también debido a que tu cuerpo está programado para que se le antojen las frutas, los granos y los jugos tanto como las hamburguesas y las papas fritas.

Bueno, por loco que parezca, esa dieta súper restrictiva y baja en nutrientes es exactamente la que obtienes con Atkins. Comes un número limitado de alimentos (la gran mayoría contiene proteínas y grasa saturada). Bajarás algunos kilos porque habrás eliminado los carbohidratos, pero también te pondrás en riesgo de padecer varios problemas de salud. La primera razón es que los alimentos de la dieta Atkins tienen grandes cantidades de grasas saturadas y hay una evidencia abrumadora de que las sociedades que tienen dietas altas en grasas saturadas enfrentan con mayor frecuencia enfermedades cardiacas. La segunda es que al eliminar de tu dieta la mayoría de los carbohidratos, estás eliminando algunos nutrientes importantes, como la vitamina B, la fibra y los fitonutrientes que ayudan a tu sistema inmunológico. Lo peor de todo es que aunque Atkins sí incluye carbohidratos más adelante en el plan, pocas personas pueden mantenerse apegadas al limitado número de alimentos que permite. De modo que la pérdida de peso a corto plazo lleva a un aumento de peso a largo plazo y, potencialmente, a padecer problemas de salud a largo plazo.

WEIGHT WATCHERS: DEMASIADAS MATEMÁTICAS, MUY POCA COMIDA

Weight Watchers, un popular sistema donde se hacen cuadrar puntos que exige llevar un control de las porciones anotando la cantidad de alimentos que consumes todos los días, funciona para muchas personas. Quienes comen en exceso pueden beneficiarse al rastrear lo que consumen y al estar conscientes de reducir calorías. Sin embargo, este programa tiene sus fallas. Primero, no conozco a muchas personas que tengan el tiempo o la disciplina a largo plazo de medir los alimentos y contar las calorías diariamente. Segundo, Weight Watchers no garantiza un equilibrio nutrimental. Podrías contar tus puntos de modo que sólo comieras chatarra si te limitaras en otros momentos del día. En teoría, podrías comer tu cantidad total de puntos diarios en una o dos comidas y eso alentaría tu metabolismo y de hecho podría hacerte subir de peso. Contar las calorías, como explicaré en las siguientes secciones, es sólo un componente de un programa exitoso para el control de peso. Tercero, y lo más importante, a muchas personas no les gusta la atmósfera de grupo de apoyo que tiene Weight Watchers.

LA ZONA: UN ACTO DE EQUILIBRIO DEMASIADO DELICADO

La dieta de la zona, creada por el doctor Barry Sears, incluye equilibrar los tipos de alimentos que consumes con la meta de ponerte "en la zona". La premisa básica es que en cada comida debes consumir carbohidratos, proteínas y un poco de grasa monoinsaturada en la proporción precisa que Sears recomienda. Los carbohidratos se dividen en carbohidratos deseables, como los vegetales y algunas frutas, y los carbohidratos indeseables, como el pan, el jugo, la cerveza, los dulces. Las proteínas y las grasas se dividen de manera similar. Esto te da libertad para comer lo que quieres, pero, al elegir alimentos no indeseables, debes comer menos cantidad y deben estar acompañados por otros alimentos. Por ejemplo, puedes permitirte comer carbohidratos "malos", pero sólo con moderación y debes acompañarlos con proteínas y algo de grasa. Así que si estás planeando tomarte una cerveza, planea acompañarla con queso *cottage* y unas cuantas aceitunas para hacer un equilibrio. Ésta es la razón por la cual muchas personas se quejan de la zona, algunas de las combinaciones de alimentos pueden estar fuera de lo normal y medir qué cantidad de cada grupo puedes y debes comer puede ser extremadamente complicado. Sears proporciona fórmulas para determinar qué cantidad de qué alimentos deberías comer con base en cuánto ejercicio haces y en tu nivel de grasa. Este número puede convertirse en cuántos "bloques" de cada alimento deberías consumir en un día. Puedes distribuirlos a lo largo del día pero no puedes permitir que pasen cinco horas entre una comida y otra. El negocio de medir, dividir y combinar puede volverse bastante difícil de manejar, aunque el equilibrio de los alimentos es bastante sensato, para mantener todo como debe ser tendrías que ser un encargado del tránsito aéreo. La dieta está tan confiada de su artimaña central que casi nadie tiene el tiempo o la energía para seguirla por mucho tiempo.

ENEMIGOS DEL AZÚCAR: HACIENDO DE LOS DULCES UN PECADO

La filosofía de la dieta de los enemigos del azúcar se centra en torno a eliminar los alimentos altos en azúcar así como los que elevan la cantidad de azúcar de tu sangre y te hacen sentir hambre (como algunos carbohidratos: la pasta, el maíz, la cerveza y las papas). El beneficio, dicen sus defensores, es que si sigues el plan, podrás disfrutar filetes, huevos y queso y aun así perder peso. Sin embargo, el simple hecho de comer menos azúcar no te ayudará a bajar de peso. Sin un equilibrio nutrimental, puedes seguir consumiendo muchos alimentos altos en calorías que tienen un bajo contenido de azúcar y terminar subiendo de peso. Y, como con otras dietas, no habrás hecho nada para cambiar la forma en que tu cuerpo procesa los alimentos para lograr el máximo punto posible de quemar calorías.

DR. PHIL: UN POCO MÁS EMOCIONAL DE LA CUENTA

El Dr. Phil McGraw, el popular psicólogo quien la hizo en grande como el gurú del amor difícil en el programa de televisión de Oprah, tiene un programa de dieta sumamente popular cuyo énfasis principal se encuentra en despojar a la comida de su poder emocional. El libro de McGraw, *The Ultimate Weight Solution: The 7 Keys to Weight Loss Freedom* (*La solución definitiva al sobrepeso: Las siete claves para alcanzar tu peso ideal*), enfatiza la idea de que hemos permitido que la comida tenga demasiado poder en nuestra vida y de que, para dejar de comer en exceso, necesitamos (a) limitar el acceso que tenemos a la comida chatarra, (b) seleccionar alimentos que necesitan mucho tiempo de preparación y masticación de modo que comer nos resulte más difícil y (c) dejar de comer para satisfacer antojos y sentimientos de estrés. Suena bien, salvo por el hecho de que en el mundo de hoy, la Antártica es casi el único lugar donde no se tiene un fácil acceso a la comida chatarra. Estoy de acuerdo en que deberíamos dejar de comer para satisfacer antojos y estrés y aplaudo a Dr. Phil por reconocer los aspectos psicológicos de nuestros hábitos alimenticios. Lo que la dieta para el abdomen hace es mostrarte cómo comer para impedir los antojos y el estrés. La dieta para el abdomen facilita comer refrigerios de manera inteligente a lo largo del día, de modo que nunca sientas hambre. También te ayuda a tomar el control de tu ingesta de comida, tu cuerpo y tu vida de manera que puedas contraatacar al estrés. ¿La mejor razón por la cual la dieta para el abdomen es superior a Dr. Phil? ¡No hay bigote!

LA DIETA SOUTH BEACH: COMER CORRECTAMENTE ES SÓLO EL COMIENZO

En La dieta South Beach, el médico Arthur Agatston enfatiza el comer de manera equilibrada, basándose en proteínas magras, grasas buenas y carbohidratos buenos. Como verás, algunos de los principios nutrimentales de La dieta South Beach son similares a los de la dieta para el abdomen. Agatston se enfoca mucho en el papel de la insulina y en cómo las elevaciones del azúcar de la sangre te hacen sentir hambre. Aunque esta dieta se enfoca en cómo funciona la comida en relación con la pérdida de peso, no te muestra cómo sintonizar tu metabolismo, el elemento natural para quemar grasa que tiene tu cuerpo. La dieta para el abdomen, por otro lado, incorpora factores como ejercicio que pueden tener un profundo impacto no sólo en la cantidad de grasa que puedes perder sino también en la proporción en la que la pierdes. Al acelerar el mecanismo que tiene tu cuerpo para quemar grasas, puedes tomar el control no sólo de las calorías que entran a tu cuerpo sino también de las que éste desecha al quemarlas.

* * *

Como dije al comienzo de este libro, la mayoría de las dietas se tratan de perder peso. En la dieta para el abdomen se trata de ganar. Esta dieta está basada en la simple noción de que tu cuerpo es una máquina para quemar calorías que está viva y que respira y de que al mantener al horno que quema grasa de tu cuerpo constantemente atizado con grandes cantidades de los alimentos adecuados (y esto es importante) en el momento adecuado, puedes enseñarle a empezar a quemar tu pancita de inmediato. De hecho, esta dieta te puede ayudar a quemar hasta cinco kilos y medio de grasa (primero de tu abdomen) en dos semanas o menos. Y sólo mira lo que obtendrás como ganancia:

Ganarás comidas. Los norteamericanos tienen un enorme apetito. Tenemos hambre de éxito, hambre de libertad y, sí, hambre de comida. Las dietas tradicionales que restringen calorías o alimentos van en contra de este apetito norteamericano único. Nos dejan hambrientos, miserables y a un tris de volvernos locos en el pasillo de las papas fritas. Pero la dieta para el abdomen no. En este programa comerás... y lo harás a menudo. De hecho, estarás recargando motores constantemente y con cada comida o refrigerio deliciosos estarás atizando los quemadores de grasa naturales de tu cuerpo. Imagínate que cada vez que comes ayudas a tu cuerpo a perder peso y a convertir la carne flácida en músculo abdominal.

Ganarás músculo. Con la dieta para el abdomen y el Programa de Ejercicios de la dieta para el abdomen, entre más músculo conformes, más grasa perderás. Este programa convierte en músculo la comida que consumes. Entre más masa muscular sin grasa tienes, más energía se necesita para darle combustible, lo cual significa que las calorías se van a tus músculos para sostenerlos en vez de convertirlos en grasa. De hecho, la investigación demuestra que añadir músculo sin grasa actúa como un quemador de grasa integrado. Una vez más, por cada medio kilo de músculo que ganas, tu taza metabólica restante sube tanto como 50 calorías diarias. El componente del entrenamiento de fuerza puede agregar varios kilos de músculo a tu cuerpo. No te fortalecerás al punto en que lo hace un fisicoculturista, pero serás capaz de conformar suficiente músculo como para encoger y fortalecer tu barriga y, dependiendo de tu punto de partida, mostrar tus músculos abdominales. Cuando añades ejercicio a la mezcla, puedes pensar en ello como una simple ecuación:

MÁS COMIDA = MÁS MÚSCULO = MENOS CARNE FLÁCIDA

Ahora toma en cuenta la alternativa:

MENOS COMIDA = MENOS MÚSCULO = MÁS CARNE FLÁCIDA

¿No es increíble que la mayoría de las dietas se enfocan en la ecuación de "menos comida"? ¿Y no es momento de cambiarlo? (Claro, algunos estudios han mostrado que vivirás más con una dieta súper restrictiva de menos de 1 400 calorías diarias. Sin embargo, dada la forma como te haría sentir un plan así, probablemente no querrías llevarlo a cabo.)

Ganarás libertad. La mayoría de las dietas te privan de algo, ya sea carbohidratos, grasa o tu masculinidad. (¿Tofu? No gracias.) En este plan no te sentirás privado. Quedarás satisfecho. Comerás alimentos crujientes. Comerás alimentos dulces. Comerás proteínas, carbohidratos y grasas. De hecho, incluso hay una comida a la semana en la que puedes comer lo que tú quieras. Cualquier cosa. Durante la mayor parte de la semana, te enfocarás en alimentos que cargarán tu metabolismo y controlarás tus tentaciones, sin embargo, también tendrás la libertad y flexibilidad de desviarte justo lo suficiente como para mantenerte satisfecho sin arruinar todo el trabajo que ya has invertido.

Ganarás tiempo. En algunas dietas, parece que tomaría menos tiempo organizar una fiesta de cacería y cazar a un mamut lanudo de lo que tardaría planear y cocinar las recetas que solicitan. En esta dieta, todas las comidas y recetas son de bajo mantenimiento. Por cuestiones de planeación, lo único que quiero que hagas es tomar este programa dos días a la vez. Debido a que comer chatarra de manera inconsciente es el factor número uno para desviarse de una dieta en Estados Unidos, tu mejor defensa es diseñar una estrategia sencilla para saber cómo y qué vas a comer cada día. Todas las noches, tómate cinco minutos para esbozar qué y cuándo vas a comer al día siguiente y habrás reducido la tentación y ganado control. Después de leer los principios, verás que la dieta para el abdomen establece un nuevo paradigma para el control de peso. Simple y sencillamente:

MÁS COMIDA = MÁS MÚSCULO = MENOS CARNE FLÁCIDA

HISTORIA DE ÉXITO DE LA DIETA PARA EL ABDOMEN

"¡Pasé de debilucho a Rambo!"

Nombre: Bill Stanton

Edad: 40 años

Estatura: 1.70 m

Peso inicial: 99 kilos

Seis semanas después: 85.5 kilos

Bill Stanton, asesor de seguridad, había estado haciendo pesas desde los quince años. Pero aun con ese riguroso entrenamiento de pesas seguía poniéndose cada vez más gordo. Para cuando llegó a los 40 años había llegado a la estratosférica cantidad de 99 kilos en su constitución de 1.70 metros. ¿Por qué? Porque la dieta y la rutina de ejercicios de Stanton consistía en hacer sentadillas y ejercicios en la banca de *press* y luego terminaba la noche con alitas de pollo y alcohol.

"Mis pantalones me entraban como un torniquete y era como si estuviera en un mal matrimonio: estaba viviendo cómodamente incómodo", dice Stanton. "La dieta para el abdomen me desafió a entrar en el programa, subir a la báscula y mantenerme alejado de la comida."

Después de seguir la dieta para el abdomen durante 6 semanas, Stanton bajó 13.5 kilos y ha reducido su grasa corporal de 30 a

15 por ciento. "Me veía como si estuviera embarazado. Me veía como un levantador de pesas: brazos grandes, pecho grande y barriga grande. Ahora me veo como Rambo."

Stanton apreció la diversidad de las comidas de la dieta para el abdomen y la visión del cuerpo completo que tenía el plan en cuanto al ejercicio, aunque admite que le tomó algo de tiempo acostumbrarse a comer seis veces al día. "Lo que tuve que hacer fue aprender a comer para vivir, no vivir para comer", dice. Y entonces, explica, todo partió de ahí. Una vez que su manera de pensar cambió (estar comprometido con el plan, limitar el número de veces que salía a festejar por la noche y eliminar las comidas nocturnas que hacía muy tarde) fue capaz de dar un giro completo. "Te despiertas atacando el día en lugar de esperar que el día termine", dice.

Ahora todo se siente simplemente mejor. Siempre está de buen humor. Camina más erguido. Tiene más energía. Y ahora es un modelo para otras personas.

"Hago ejercicio en Sports Club L.A., donde la gente *realmente* está enfocada en lucir genial", dice. "Incluso en un lugar así, se me están acercando hombres y mujeres. Un chico me dijo: 'Estás de maravilla. Todo el mundo ve la transformación. Estás inspirando a un montón de personas.'"

Stanton ha cambiado su físico de manera tan drástica que ha sido acusado de tomar esteroides. "Eso lo tomo como un cumplido", dice riendo.

Boletín de salud de la dieta para el abdomen

¿QUÉ DIABLOS ES... COLESTEROL ALTO?

El colesterol es una sustancia suave con consistencia similar a la cera que se encuentra entre los lípidos (grasas) del torrente sanguíneo y en todas las células de tu cuerpo. Sin importar toda la mala publicidad que se le hace, el hecho es que necesitas el colesterol, porque tu cuerpo lo utiliza para formar membranas celulares, crear hormonas y desempeñar otras muchas operaciones cruciales de mantenimiento. Sin embargo, un nivel de colesterol alto en la sangre (hipercolesterolemia) es un riesgo grave para la enfermedad cardiaca coronaria, que conduce a ataque cardiaco.

Obtienes el colesterol de dos maneras: El cuerpo (principalmente el hígado) produce cantidades variables, por lo general alrededor de 1 000 miligramos al día. Sin embargo, cuando consumes alimentos altos en grasas saturadas (particularmente grasas trans) tu cuerpo se vuelve loco en cuanto al colesterol y bombea más de lo que podrías usar. (Algunos alimentos también contienen colesterol, en especial la yema de huevo, la carne de res y de pollo, el pescado, los mariscos y los lácteos de leche entera. Sin embargo, la mayor parte del colesterol, cosa en la que quiero que te concentres, es producida por tu propio cuerpo.)

Una parte del exceso de colesterol de tu torrente sanguíneo se elimina del cuerpo por medio del hígado, pero otra parte termina exactamente donde no querrías que lo hiciera (a lo largo de las paredes de tus arterias, donde se combina con otras sustancias para formar placa). La placa es negativa por varias razones: primero, eleva la presión sanguínea haciendo que tu corazón trabaje más duro para llevar la sangre a través de tus vasos que de repente se han hecho más angostos, lo cual puede acabar por desgastar tu corazón. Segundo, la placa puede romper su pequeña barrera e irse bamboleando a través del torrente sanguíneo, formando finalmente un coágulo que puede conducir a infarto, parálisis, muerte y otras molestias.

Dentro de tu cuerpo, se está peleando una guerra justo en este momento entre dos facciones de soldados especializados llamados lipoproteínas que están moviendo el colesterol alrededor de tu interior de acuerdo con sus propias agendas especializadas. Hay varios tipos, pero en los que debemos enfocarnos son los Jekyll y Hyde de la salud, colesterol HDL (lipoproteína de alta densidad o "útil", por sus siglas en inglés) y colesterol LDL (lipoproteína de baja densidad o "flojas", por sus siglas en inglés).

El chico bueno: colesterol de alta densidad (HDL): Aproximadamente una cuarta parte del colesterol de la sangre es llevado por el HDL útil. El HDL quiere ayudarte recogiendo colesterol y sacándolo de tu torrente sanguíneo llevándolo de regreso al hígado, a donde pasa después de estar por el cuerpo. Eso es bueno. Algunos expertos creen que el HDL quita el exceso de colesterol de las placas y, en consecuencia, hace más lento su crecimiento. Eso es algo realmente bueno. Un nivel alto de HDL parece proteger en contra de ataque cardiaco. Lo opuesto también es cierto. Un nivel bajo de HDL (menos de 40 miligramos por decilitro (mg/dL) indica un mayor riesgo. Un nivel bajo de colesterol HDL también puede elevar el riesgo de padecer un infarto.

El chico malo: colesterol de baja densidad (LDL): El LDL flojo no tiene absolutamente ningún interés en ayudarte. EL LDL quiere pegar el colesterol en el lugar más conveniente que pueda encontrar, es decir tus arterias. Al LDL no le importa que demasiado colesterol cubriendo tus arterias ocasione una acumulación de placa, enfermedad conocida como arterioesclerosis. Un nivel alto de LDL (160 mg/dL y más) refleja un mayor riesgo de padecer enfermedades cardiacas. Niveles más bajos de colesterol HDL reflejan un menor riesgo de padecer enfermedades cardiacas.

Dicho de manera simple, el HDL está tratando de llegar en tu ayuda, pero el LDL sencillamente está ahí sentado, riéndose de ti. (También escuché que dijo algo malo de tu mamá). ¿Así que de qué lado estás? Si quieres echarle una mano al HDL, comienza a abastecerte de los alimentos con poder de la dieta para el abdomen y sigue los lineamientos del programa de ejercicios de la dieta para el abdomen. A continuación hay algunas ideas rápidas para vencer al chico malo para siempre.

Deja de fumar. Fumar tabaco es uno de los factores de riesgo principales de enfermedades cardiacas que puedes cambiar o tratar. Fumar disminuye los niveles de colesterol HDL (bueno).

Bebe. En algunos estudios, el uso moderado del alcohol se asocia con niveles más altos de colesterol HDL (bueno). Pero tómalo con calma, amigo. Las personas que consumen cantidades moderadas de alcohol (un promedio de una o dos bebidas al día en el caso de los hombres, una bebida en el de las mujeres) tienen un riesgo más bajo de padecer enfermedades cardiacas, pero un aumento en el consumo de alcohol puede traer otros peligros para la salud, como alcoholismo, presión alta, obesidad y cáncer.

Con B de bueno. Una vitamina B llamada niacina reduce el colesterol malo (LDL) al mismo tiempo que eleva el HDL benéfico. De hecho, la niacina puede ser más efectiva para tratar esas cosas que medicamentos populares para bajar el colesterol, los cuales tienden a actuar más generalmente en el colesterol total y en el conjunto del LDL. (No obstante, ten cuidado. Aunque la niacina que obtienes de los alimentos y de las vitaminas que se venden sin receta médica está bien, dosis súper altas de niacina pueden tener efectos secundarios serios y deben tomarse únicamente bajo supervisión médica.)

Éntrale al té. Tres estudios recientes confirman que beber té verde puede ayudar a disminuir tu nivel de colesterol y a reducir tu riesgo de desarrollar cáncer. En una prueba de 12 semanas hecha a 240 hombres y mujeres, investigadores de la Universidad de Vanderbilt encontraron que beber el equivalente a 7 copas de té verde puede ayudar a disminuir los niveles de colesterol LDL (malo) en un 16 por ciento. Siete tazas diarias es mucho té, pero incluso una o dos tazas al día podrían tener un impacto benéfico. Mientras tanto, investigadores en la Universidad de Rochester recientemente determinaron que el extracto de té verde puede ayudar a prevenir el crecimiento de células cancerosas e investigadores del Colegio de Medicina de Ohio encontraron que un complejo llamado EGCG en el té verde puede ayudar a alentar o detener la progresión del cáncer de vejiga.

Opta por la toronja. Si quieres llevar a cabo un sencillo cambio en tu dieta para tener una mejor salud, lo mejor que puedes hacer es comer una toronja blanca o rosada todos los días. La toronja está ganando terreno como un alimento poderoso. Nuevas investigaciones demuestran que puede combatir enfermedades cardiacas y cáncer, desencadenar que tu cuerpo pierda peso e incluso ayudarte a dormir mejor. Una toronja diaria puede disminuir tus niveles de colesterol total y de colesterol LDL (malo) en un 8 y 11 por ciento, respectivamente.

A engullir arándano. Investigadores de la Universidad de Scranton en Pensilvania descubrieron que hombres que bebían tres vasos de jugo de arándano todos los días elevaban sus niveles de colesterol HDL (bueno) en un 10 por ciento, lo que a su vez disminuía su riesgo de padecer enfermedades cardiacas en un 40 por ciento. Se cree que los complejos de las plantas llamados polifenoles son responsables de tal efecto. (Nota: El jugo de arándano a menudo viene diluido, así que asegúrate de que la etiqueta diga que contiene por lo menos 27 por ciento de jugo de arándano.)

Embárrale un poco. En lugar de mantequilla o margarina, cubre tu pan con Benecol. Contiene etanol ester, una sustancia de las plantas que inhibe la absorción del colesterol. Un estudio de la clínica Mayo encontró que personas que comieron 4 1/2 cucharadas de Benecol al día bajaron su colesterol LDL (malo) un 14 por ciento en 8 semanas. Cuando dejaron de usarlo, su colesterol LDL (malo) regresó a los niveles anteriores. El Benecol también puede usarse para cocinar.

Gana con granos y frijoles. Investigadores del Hospital de San Miguel en Toronto hicieron que algunas personas añadieran a su dieta diaria varias raciones de alimentos como granos enteros, nueces y frijoles. Un mes después, los niveles de colesterol LDL (malo) de los sujetos de la prueba eran casi 30 por ciento más bajos que en el momento en que comenzó la prueba. En otro estudio, éste realizado en la Universidad de Tulane, los investigadores descubrieron que las personas que comían cuatro o más raciones semanales tenían un riesgo 22 por ciento más bajo de desarrollar enfermedades cardiacas (y 75 por ciento menos compañeros de campamento) que quienes comían frijoles menos de una vez por semana.

No dejes que tu tanque se quede vacío. Un estudio en el *British Medical Journal* encontró que las personas que hacen seis o más comidas pequeñas al día tienen niveles de colesterol 5 por ciento más bajos que quienes comen una o dos comidas más abundantes. Eso es suficiente para disminuir tu riesgo de padecer enfermedades cardiacas entre un 10 y 20 por ciento.

Contente de consumir papas fritas. En un estudio publicado en el *New England Journal of Medicine* (*Diario de Medicina de Nueva Inglaterra*) se registraron durante 14 años los hábitos de ejercicio y nutrición de 80 000 mujeres. Los investigadores encontraron que el concepto correlativo más importante de enfermedades cardiacas era el consumo diario que las mujeres hacían de alimentos con ácidos trans grasos, formas mutadas de grasa que disminuyen el colesterol HDL (bueno) y aumentan el colesterol LDL (malo). Algunos de los peores transgresores son las papas fritas.

Cómete tu avena. En un estudio de la Universidad de Connecticut, hombres con colesterol alto que comieron galletas de avena diariamente durante 8 semanas bajaron sus niveles de colesterol LDL en más de 20 por ciento. Así que come más fibra de avena, como cereal de avena o Cheerios. Un estudio que apareció en el *American Journal of Clinical Nutrition* (*Diario Norteamericano de Nutrición Clínica*) reporta que dos raciones de cereal de granos enteros (los Cheerios cuentan) al día pueden reducir casi en un 20 por ciento el riesgo que tiene un hombre de morir a causa de un ataque cardiaco.

Levántate y come. En un estudio de 3 900 personas, investigadores de Harvard encontraron que los hombres que desayunaban todos los días tenían 44 por ciento menos probabilidades de tener sobrepeso y 41 por ciento menos probabilidades de desarrollar resistencia a la insulina, ambos, factores de riesgo para enfermedades cardiacas.

Fortifica con ácido fólico. Un estudio publicado en el *British Medical Journal* (*Diario Británico de Medicina*) encontró que las personas que consumen la cantidad recomendada de ácido fólico todos los días tienen 16 por ciento menos riesgo de padecer enfermedades cardiacas que aquéllas cuyas dietas carecen de esa vitamina B. Buenas fuentes de ácido fólico incluyen espárragos, brócoli y cereal fortificado.

Ordena una ensalada del chef. Los vegetales con hojas y las yemas de huevo son buenas fuentes de luteína, un fitoquímico que transporta a tus células y tejidos antioxidantes que combaten enfermedades cardiacas.

Sé una esponja. Investigadores de la Universidad de Loma Linda encontraron que beber cinco o más vasos de agua de 232 ml podía ayudar a disminuir tu riesgo de padecer enfermedades cardiacas hasta en un 60 por ciento, exactamente la misma disminución que obtienes al dejar de fumar, bajar tus cantidades de colesterol LDL (malo), hacer ejercicio o perder un poco de peso.

Ten mal aliento. Además de bajar el colesterol y de ayudar a combatir la infección, comer ajo puede ayudar a limitar el daño a tu corazón después de un sufrir un ataque cardiaco o tener una operación de corazón. Algunos investigadores en India encontraron que los animales a los que se alimentaba regularmente con ajo tenían en su sangre más antioxidantes para proteger el corazón que los animales que no.

Arriba el cromo. De acuerdo con una nueva investigación de Harvard, los hombres con niveles bajos de cromo en su sistema, de manera significativa, son más propensos a desarrollar problemas cardiacos. Necesitas entre 200 y 400 miligramos de cromo al día, más de lo que es probable que obtengas de tu dieta regular. Busca un suplemento etiquetado como picolina de cromo; es el que el cuerpo absorbe con mayor facilidad.

Nueces como botana. Investigadores de Harvard descubrieron que los hombres que reemplazaban 127 calorías de carbohidratos (eso es como 14 papas fritas comerciales) con 29 g de nueces disminuían en un 30 por ciento su riesgo de padecer enfermedades cardiacas.

Capítulo 3

Quema grasa día y noche

De qué manera el metabolismo da forma a tu cuerpo y cómo puedes cambiar el tuyo

En el capítulo 2, expliqué de qué manera la mayoría de las dietas más populares están diseñadas para ofrecer sólo una pérdida de peso a corto plazo y de qué manera seguir esos programas te dispone no sólo a recuperar el peso que perdiste en un inicio, sino de hecho a aumentar todavía más grasa a largo plazo. De hecho, la mayoría de las dietas no son planes de pérdida de grasa a largo plazo sino planes de pérdida de músculo a largo plazo. La dieta para el abdomen es diferente: es un programa que te ayuda a acelerar los elementos naturales de tu cuerpo encargados de quemar grasa y a mantenerlos acelerados de por vida.

Por dañinos que puedan ser los rigores de la mayoría de las dietas, las dietas en sí no tienen la culpa de la epidemia de obesidad que hay en Estados Unidos. De hecho, hay mucha culpa suelta por ahí: comida rápida, pastelitos, estrés, estilos de vida sedentarios, porciones ultragrandes, bufetes de todo lo que puedas comer, desaparición de las clases de educación física, rellenos gratis, sofás, palomitas del cine, lo que quieras. Somos una sociedad de personas que comen en exceso, que a menudo tienen trabajos de escritorio y que harían de McDonalds su propio grupo de comida. Sin embargo, en la batalla del control de peso, son los blancos fáciles. En cambio, diría yo, una de las razones por las que seguimos haciéndonos más gordos es que ponemos nuestra fe en dos cosas que se supone deberían ayudarnos a perder peso. Esos “agentes dobles” de la pérdida de peso obtienen halagos por sus contribuciones a una buena salud, pero también han tenido que ver en tergiversar nuestra forma de pensar con relación a la pérdida de peso. ¿Los dos culpables a quienes acuso por nuestra epidemia de obesidad? Etiquetas nutrimentales y máquinas de ejercicio.

EL PROCESO CONTRA EL CONTEO DE CALORÍAS

Antes de reventar un botón, escúchame. Tanto las etiquetas como las máquinas tienen sus usos adecuados (las primeras para el simple conocimiento de las vitaminas, minerales e ingredientes de tu comida, las últimas por sacar a la gente de su plasta y hacer que haga ejercicio). Mi conflicto con las etiquetas y las máquinas no es lo que hacen *per se*, sino el mito que perpetúan. A través de su función, alimentan una forma de pensar sobre la pérdida de peso que realmente dificulta controlar el peso. Nos han convertido en una comunidad de gordinflones que rinden culto en el altar de un número aparentemente omnipotente: la caloría.

Con cada alimento que comes y con cada programa de ejercicio que terminas, analizas cuántas calorías entran y cuántas salen. Es la teoría eje de la pérdida de peso: si sacas mediante el ejercicio más de lo que consumes, entonces bajarás de peso. Los expertos nos dicen que medio kilo de grasa contiene casi 3 500 calorías, así que si simplemente borras 500 calorías de tus comidas diarias, aumentas tu ejercicio diario en 500 calorías, o haces alguna combinación por el estilo, bajarás medio kilo de grasa a la semana. Eso suena excelente en teoría, pero, en la vida real, es más probable que el concepto completo del control de calorías te haga perder ánimo en lugar de peso. Te afanas en la escaladora durante 30 minutos y sudas como uno de los invitados del programa *Fear Factor*. Cuando ves la lectura final (Ejercicio completado: ¡300 calorías quemadas!) sientes como si acabaras de tajar una parte de tu barriga y te acercaras a tu meta. Eso, hasta que vas por un bocadillo de media noche y ves que una ración y media de Raisin Bran también es igual a 300 calorías. Las calorías que te tomó 30 minutos quemar tardan 30 segundos en volver mientras comes viendo tu programa favorito. Es un ataque psicológico a tu dieta.

Por supuesto, no hay nada malo en usar las etiquetas nutrimentales para rastrear qué es lo que comes o como un factor de disuasión para mantenerte alejado de los alimentos de alto contenido calórico. Y puede ser útil usar las lecturas de las máquinas para medir la intensidad de tu ejercicio. Sin embargo, desviarás tus esfuerzos por perder peso si sigues enfocándote en el número de calorías que consumes durante las comidas y en el número de calorías que quemas durante tu ejercicio. Más bien necesitas enfocarte en lo que está sucediendo dentro de tu cuerpo durante el resto de tu día, cuando estás trabajando, durmiendo, haciendo el amor o simplemente te encuentras sentado quieto en este momento leyendo este libro. En este preciso instante, tu cuerpo o bien está ganando grasa o bien la está perdiendo. La dieta para el abdomen entrenará a tu cuerpo para perder grasa mientras estás sentado quieto, porque esta dieta se enfoca en algo que los demás planes de dieta no logran ver: tu metabolismo.

¿QUÉ ES "METABOLISMO"?

Metabolismo es la proporción en la cual tu cuerpo quema calorías sólo para mantenerse vivo: para que tu corazón siga respirando, tus pulmones respirando, tu sangre bombeando y tu mente fantaseando con el Caribe mientras analizas cifras de contabilidad de fin de año. Tu cuerpo está quemando calorías todo el tiempo, incluso mientras estás leyendo esta oración. La mujer promedio quema alrededor de 10 calorías por kilo de peso corporal todos los días; el hombre promedio, 11 calorías por kilo.

Hay tres tipos principales de quemar calorías que suceden a lo largo del día. Entiende cómo funcionan y habrás entendido exactamente por qué la dieta para el abdomen va a convertir tu cuerpo en una máquina para quemar calorías.

Forma no. 1 de quemar calorías: El efecto térmico de comer. Entre 10 y 30 por ciento de las calorías que quemas todos los días se queman a través del simple acto de digerir tus alimentos. Ahora, eso es bastante bueno (satisfacer tu deseo de comer de hecho te hace quemar calorías). Pero no todos los alimentos son creados igual: Tu cuerpo usa más calorías para digerir las proteínas (se queman alrededor de 25 calorías por cada 100 calorías consumidas) de las que usa para digerir grasas y carbohidratos (se queman de 10 a 15 calorías por cada 100 calorías consumidas). Por esa razón la dieta para el abdomen se concentra en las proteínas sin grasa y saludables. Come más de ellas, en una forma sensata, y quemarás más calorías.

Forma no. 2 de quemar calorías: Ejercicio y movimiento. Otro 10 a 15 por ciento de tu proceso de quemar calorías viene de mover tus músculos, ya sea que estés levantando pesas por encima de tu cabeza, que estés corriendo para alcanzar el autobús o sólo girando tus pulgares. El simple hecho de darle vuelta a las páginas de este libro quemará calorías.

HISTORIA DE ÉXITO DE LA DIETA PARA EL ABDOMEN

"¡La prueba está en los pantalones!"

Nombre: Jessica Guff

Edad: 43 años

Estatura: 1.60 m

Peso inicial: 58.5 kilos

Seis semanas después: 54 kilos

Jessica Guff no cree en subirse a la báscula. Mira, los números no dan una imagen completa de la salud, dice Guff. Lo que realmente importa es cómo te ves a ti mismo, por no mencionar cómo te ven los demás, también. Toma por ejemplo la vez en que entró en la oficina de un cliente. Las personas de ahí no la habían visto en un par de semanas y una de las empleadas le dijo a otra: "¿Quién es esa mujer tan delgada que está allá?"

"Es Jessica", le dijo la otra empleada. "Está en eso que se llama la dieta para el abdomen".

Ese intercambió tuvo lugar tan solo dos semanas después de que Guff empezó la dieta para el abdomen y sintió los efectos de inmediato. Guff, de 43 años, una persona que corre maratones, siempre ha estado en buena forma. Sin emabrgo, el efecto de haber tenido dos hijos había cobrado su parte en su abdomen. "Estaba en bastante buena forma, salvo por mi abdomen", dice. "Pero desde que empecé el plan, realmente noté la diferencia. Probablemente podía romper nueces con mis músculos abdominales."

La clave para Guff fue cambiar su forma de abordar el comer. Sacrificando sus propios hábitos de comida para lograr que sus hijos estuvieran listos para salir y para no dejar de llevar a cabo su entrenamiento físico, solía comenzar el día con té y a menudo con menos que eso. "Tenía la costumbre de salir a correr sin comer nada y eso era realmente estúpido", dice Guff. "Me sentí horrorizada al saber la verdad, que hacer ejercicio con el estómago te hace quemar músculo, no grasa." Sin embargo, las sencillas estrategias de la dieta para el abdomen cambiaron todo eso. "Ahora en el desayuno tomo licuados y eso me ha hecho estar más en forma y ha aumentado mi energía", dice Guff.

Guff dice que no podría llevar un programa en el que tuviera que contar las calorías o pesar los alimentos. "Lo que me encanta de la dieta para el abdomen es la flexibilidad", dice. "Lo único que tengo que recordar es una sencilla lista de doce alimentos."

Los resultados: Está más delgada... y más fuerte. Cuando su hija de 25 kilos se quedó dormida en el sillón, Guff fue la única que la levantó y la llevó a la cama. "Pensé, o me estoy volviendo más fuerte o ella está perdiendo peso", dice.

Y también tiene mayor confianza en sí misma. "Cuando las mujeres miran a otras mujeres, les miran los senos, las nalgas y la cintura, en especial en el caso de las mujeres que han tenido hijos. Toda mujer que ha tenido hijos se preocupa por tener un estómago flácido."

Sin embargo, la verdadera medida de su éxito vino de unos pantalones verdes de satín. Son bastante sensuales, pero se me ve panza cuando los uso. Tengo dos hijos, así que no tiene cabida presumir mi abdomen." Pero después de dos semanas de seguir el plan, decidió ponérselos como prueba pública.

"Todas esas personas empezaron a hacerme cumplidos. Un tipo con quien fui a la universidad dijo: 'Bonita ropa'. Mi esposo me dijo que me veía genial", dice Guff. "Hoy voy a salir por la noche y me voy a volver a poner los pantalones."

Forma no. 3 de quemar calorías. Metabolismo basal. Ésta es la importante. Tu metabolismo basal, o en descanso, se refiere a las calorías que estás quemando cuando no estás haciendo absolutamente nada. Mientras estás dormido, viendo televisión, sentado durante otra aburrida presentación sobre estados de cuenta corporativos de pérdidas y ganancias, estás quemando calorías. De hecho, entre 60 y 80 por ciento de tus calorías diarias se queman simplemente sin hacer nada. Eso se debe a que tu cuerpo está en constante movimiento: tu corazón late, tus pulmones respiran y tus células se dividen, todo el tiempo, mientras tú duermes.

Añade los porcentajes y verás que la mayor parte del proceso de quemar calorías viene de funciones psicológicas en las que ni siquiera reparas, por ejemplo, el efecto térmico de comer y tu metabolismo basal. El ejercicio es importante, pero las calorías que quemas durante éste no son importantes. Por eso el programa de ejercicios que diseñamos en la dieta para el abdomen está diseñado para alterar tu metabolismo basal, haciendo que tu tiempo de descanso sea un tiempo para quemar calorías. Y ésa es la razón por la que las elecciones de alimentos que te presentamos están diseñadas para maximizar el número de calorías que quemas simplemente al comer y digerir. Quiero que te olvides de las calorías que quemas durante esos 30 minutos en el gimnasio y que te concentres en las calorías que consumes durante las otras 23 horas y media del día.

En efecto, de varias maneras, la dieta para el abdomen va a convertir tu cuerpo en un dinamo para freír la grasa.

CAMBIANDO LA FORMA EN QUE HACES EJERCICIO

¿Alguna vez has visto un gimnasio en una hora pico? Todo el mundo anda alrededor de las caminadoras, entrenadoras elípticas y bicicletas estacionarias. Hay señales que te indican que sólo puedes usar un aparato durante 20 minutos para que el siguiente deportista en pos de sudor pueda tener su turno. Parece que todo el mundo quiere un entrenamiento cardiovascular, aeróbico. Entre más sudas, más calorías quemas, más peso pierdes, ¿cierto? En una forma, sí. La combinación de audífonos y lycra está en lo correcto. De hecho, a menudo quema más calorías que otras formas de ejercicio como el entrenamiento de fuerza o ejercicios más de moda como el yoga o los Pilates. Sin embargo, en lo que respecta al control de peso, el ejercicio aeróbico está más sobreestimado que la barra televisiva de otoño. ¿Por qué? Por una razón: El ejercicio aeróbico conforma poco si no es que nada de músculo y el músculo es el componente clave de un metabolismo veloz. El músculo come grasa; una vez más, añade medio kilo de músculo y tu cuerpo quemará 50 calorías adicionales al día sólo para mantener vivo a ese músculo. Añade 3 kilos de músculo y de pronto estarás quemando 300 calorías más al día sólo quedándote quieto.

El problema con el ejercicio aeróbico de baja intensidad es el siguiente: de la misma manera en que un automóvil no puede caminar sin gasolina o un papalote no puede volar sin viento, un cuerpo no puede funcionar sin comida. Ésta es el combustible que te ayuda a correr, levantarte y hacer que tus piernas hagan el amor toda la noche. Por lo general, durante el ejercicio, tu cuerpo echa mano de glicógeno (la forma almacenada de los carbohidratos que se encuentra en los músculos y el hígado), grasa y en algunos casos proteínas. Cuando estás haciendo ejercicio aeróbico de baja intensidad como trotar, tu cuerpo principalmente usa grasa y glicógeno (carbohidratos) como combustible. Cuando continúa por periodos más largos (20 minutos o más), tu cuerpo cae en el agotamiento: agotas tus fuentes de energía primeras (tus almacenes de glicógeno) y tu cuerpo sale a cazar la fuente de energía más fácil que puede encontrar: las proteínas. En realidad tu cuerpo comienza a comer tejido muscular, convirtiendo las proteínas almacenadas en tus músculos en energía que necesitas para seguir adelante. Una vez que tu cuerpo alcanza esa meseta, quema de 5 a 6 gramos de proteína por cada 30 minutos de ejercicio constante. (Eso es casi la cantidad de proteínas que encontrarás en un huevo duro cocido). Al quemar las proteínas, no sólo estás perdiendo una oportunidad de quemar grasas, sino que también estás perdiendo músculo muy importante y poderoso. Así que el ejercicio aeróbico realmente disminuye la masa muscular. Una masa muscular disminuida al final hace que tu metabolismo sea más lento, facilitándote subir de peso.

Ahora el siguiente es un dato aún más impactante: cuando los primeros estudios compararon el ejercicio cardiovascular con el entrenamiento de pesas, los investigadores descubrieron que quienes se enfrascaban en actividades aeróbicas quemaban más calorías que quienes hacían pesas. Entonces, podrías asumir que el ejercicio aeróbico era el camino a seguir. Sin embargo, ése no es el final de la historia.

Resulta que aunque quienes levantaban pesas no quemaban tantas calorías durante sus ejercicios como quienes corrían o hacían bicicleta, quemaban más calorías en el curso de las siguientes horas. Este fenómeno se conoce como quema de calorías posterior, es decir, las calorías adicionales que tu cuerpo quema en las horas y días posteriores al ejercicio. Cuando los investigadores analizaron los aumentos metabólicos después del ejercicio, encontraron que el aumento del efecto metabólico de los ejercicios aeróbicos duraba sólo de 30 a 60 minutos. Los efectos de entrenar con pesas duraban tanto como 48 horas. Durante las cuales el cuerpo estuvo quemando grasa adicional. A largo plazo, ambos grupos perdieron peso, pero quienes practicaron entrenamiento de fuerza perdieron sólo grasa, mientras que quienes corrieron e hicieron bicicleta también perdieron masa muscular. El mensaje: el ejercicio aeróbico esencialmente quema sólo al momento del ejercicio. El entrenamiento de fuerza quema calorías mucho después de dejar el gimnasio, al momento de dormir y tal vez todo el tiempo que pasa hasta tu siguiente serie de ejercicios. Además, el músculo adicional que conformas a través del entrenamiento de fuerza significa que a largo plazo tu cuerpo sigue quemando calorías en descanso sólo para mantener vivo ese nuevo músculo.

Eso hace surgir una pregunta. ¿Qué aspecto del entrenamiento de fuerza ocasiona seguir quemando? Lo más probable es que sea el proceso de reparación muscular. Levantar pesas causa que tus tejidos musculares se fragmenten y se reconstruyan en una proporción más alta de la normal. (Los músculos siempre se están fragmentando y reconstruyendo; el entrenamiento de fuerza simplemente acelera el proceso.) Esa fragmentación y reconstrucción requiere de mucha energía y podría ser responsable del largo periodo de quema de calorías. De hecho, un estudio finlandés encontró que la síntesis de proteínas (el proceso que conforma músculos más grandes) aumenta 21 por ciento tres horas después de hacer ejercicio.

Las buenas noticias son que no tienes que levantar a un jugador de futbol americano para ver resultados. Un estudio reciente de la Universidad de Ohio encontró que un entrenamiento corto pero fuerte tenía el mismo efecto que entrenamientos más largos. Al usar un circuito de tres ejercicios en serie durante 31 minutos, los individuos seguían quemando más calorías de lo normal 38 horas después de haber hecho ejercicio. (El Programa de Ejercicios de la dieta para el abdomen está diseñado según principios similares, para copiar esos resultados.)

Como dije antes, conformar músculo aumenta tanto tu metabolismo que quemas hasta 50 calorías al día por cada kilo de músculo que tienes. Entre más músculo tienes, más fácil te resulta perder grasa. Por eso uno de los componentes del plan incluye un programa de ejercicios que te ayudará a agregar el músculo que necesitas para quemar grasa y volver a darle forma a tu cuerpo. Y también señala una de las razones por las que deberías dejar de poner énfasis en el ejercicio cardiovascular, aeróbico si quieres perder grasa: despoja a tu cuerpo de la reserva de músculo encargado de quemar grasa.

Ahora, antes de que pienses que soy una especie de fanático enemigo de los ejercicios aeróbicos, permíteme aclararte unas cuantas cosas: Salgo a correr casi todos los días, incluso he terminado el maratón de Nueva York. El ejercicio aeróbico quema calorías, ayuda a controlar el estrés y mejora tu estado cardiovascular. También ayuda a bajar la presión de la sangre y mejora tu perfil de colesterol. Si tu elección está entre hacer ejercicio aeróbico o ningún ejercicio, por Dios bendito sal y corre. Pero en lo que respecta al manejo de peso a largo plazo, yo pondría las pesas del gimnasio por encima del camino en cualquier momento.

CAMBIANDO TU FORMA DE COMER

Pocas cosas en la sociedad norteamericana han fracasado con mayor frecuencia que las dietas (con la excepción de los desafortunados Medias Rojas). Pienso que hay una explicación para la alta taza de fracaso. En primer lugar, muchas dietas han girando en torno a menús bajos en grasa. Más adelante en este capítulo hablaré sobre la grasa, pero uno de los problemas con las dietas bajas en grasa es que pueden suprimir la producción de testosterona, la hormona que contribuye al crecimiento de músculo y a quemar grasa. Cuando los niveles de testosterona son bajos, tu cuerpo almacena grasa de la misma manera que las ardillas almacenan nueces. En un estudio, los hombres con los niveles más altos de testosterona tenían 75 por ciento menos probabilidades de ser obesos que quienes tenían niveles más bajos. Muchas dietas también fracasan porque no aprovechan el nutriente más poderoso para conformar músculo e incrementar tu metabolismo: las proteínas.

Las proteínas —en proporción con los alimentos de otros grupos— trabajan en dos formas principales. Primero, comer más proteínas aumenta el efecto térmico de la digestión hasta en un tercio. Segundo, las proteínas también son el nutriente que conforma el músculo que consume calorías. En efecto, obtienes un proceso de quema doble, mientras estás digiriendo la comida y después, cuando ayuda a conformar músculo. En la dieta para el abdomen, pondrás énfasis en las proteínas por esas precisas razones, pero también pondrás énfasis en las fuentes más poderosas de las proteínas. Un estudio danés publicado en el *American Journal of Clinical Nutrition* tomó un grupo de hombres y les dio dietas altas en proteínas provenientes de puerco o bien de soya. Encontraron que los hombres con la dieta más alta en proteínas animales quemaban 2 por ciento más calorías durante un periodo de 24 horas que los hombres con una dieta de proteínas de soya, a pesar del hecho de que comían ligeramente más comida. Eso da un total de 50 calorías al día si estás consumiendo una dieta de 2 500 calorías. En otras palabras, si quieres quemar calorías, el filete es mejor que el tofu.

CAMBIANDO TU FORMA DE PENSAR EN RELACIÓN CON LA PALABRA "*DIETA*"

El siguiente es un escenario típico de una dieta: mordisqueas un pan tostado en el desayuno y una bolsa de zanahorias baby en el almuerzo e imaginas que eso te pone muy por encima del juego del conteo de calorías. Sin embargo, en la cena, tienes en la boca tantos aros de cebolla que te ves como una ardilla. Si estás tan limitado en cuanto a lo que puedes comer, al final actuarás como un adolescente rebelde y romperás las reglas. Donde muchas dietas dicen "no" con mayor frecuencia que tu jefe al momento de una revisión, la dieta para el abdomen te da opciones. La mayoría de las dietas se tratan de restringir. Ésta se trata de dar combustible.

Durante años (o quizá toda tu vida) probablemente has tenido noción de lo que necesita ser una dieta. Limita tus alimentos, come como súper modelo, suda en la caminadora y, en consecuencia, perderás grasa. En realidad, ésas podrían ser las mismas razones por las que no pudiste perder peso. Es la explicación de por qué recuperaste los kilos que habías perdido. Es la razón por la que tu metabolismo a todo vapor puede haberse hecho tan lento como un barco anclado. Es la razón por la cual no ves mucho progreso cuando intentas nuevos programas para perder peso. Y es la razón por la cual la única receta real que muchos planes de dieta ofrecen es una receta para un fracaso garapiñado. Lo que la dieta para el abdomen hará es reprogramar tus circuitos. Dejarás de pensar en cada caloría y empezarás a pensar en la mejor manera de quemar calorías. Una vez que domines eso, tu cuerpo estará equipado con todas las herramientas necesarias para deshacerse de la grasa... y dejar que se vean tus músculos abdominales.

Boletín de salud de la dieta para el abdomen

¿QUÉ DIABLOS ES... DIABETES?

Si alguno de tus seres queridos a luchado alguna vez con el azote de la diabetes, sabes lo devastadora que puede ser esa enfermedad. En el años 2000, la diabetes era la sexta causa principal de muerte en Estados Unidos. Sin embargo, las posibilidades indican que este trastorno demoníaco probablemente contribuye a muchas más muertes; es una de las causas principales de enfermedades cardiacas, enfermedades del riñón e infarto y sus demás complicaciones incluyen ceguera, amputación, impotencia y daño nervioso. También es una enfermedad muy fácil de prevenir y la dieta para el abdomen y su Programa de Ejercicios son casi prescripciones perfectas.

La diabetes funciona de la siguiente manera: tu sistema digestivo convierte el almuerzo en glucosa —la forma del azúcar que tu cuerpo usa para obtener energía— y la envía al torrente sanguíneo. Cuando la glucosa entra, tu páncreas (una glándula grande ubicada cerca del estómago) produce insulina, una hormona, y también la envía al torrente sanguíneo. La insulina es la encargada de controlar el tránsito aéreo de tu cuerpo: toma el mando de toda tu glucosa y la dirige a tus células, donde puede ser usada para reconstruir músculo, para mantener bombeando a tu corazón y pensando a tu cerebro, o para bailar la Macarena (claro, si eres de los que la bailan).

Sin embargo, con el tiempo, los malos hábitos de salud pueden pasarle la factura a tu centro de operaciones aéreas. Comer en exceso, en especial alimentos con un alto índice glicémico, inunda tu cuerpo con cantidades masivas de glucosa una y otra vez. Como cualquier encargado de controlar el tránsito aéreo, la insulina puede abrumarse cuando se le pide que haga demasiadas cosas al mismo tiempo y, al final, truena. La insulina pierde su habilidad para decir a las células cómo utilizar adecuadamente la glucosa de tu sangre, una enfermedad conocida como resistencia a la insulina. Después de varios años, el páncreas se harta de producir toda esa insulina inútil y comienza a producir menos de la que necesitas. Esto se llama tipo 2 o diabetes iniciada en la edad adulta. (Debido a eso, una dieta pobre es el mayor factor de riesgo, no es de sorprender que el 80 por ciento de las personas que padecen diabetes tipo 2 tengan sobrepeso.) La glucosa se acumula en la sangre, inunda la orina y sale del cuerpo. En consecuencia, el cuerpo pierde su principal combustible a pesar de que la sangre contiene grandes cantidades de glucosa.

Dos cosas malas suceden: Primero, empiezas a perder energía y tu cuerpo empieza a tener problemas para mantenerse. Sientes fatiga y una sed poco común y comienzas a perder peso sin razón aparente; te enfermas con mayor frecuencia y las heridas tardan en sanar, porque tu cuerpo está perdiendo su habilidad para mantenerse. Segundo, el azúcar que está por ahí en tu sangre comienza a dañar los diminutos vasos sanguíneos y nervios que hay en todo tu cuerpo, en particular en tus extremidades y órganos vitales. Sobrevienen ceguera, impotencia, adormecimiento y daño cardiaco.

Sin embargo, la diabetes es una enfermedad que se puede prevenir relativamente. Hacer ejercicio y comer bien son las dos mejores maneras de controlarla y, qué coincidencia, eso es justo lo que este libro pretende enseñarte. Así que adopta los principios de la dieta para el abdomen y del Programa de Ejercicios de la dieta para el abdomen y, cuando los sigas, considera los siguientes pasos adicionales:

Ablándate. La avena es rica en fibra soluble, la cual puede disminuir tu riesgo de padecer ataques cardiacos, algunos tipos de cáncer, diverticulitis y diabetes. Mezcla: come avena con frambuesas, fresas o moras y nueces un día y come huevos y carne al siguiente.

Escala. Investigadores de Yale descubrieron que los hombres con resistencia a la insulina (un factor de riesgo para la diabetes y las enfermedades cardiacas) que hicieron ejercicio en una escaladora durante 45 minutos 4 veces a la semana, mejoraron su sensibilidad a la insulina en 43 por ciento en 6 semanas.

Róbale a la maestra. Investigadores del Instituto Nacional de Salud Pública de Helsinki, Finlandia, estudiaron las dietas de 60 000 hombres y mujeres en el transcurso de un año y encontraron que los individuos que comían manzanas con más frecuencia tenían 12 por ciento menos probabilidades de morir durante el curso del estudio que quienes rara vez mordían una manzanita. En particular, redujeron el riesgo de diabetes en 27 por ciento.

Come los carbohidratos adecuados. Familiarízate con el índice glicémico, una medida de qué tan rápido se convierten en glucosa y se liberan en el torrente sanguíneo los carbohidratos de un alimento en particular. En un estudio de Harvard, los hombres que comieron alimentos con los índices más bajos, como pan integral, tuvieron 37 por ciento menos probabilidades de desarrollar diabetes que quienes comieron alimentos con un alto índice glicémico, como arroz blanco. (Para descubrir el índice glicémico de tus alimentos favoritos consulta www.glycemicindex.com.)

Consume más vitamina E. En la sopa de letras de las vitaminas, la E es la que puede prevenir la gran D. Cuando investigadores finlandeses evaluaron las dietas de 944 hombres, encontraron que quienes consumían más vitamina E tenían un riesgo 22 por ciento más bajo de padecer diabetes que los hombres con el consumo más bajo. La vitamina E también previene el daño de los radicales libres que desempeña un papel en las complicaciones ocasionadas por la diabetes.

Empieza a beber vino. En un estudio de 23 000 gemelos, los investigadores descubrieron que los individuos que tomaban una o dos bebidas al día tenían 40 por ciento menos probabilidades de desarrollar diabetes que los individuos que tomaban menos de una bebida diaria. Investigaciones previas han relacionado el consumo de alcohol con un aumento en la sensibilidad a la insulina. Sólo no excedas la cantidad de bebida. En un estudio separado, los investigadores encontraron que beber en exceso puede aumentar al triple tu riesgo de padecer cáncer de colon y recto.

Capítulo 4

Cómo funciona la dieta para el abdomen

Lo que tu última comida le está haciendo a tu cuerpo en este preciso momento

En la forma más burda, la manera como viaja la comida a través de tu cuerpo parece simple. Hay una entrada y una salida y todo lo que se queda se acumula rápidamente formando una masa de grasa en tu barriga, tus caderas o debajo de tu barbilla. En realidad, los patrones de viaje de tu desayuno, almuerzo y cena fluyen más como un sistema interestatal que como cualquier otra cosa. Tienes los embotellamientos (arterias tapadas) y también los movimientos ocasionales de cambio de dirección (indigestión), pero también tienes una compleja red de caminos que transporta nutrientes de ida y vuelta de los órganos y tejidos. Tu habilidad para bajar de peso y ganar músculo depende en gran medida de cómo y cuándo le das combustible a tu cuerpo para funcionar en ese sistema.

En el capítulo anterior, te mostré de qué manera la clave para un control de peso eficaz era concentrarte en el proceso de quema de calorías que realiza tu cuerpo y no pensar en qué tan eficazmente quemas calorías al hacer ejercicio, sino en qué tan eficazmente se da esto al no estar haciendo ejercicio. Además, expliqué un poco sobre la forma en que los alimentos que comes pueden afectar tu proceso diario de quema de calorías. Antes de explicar cómo seguir la dieta para el abdomen, debes conocer las sustancias y nutrientes más importantes que afectan la manera que tiene tu cuerpo de procesar la comida.

PROTEÍNAS: EL JUGADOR MÁS VERSÁTIL

En los deportes, pocas cosas se valoran tanto como la versatilidad, por ejemplo, alguien que juega como centro y es capaz de saltar y encestar, un defensa que corre tan bien como corta pases, un jugador en segunda o tercera base que puede batear jonrones y lanzar la pelota. En tu cuerpo, las proteínas son el jugador más versátil de tu equipo de nutrientes. Viene en muchas formas y hace muchas cosas bien... Todo sin un contrato de 254 millones de dólares.

- Las proteínas conforman la constitución de tu cuerpo, incluyendo músculos, órganos, huesos y tejidos conectivos.
- En la forma de enzimas, ayuda a tu cuerpo a digerir la comida.
- Como hormona, le dice a tu cuerpo cuándo usar la comida como energía y cuándo almacenarla como grasa
- Transporta oxígeno a través de tu sangre hacia tus músculos y órganos.
- Como anticuerpo, te protege de enfermedades cuando atacan los virus y bacterias

Así que las proteínas son críticas para ayudar a tu cuerpo a funcionar en niveles óptimos. Sin embargo, nosotros hemos hecho que las proteínas sean el cimiento de la dieta para el abdomen por otras cuatro razones cruciales:

1. *Saben bien*. Filetes jugosos. Pavo ahumado en rebanadas. Filete de puerco asado. Langosta al vapor. Mantequilla de cacahuate. La dieta para el abdomen está creada en torno a los alimentos que te gustan, así que no es un programa al cual te vas a tener que apegar, es un programa al cual te vas a querer apegar.

2. *Queman calorías aunque las estés disfrutando*. La comida contiene energía en la forma de enlaces químicos, pero tu cuerpo no puede usarlos en esa forma. Tiene que fragmentar la comida y extraer energía de ese enlace químico; el proceso en sí de extraer energía requiere de energía, de modo que tu cuerpo está quemando más calorías para hacerlo. Ése es el efecto térmico de comer, como expliqué en el capítulo 3, y las proteínas empujan este efecto a la máxima potencia. Se necesita casi dos veces más energía para fragmentar las proteínas que los carbohidratos. Así que cuando le das a tu cuerpo una mayor cantidad de proteínas, éste automáticamente quema más calorías a lo largo del día. Cuando investigadores de la Universidad Estatal de Arizona compararon los beneficios de una dieta alta en proteínas con los de una dieta alta en carbohidratos, encontraron que quienes consumían una dieta alta en proteínas quemaban más de el doble de calorías en las horas posteriores a sus comidas que quienes comían predominantemente carbohidratos.

3. *Te mantienen satisfecho*. La investigación ha mostrado que si basas tus comidas en torno a las proteínas, te sentirás más lleno más rápido. Toma en consideración un estudio publicado en el *European Journal of Clinical Nutrition*. Los sujetos examinados bebieron uno de cuatro diferentes tipos de licuados: 60 por ciento proteínas, 60 por ciento carbohidratos, 60 por ciento grasas, o una mezcla de estos tres elementos en cantidades iguales. Luego les ofrecieron el almuerzo. Quienes habían bebido el licuado alto en proteínas o bien el de nutrientes mezclados fueron quienes comieron menos en el almuerzo. Los licuados que habían bebido contenían el mismo número de calorías, pero las proteínas

los hicieron sentir más llenos y los llevaron a comer menos en el almuerzo.

4. *Conforma músculo y mantén tu cuerpo quemando grasa todo el día.* Recuerda, más músculo quema más grasa. Cuando levantas y bajas pesas, ocasionas rasgaduras microscópicas en tus músculos. Para reparar las rasgaduras, las proteínas actúan como la Cruz Roja en una zona de desastre federal. Tu cuerpo deja caer nuevas proteínas para evaluar el daño y reparar el músculo. Las proteínas fortifican la estructura celular original conformando nuevas fibras musculares.

Todo este proceso a través del cual las proteínas crean nuevas fibras musculares después hacer ejercicio puede durar desde 24 hasta 48 horas. De modo que si levantas pesas tres veces a la semana (detonando que las proteínas se apresuren y reparen tus músculos) tu cuerpo esencialmente sigue en el modo de conformación de músculo y, por tanto, de quema de grasa, todos los días.

Como tú sabes, las proteínas vienen en muchas formas, como pavo, res, pescado, nueces y tofu. Debes concentrarte en las proteínas que mejor te ayudan a conformar músculo. La investigación ha demostrado que la proteína animal conforma músculo mejor que la proteína vegetal o la soya. Así que las aves, pescados y cortes sin grasa de res o puerco son una mejor elección que el tofu u otros productos a base de soya. Si eres el tipo de chico a quien le gusta contar, querrás buscar alrededor de un gramo de proteína por cada medio kilo de peso corporal al día, eso es apenas la cantidad de proteína que tu cuerpo puede usar cada día. Para un hombre de 72 kilos, son 144 gramos de proteínas al día, lo cual se podría descomponer en algo similar a esto:

3 huevos (18 g)

2 tazas de leche descremada (16 g)

1 taza de queso cottage (28 g)

1 sándwich de rosbif (28 g)

cacahuates (16 g)

pechuga de pollo (54 g)

Combina esas cuatro razones —un plan de alimentación fácil y delicioso, más calorías quemadas, menos consumo de calorías y más músculo para quemar grasa— y fácilmente podrás ver cómo una dieta alta en proteínas se traduce en una pérdida de peso. En un estudio danés, algunos investigadores sometieron a 65 sujetos a una dieta de 12 por ciento de proteínas, a una dieta de 25 por ciento de proteínas o a ninguna dieta (el grupo de control). En los primeros dos grupos, el mismo porcentaje de calorías (alrededor del 30 por ciento) provenía de la grasa. Mientras que los sujetos de la dieta baja en proteínas bajaron un promedio de más de 5 kilos, los de la dieta alta en proteínas bajaron un promedio de 9 kilos y comieron menos calorías que el grupo de la dieta baja en proteínas.

La estadística más asombrosa no fue cuánto bajaron sino de dónde lo bajaron: quienes llevaron a cabo la dieta alta en proteínas también perdieron el doble de grasa abdominal. Una razón puede ser que la dieta alta en proteínas ayuda a tu cuerpo a controlar sus niveles de cortisol, una hormona del estrés que ocasiona que la grasa converja en la región abdominal.

Grasa: Sobreestimada, ¿entiendes?

Cuando piensas en grasa, probablemente piensas en alimentos (o personas) que tienen mucha grasa. Después de unos años de llevar algunos kilos de más, lo único que sabes sobre la grasa es que estás cansado de tenerla y quieres deshacerte de ella para siempre. Sin embargo, probablemente es uno de los nutrientes de la dieta de tu cuerpo más incomprendidos, proveniente de la creencia ampliamente sostenida pero equívoca de que la grasa tiene mucha de la culpa por nuestra epidemia de obesidad.

En la década de 1980, el gobierno de Estados Unidos lanzó lineamientos nutrimentales que esencialmente decían que debíamos basar nuestra dieta en papas, arroz, cereal y pasta, y minimizar los alimentos con mucha grasa y proteínas. Eso dio lugar a la idea de que la grasa te hace estar gordo. Y dio origen a una nueva cepa de dietas que decían que si limitabas su consumo, limitarías la grasa que ejerce derechos de ocupante ilegal en tu barriga. Sin embargo, esa línea de pensamiento no se sostuvo cuando los investigadores intentaron encontrar nexos entre dietas bajas en grasa y obesidad. En 1998, por ejemplo, dos prominentes investigadores en materia de obesidad calcularon que si tomabas sólo 10 por ciento de tus calorías de la grasa, bajarías 16 gramos de grasa al día: una pérdida de 22.5 kilos al año. Pero cuando un epidemiólogo de Harvard, Walter Willett, intentó encontrar evidencia de que esto ocurría, no pudo encontrar ningún nexo entre personas que perdían peso y el hecho de que estaban llevando una dieta baja en grasa. De hecho, en algunos estudios con duración de un año o más, grupos de personas mostraron *aumento* de peso al seguir dietas bajas en grasa. Willett especulaba que había un mecanismo responsable de esto: cuando el cuerpo se encuentra en una dieta baja en grasas durante un periodo largo, deja de perder peso.

Parte de la razón por la cual nuestros cuerpos se rebelan en contra de dietas bajas en grasa es que la necesitamos. Por ejemplo, la grasa desempeña un papel vital en la distribución de vitaminas A, D, E y K, nutrientes que se almacenan en el tejido adiposo y el hígado hasta que tu cuerpo los necesita. La grasa también produce testosterona, la cual ayuda a detonar crecimiento muscular. Y la grasa, como las proteínas, ayuda a mantenerte satisfecho y controla tu apetito. De hecho, si hemos aprendido algo sobre la pérdida de peso durante los últimos años, es que reducir tu consumo de grasa no necesariamente hace algo por disminuir tu grasa corporal. Un pequeño estudio, por ejemplo, comparó una dieta alta en carbohidratos con una dieta alta en grasas. Los investigadores encontraron que el grupo con la dieta alta en grasa experimentó menos pérdida muscular que el otro grupo. Los investigadores teorizaban diciendo que las proteínas de los músculos estaban siendo escatimadas por la dieta más alta en grasa porque los ácidos grasos, más que los carbohidratos, estaban siendo utilizados para obtener energía.

La verdad es que cantidades razonables de grasa en realidad pueden ayudarte a perder peso. En un estudio del *International Journal of Obesity*, investigadores de Brigham de Boston, del Hospital de Mujeres y de la Facultad de Medicina de Harvard sometieron a 101 personas con sobrepeso a una dieta baja en grasa (la grasa era el 20 por ciento del total de calorías) o bien en una dieta con grasa moderada (35 por ciento de calorías) y les dieron seguimiento durante 18 meses. Ambos grupos perdieron peso en un principio, pero después de un año y medio, el grupo que consumió cantidades moderadas de grasa perdió un promedio de 4 kilos por persona, mientras que quienes siguieron la dieta baja en calorías *aumentaron* casi 3 kilos. Los resultados sugieren que una cantidad saludable de grasa es un factor que mantiene tu peso bajo control.

A continuación se encuentra un compendio de las grasas que hay en tu vida:

Grasas trans: *MALAS*. No encontrarás ácidos trans grasos enlistados en la mayoría de las etiquetas de los alimentos, aunque hay más de 40 000 alimentos empacados que contienen este tipo de grasa. No los encontrarás enlistados porque son tan malos para tu salud que los fabricantes de comida han luchado durante años para mantenerlos fuera de las etiquetas de ingredientes. En el 2003, la Food and Drug Administration de Estados Unidos finalmente adoptó regulaciones que exigían que los fabricantes incluyeran el contenido de grasas trans en sus empaques, pero las regulaciones se ejecutarán en fases durante los próximos años. Por ahora, debes ser un consumidor de alimentos inteligente para percibir dónde se encuentra el peligro.

Las grasas trans fueron inventadas por los fabricantes de alimentos en la década de 1950 como una forma de apelar a nuestro gusto natural por los alimentos grasos. Sin embargo, no hay nada natural en las grasas trans, son químicos que te inflan la panza, elevan el colesterol, debilitan el corazón, ocasionan diabetes y que, en su mayoría, ni siquiera existían hasta mitades del siglo pasado. Algunos estudios los han relacionado con un estimado de 30 000 muertes prematuras que han acaecido en Estados Unidos cada año. En un estudio de Harvard, algunos investigadores encontraron que obtener un 3 por ciento de tus calorías diarias de las grasas trans incrementaba tu riesgo de padecer enfermedades cardiacas en 50 por ciento. 3 por ciento de tus calorías diarias es igual aproximadamente a 7 gramos de grasas trans, eso es apenas la cantidad que se encuentra en una sola orden de papas a la francesa. Los estadounidenses consumen un promedio de entre 3 y 10 gramos de grasas trans todos los días.

Para entender qué son las grasas trans, imagínate una botella de aceite vegetal y una barra de margarina. En temperatura ambiente, el aceite vegetal es un líquido, la margarina un sólido. Ahora, si hornearas galletas usando aceite vegetal, sería bastante grasoso. ¿Y quién querría comprar unas galletas que nadaran en aceite? Así que para hacer galletas —y pasteles, nachos, papas fritas, pies, *muffins*, donas, *waffles* y muchos,

muchos otros alimentos que consumimos diariamente— los fabricantes calientan el aceite a temperaturas muy altas y lo llenan de hidrógeno. Ese hidrógeno se une al aceite para crear una forma de grasa completamente nueva —las grasas trans— que siguen siendo sólidas a temperatura ambiente. El aceite vegetal se convierte en margarina. Y ahora los alimentos que normalmente pueden ser saludables (pero que podrían no ser tan apetitosos) se convierten en bombas de grasa.

Como las grasas trans no existen en la naturalaza, tu cuerpo tiene enormes dificultades para procesarlas. Una vez que las consumes, las grasas trans son libres de ocasionar todo tipo de malas pasadas en tu interior. Elevan el número de partículas de colesterol LDL (malo) que hay en tu torrente sanguíneo y bajan tu colesterol HDL (bueno). También elevan niveles sanguíneos de otras lipoproteínas; entre más lipoproteínas tienes en el torrente sanguíneo, mayor es tu riesgo de padecer enfermedades cardiacas. Un aumento en el consumo de grasa trans ha sido relacionado con diabetes y cáncer.

No obstante, las grasas trans se añaden a un número impresionante de alimentos. Aparecen en etiquetas de alimentos con el nombre de ACEITE PARCIALMENTE HIDROGENADO, por lo general aceite vegetal o de palma. Observa lo que hay en tu alacena y refrigerador en este momento y no creerás cuántos alimentos los incluyen: galletas saladas, palomitas, galletas, palitos de pescado, quesos para untar, barras de caramelo, *waffles* congelados, relleno. Incluso algunos alimentos que podrías considerar saludables (como *muffins* de salvado, cereales y cremas no lácteas) con frecuencia están cargadas de grasas trans. Y como se esconden en alimentos que parecen ser bajos en grasa, como los panecillos de salvado, esas grasas te hacen poco saludable sin que siquiera lo sepas.

CÓMO ELEGIR UN MULTIVITAMÍNICO

Los multivitamínicos son un buen seguro para el día en que no obtienes la cantidad máxima diaria de nutrientes. Busca uno que tenga una concentración de cromo y vitaminas B6 y B12. El cromo mejora la habilidad de tu cuerpo para convertir aminoácidos en músculo. Un estudio de la Universidad de Maryland encontró que los hombres que hacían ejercicio con regularidad y tomaban 200 microgramos de cromo al día añadían más músculo y perdían significativamente más grasa corporal que los levantadores de pesas que no tomaban el suplemento. También, como los programas de ejercicio pesados te privan de tus vitaminas B, es bueno encontrar vitaminas con dosis altas, como Pharmaton, que contiene megadosis de vitaminas B6 y B12, además de la cantidad diaria que necesita tu cuerpo de zinc, elemento que aumenta tu resistencia.

Toma el control de tu consumo de grasas trans. Verifica las etiquetas de ingredientes de todos los alimentos que compres y si ves que dice ACEITE PARCIALMENTE HIDROGENADO en la etiqueta, considera buscar una alternativa. Incluso los alimentos que parecen malos para tu salud pueden tener versiones saludables: papas a la francesa McCains, papas fritas bajas en grasa Ruffles tipo natural, galletas saladas bajas en grasa Wheatables y barras de chocolate oscuro Dove son sólo algunas golosinas "malas para tu salud" que en realidad están libres de grasas trans. Y recuerda entre más alto se encuentre en la lista de ingredientes el ACEITE PARCIALMENTE HIDROGENADO, peor es ese alimento para tu salud. Es probable que no puedas evitar las grasas trans por completo, pero puedes elegir alimentos que las contengan en una cantidad mínima.

La otra forma de evitar las grasa trans es evitar ordenar alimentos fritos. Como las grasas trans se echan a perder menos fácilmente que las grasas naturales y son más fáciles de transportar y almacenar, casi todos los alimentos fritos comerciales ahora se fríen con grasas trans en vez de con aceites naturales. Pescado con papas (el típico *fish and chips* norteamericano), tortillas, pollo frito, son ejemplos de alimentos llenos de grasas trans. Ordena comida horneada o cocida cuando te sea posible. Y evita lugares de comida rápida, donde casi todas las opciones están cargadas de grasas trans, los restaurantes con servicio al coche deberían venir acompañados con clínicas de cardiología donde te proporcionen atención directa en tu automóvil.

Para mayor información sobre las grasas trans, de dónde vienen, cómo actúan en el interior de tu cuerpo y de qué manera combatirlas, consulta el "Reporte Especial" que se encuentra en la página 185. Mientras tanto:

Evita

Margarina

Alimentos fritos

Alimentos horneados fabricados de manera comercial

Cualquier alimento cuya lista de ingredientes diga ACEITE PARCIALMENTE HIDROGENADO

Grasa saturada: MALA. Las grasas saturadas son grasas que se encuentran de manera natural en la carne y los lácteos. El problema con las grasas saturadas es que cuando entran en tu cuerpo, tienden a hacer lo mismo que hicieron cuando estuvieron en el cuerpo del cerdo o de la vaca: en vez de quemarse para obtener energía, es más probable que se almacenen como grasa en tus costados, en tus costillas, incluso (¡qué horror!) en tu lomo. De hecho, parecen tener un "efecto más fuerte" que otras grasas. Un nuevo estudio de la Universidad John Hopkins sugiere que la cantidad de grasa saturada en tu dieta puede ser directamente proporcional a la cantidad de grasa que rodea tus músculos abdominales. Los investigadores analizaron la dieta de 84 personas y llevaron a cabo un MRI en cada ellos para medir la cantidad de grasa. Las personas cuyas dietas incluían las tazas más altas de grasa saturada también tenían la mayor cantidad de grasa abdominal. Las grasas saturadas también elevan los niveles de colesterol, de modo que aumentan tu riesgo de padecer enfermedades cardiacas y algunos tipos de cáncer.

No quiero que elimines por completo las grasas saturadas; se encuentran en la mayoría de los productos animales y esos alimentos son importantes para la dieta para el abdomen por otras razones (el calcio que se encuentra en los lácteos, las proteínas de la carne). Sin embargo, sí quiero que consumas las versiones más magras y bajas en grasa de la carne y los lácteos. Lo que quieres es obtener el beneficio nutrimental de una parte de la comida sin altas cantidades de grasa saturada.

Evita

Cortes con grasa

Lácteos elaborados con leche entera

HISTORIA DE ÉXITO DE LA DIETA PARA EL ABDOMEN

"¡La dieta para el abdomen me enseñó a engañar a la muerte!"

Nombre: Dan Shea

Edad: 40 años

Estatura: 1.67 m

Peso inicial: 101.7 kilos

Seis semanas después: 93.1 kilos

Dan Shea había visto lo que le sucede a un hombre que no se encarga de su peso ni de su salud y no quería que eso le sucediera a él. Su propio padre —quien un día fue un soldado de asalto aéreo en excelente forma— ahora, a la edad de 70 años, estaba a punto de perder un pie a causa de la diabetes. Shea quería trazar un curso diferente: "Quiero estar esquiando cuando tenga 70 años."

Sin embargo, a los 40 años, con una estatura de 1.67 metros y un peso de 101.7 kilos, Shea sabía que tenía que hacer un cambio, un cambio de 27 kilos. Tenía una hija de 13 años a quien quería ver crecer y, en la forma en la que estaba, era un ataque cardiaco en potencia. Así que comenzó la dieta para el abdomen y de inmediato se adaptó a ella. Se dio cuenta de que no estaba comiendo suficiente en el desayuno y también se dio cuenta de la importancia de comer con frecuencia, asegurándose de comer un refrigerio a media mañana constituido por alimentos con poder. "Aunque no tenía hambre, lo comía", dice. "Comer un refrigerio a media mañana era como combatir años de conocimiento en materia de dietas. Todavía no tenía hambre, pero, de no haberlo comido, me habría estado muriendo de hambre a la hora de la comida."

Sin embargo, su mayor gusto son los licuados de la dieta para el abdomen, los cuales prepara con yogur bajo en grasa, leche baja en grasa, algo de fruta y una cucharada de polvo de proteínas. "Es lo más chido del planeta, como ir a Dairy Queen", dice Shea. "Para divertirme, los cubro con un par de cucharadas de crema batida sin azúcar y baja en grasa. Ahora, mi vida entera son los licuados. Es mi refrigerio preferido... en realidad mi comida preferida. Si pudiera tener una licuadora en mi oficina los tomaría tres veces al día."

Shea bajó 8.5 kilos en el plan y ahora ha hecho de la dieta para el abdomen su plan nutrimental habitual en vías de conseguir su meta de llegar a los 74 kilos. "Me veo excelente, o eso es lo que me dice mi esposa. Mis pantalones me quedan mucho más flojos y necesito un nuevo cinturón. Ahora me fajo las camisas. De alguna manera camino más erguido, me paro más erguido. Mi nivel de confianza en mí mismo ha aumentado. De hecho, tuve una entrevista para un puesto para el cual no estaba calificado de ninguna manera y, no obstante, avancé en el proceso de selección y estuve a punto de conseguirlo, en gran medida con base en mi fuerza de presencia", dice Shea. "He perdido mi barriga y mi trasero, pero principalmente mis pectorales masculinos ahora son menos Dolly Parton y más Gwyneth Paltrow. Sé que éste es un plan excelente y sé que voy a alcanzar mi meta. Es decir, estoy en esto para largo plazo y se trata de un plan fácil de seguir a la larga."

Grasas polinsaturadas: BUENAS. Hay dos tipos de grasas polinsaturadas: las omega-3 y las omega-6. Probablemente has escuchado hablar de los ácidos grasos omega-3. Son las grasas que se encuentran en el pescado y se ha demostrado que una dieta rica en omega-3 ayuda a proteger al corazón de enfermedades cardiacas. Hay muchas buenas razones para incluir mariscos en tu dieta. Sin embargo, la nueva evidencia sugiere que este tipo de grasa en realidad puede ayudarte a controlar tu peso. En un estudio, individuos que consumieron 6 gramos diarios de suplementos de aceite de pescado quemaron más grasa durante el transcurso de un día que quienes no lo tomaron. Los investigadores sospechan que una dieta alta en omega-3 en realidad altera el metabolismo del cuerpo y detona que queme grasa de manera más eficaz.

Ahora, puedes tomar suplementos de aceite de pescado si lo deseas, pero te perderás los beneficios de construir músculo de las proteínas que contiene el pescado. Los pescados con los niveles más altos de omega-3 son los que probablemente ya disfrutas con mayor frecuencia: salmón y atún, por nombrar dos. (Para ver en qué nivel de las apuestas de omega-3 se encuentra tu pescado favorito, ve la tabla que se encuentra en la página 109.) Además de estar lleno de omega-3 que quema grasa y es saludable para el corazón, el pescado también es una excelente fuente de proteína que conforma músculo.

Hay otro secreto y sorprendente alimento con poder del que los fisicoculturistas saben pero del que puede que nunca hayas escuchado: la linaza. El lino es un grano usado pocas veces que está *cargado* de omega-3 así como de una fibra enemiga del colesterol. Encontrarás linaza y aceite de linaza en la mayoría de las tiendas naturistas. ¡Llévatelos! Yo siempre tengo linaza en polvo en el refrigerador y la esparzo sobre cereales, licuados y helados. Tiene un sabor suave semejante a las nueces que te va a gustar. Ataca al colesterol con su omega-3, añade a tu dieta una fibra que limpia tus arterias y puede ser tu mejor arma contra la grasa.

Los ácidos grasos omega-6 también ayudan a bajar el colesterol y a elevar el colesterol bueno. Se encuentran en aceites vegetales, carne, huevos y lácteos. De hecho, son tan comunes en tantos alimentos que sólo quienes naufragaron y viven en islas desiertas alimentándose de los restos del naufragio necesitan preocuparse por no obtener suficiente omega-6 en su dieta.

Come más

Pescado

Linaza y aceite de linaza

Grasas monoinsaturadas: BUENAS: Las grasas monoinsaturadas se encuentran en las nueces, aceitunas, cacahuates, aguacates y en el aceite de olivo y de canola. Como el omega-3, estas grasas ayudan a reducir los niveles de colesterol y protegen en contra de enfermedades cardiacas, pero también te ayudan a quemar grasa; en un estudio, los investigadores encontraron que el cuerpo quema más grasa en las 5 horas posteriores a una comida alta en grasas monoinsaturadas que después de una comida rica en grasas saturadas.

Las grasas monoinsaturadas no sólo bajarán tu colesterol y te ayudarán a quemar la grasa de tu barriga, sino que también te ayudarán a comer menos. Investigadores de Penn State descubrieron que los hombres que comían puré de papas preparado con aceite alto en grasas monoinsaturadas como el aceite de oliva se sentían más llenos durante más tiempo que cuando comían papas cocinadas con grasas polinsaturadas como el aceite vegetal.

MARISCOS CON EL CONTENIDO MÁS ALTO DE OMEGA-3

Todos los datos son para raciones de 87 g (excepto por las sardinas, que es de 108 g). Busca un total de 2.5 gramos (g) de omega-3 al día.

TIPO DE PESCADO	CONTENIDO DE OMEGA-3	PREPARACIÓN
Sábalo	3.7 g	Horneado
Sardinas	2.4 g	Enlatado en agua
Caballa	1.9 g	Hervido
Cebellina	1.9 g	Hervido
Salmón	1.6 g	Escalfado
Atún	1.5 g	A la parrilla
Ostras	1.4 g	Hervido
Trucha	1.2 g	Hervido
Tiburón	1.1 g	A la parrilla
Pez espada	1.1 g	A la parrilla
Atún	0. 07 g	Enlatado en 261 ml de agua

CARBOHIDRATOS: UN MAL GOLPE

Con las palizas que han recibido los carbohidratos durante los últimos años, es una sorpresa que el pan no haya sido protegido por la Sociedad Protectora de Especies en Peligro de Extinción. Por doquiera que miro, veo personas comiendo hamburguesas sin pan, ordenando espagueti a la boloñesa (pero sin espagueti) o jactándose por su dieta de "puro tocino todo el tiempo". Aunque está claro que las proteínas y las grasas tienen excelentes beneficios nutrimentales, es injusto —y poco saludable— botar a los carbohidratos de la isla alimenticia.

Con una evidencia cada vez mayor que prueba que una dieta alta en carbohidratos ayuda a promover que la grasa se almacene (a menos que corras maratones), se está volviendo más aceptado el hecho de que las dietas bajas en carbohidratos funcionan para ayudar a la gente a controlar su peso. Un estudio de 2002 en el periódico *Metabolism* confirmó esa precisa postura. Investigadores en la Universidad de Connecticut encontraron que los individuos que comieron sólo 46 gramos de carbohidratos al día (alrededor del 8 por ciento de las calorías) perdieron 3 kilos de grasa y subieron 1 kilo de músculo en 6 semanas. Y puedes cometer un error garrafal al eliminar los carbohidratos por completo. Muchos carbohidratos (como las frutas, vegetales, granos enteros y frijoles) ayudan a protegerte contra el cáncer y otras enfermedades y algunos carbohidratos contienen nutrientes como fibra, la cual te ayuda a perder peso y a mantenerlo bajo control.

Tradicionalmente, la confusión sobre los carbohidratos se ha centrado en torno a encontrar formas de clasificarlos y descubrir cuáles son mejores para tu cuerpo. Antes solíamos pensar en los carbohidratos sólo por su estructura molecular, ya fuera simple o compleja. La simple indica que tenemos un carbohidrato con una o dos moléculas de azúcar, se halla en cosas como la sucrosa (azúcar de mesa), fructosa (azúcar de las frutas) y lactosa (azúcar de los productos lácteos). Los carbohidratos complejos son los que incluyen más de dos moléculas de azúcar, como la pasta, el arroz, el pan y las papas. El problema es que no puedes generalizar y decir que un carbohidrato es bueno o malo basado simplemente en su estructura molecular. Por ejemplo, una manzana contiene nutrientes y ayuda a mantenerte delgado; el azúcar no. Ambos son carbohidratos simples, pero difícilmente se pueden comparar en cuanto a valor nutrimental.

En cambio, la forma para decidir qué carbohidratos son mejores para tu salud proviene de cómo reacciona tu cuerpo químicamente hacia los carbohidratos. Una de las herramientas que los nutriólogos usan hoy en día es el índice glicémico (IG). El IG asigna a los alimentos números que indican qué tan rápido un alimento se convierte en glucosa. Los alimentos que tienen un IG alto —alimentos que rápidamente se digieren y se convierten en glucosa— por lo general son menos sanos en cuanto a sus cualidades nutrimentales que los que tienen un IG bajo.

Otro término para glucosa es azúcar de la sangre. La presencia de azúcar en la sangre hace que tu cuerpo produzca la hormona insulina. El trabajo de la insulina consiste en mover el azúcar que no estás usando para energía fuera de tu torrente sanguíneo y almacenarlo en tu cuerpo. Aquí es donde el IG entra en acción: los alimentos con un alto índice glicémico (como pasta, pan, arroz blanco, barras de chocolate Snickers) se digieren con rapidez, inundando tu torrente sanguíneo con azúcar. La insulina se apresura a entrar y dice: "Cielos, ¿qué hago con todo esto?" Toda glucosa que no es quemada de inmediato para energía, rápidamente empieza a almacenarse en forma de grasa. Lo que es peor es que si consumes un carbohidrato con un IG alto en combinación con grasa (pan con mantequilla, por ejemplo) nada de la grasa que consumes puede tampoco ser quemada para energía porque tu torrente sanguíneo está demasiado inundado con azúcar. De hecho, la insulina hace un trabajo tan bueno para convertir esta nueva azúcar de la sangre en grasa que pronto tu azúcar de la sangre comienza a bajar y ya sabes lo que eso significa: otra vez tienes hambre.

Si consumes una comida con un IG bajo (como una comida bien balanceada de pollo, vegetales altos en fibra y arroz integral), la comida se digiere más lentamente. Tu azúcar de la sangre sube únicamente de manera incremental y esa digestión lenta significa que la glucosa está disponible como energía durante horas y horas. Eso significa que tienes muchas horas para quemar el azúcar de la sangre. La insulina no necesita entrar precipitadamente y convertir el azúcar en grasa; puede usar el azúcar de manera lenta para otros proyectos como la construcción y reparación de músculo. Además, como los niveles de azúcar en la sangre se mantienen parejos, no sientes un hambre voraz apenas unas horas después de haber comido. Construyes más músculo, almacenas menos grasa, tienes más energía y mantienes bajo control tu apetito.

INSULINA: LA HORMONA DOS CARAS

La hormona insulina es como tu abuela tilichera: le gusta almacenar cosas. El único problema es que también es tan esquizofrénica como el viejo tío Juan. A veces hace que tus músculos crezcan; a veces hace que tus células crezcan.

Diferentes alimentos crean diferentes respuestas a la insulina. Los alimentos que tienen rangos de índice glicémico alto (incluyendo pan blanco, la mayoría de los cereales, uvas y plátanos) arrojan mucha azúcar en tu torrente sanguíneo poco después de haber comido, ocasionando un aumento en los niveles de azúcar. En este caso, la insulina funciona rápidamente para convertir esa azúcar en grasa.

No obstante, algunos alimentos ocasionan una reacción diferente. Los lácteos (leche, yogur, helado) crean drásticas oleadas de insulina sin el efecto correspondiente en el azúcar de la sangre. También obtienes está respuesta de la insulina a partir de alimentos que prácticamente están libres de carbohidratos, como la carne de res y el pescado, los cuales casi no tienen ningún efecto en el azúcar de la sangre. Cuando el azúcar de la sangre permanece relativamente constante, permite que la insulina use los nutrientes de tu sangre para construir y reparar células, incluyendo tejido muscular.

Ésa es la razón por la cual la dieta para el abdomen se centra en alimentos altos en fibra y con gran contenido de nutrientes. La mayoría tiene un nivel de proteínas de moderado a alto, algunos tienen un alto nivel del calcio diario necesario y los que tienen una base de carbohidratos enfatizan la fibra y otros nutrientes importantes.

(Por cierto, si toda esta charla sobre azúcar en la sangre e insulina te recuerda a cierto problema de salud –la diabetes— entonces es obvio que estuviste poniendo atención en la clase de salud. Continuar inundando tu torrente sanguíneo con altos niveles de azúcar, seguidos por altos niveles de insulina, al final entrena a tu cuerpo a volverse menos eficiente para procesar esos azúcares. Eso se denomina resistencia a la insulina, que es otro término para la diabetes. Es una enfermedad sumamente terrible... y también muy fácil de prevenir. En un estudio de Harvard, hombres que comieron alimentos con índices glicémicos más bajos, como pan integral, tuvieron 37 por ciento menos probabilidades de desarrollar diabetes que quienes comieron alimentos con un índice glicémico alto, como el arroz blanco. Para más información sobre cómo luchar contra la diabetes, consulta nuestro "Boletín de salud" en la página 88.)

Es difícil generalizar cuáles carbohidratos están en los niveles más altos de la lista de IG y cuáles están en los más bajos, porque el índice glicémico es simplemente una medida de tiempo, es decir, cuánto tardan 50 gramos de los carbohidratos de un alimento para convertirse en azúcar de la sangre, sin importar el tamaño de la ración. Es una medida, por ejemplo, del tiempo que los carbohidratos tardan en convertirse en azúcar en el caso de una manzana o sandía completas, pero no te indica cuántos carbohidratos se encuentran en *una ración* del alimento. De cualquier forma, nadie se come una sandía completa.

Por esa razón, el último avance en la ciencia de los alimentos es ver la *carga glicérica* (CG) de una comida. La CG toma en consideración tanto el IG de un alimento como la cantidad de carbohidratos que hay en una ración de ese alimento. Te ayuda a aumentar el efecto glicémico, o la elevación calculada de glucosa en la sangre, que ocasionará ese alimento.

Entre más alta sea la CG de un alimento, más ocasionará que el azúcar de tu sangre suba y menos control tendrás sobre tus niveles de energía y sobre tu apetito. Sin embargo, hay que considerar que la CG es sólo un aspecto de crear una dieta balanceada. "Es mejor tener una dieta con una CG alta que una dieta llena de grasa saturada", dice la doctora Jennie Brand-Miller, profesora de nutrición humana en la Universidad de Sydney y autora de la Tabla Internacional de Índice Glicémico y Carga Glicémica. "Buscar la CG más baja posible no es una buena estrategia porque significa que estarás comiendo muy pocos carbohidratos y demasiada grasa, probablemente saturada." En cambio, para mantener la mejor respuesta glicémica de tu cuerpo, centra tus comidas en torno a alimentos con cargas glicémicas de 19 o menos y busca una carga glicémica de menos de 120 para todo el día.

¿Suena confuso? No necesita serlo. Los alimentos con poder de la dieta para el abdomen y las recetas de esa misma dieta tienen cargas glicémicas bajas a moderadas. Lo único que tienes que hacer es seguir el plan. Y en aquellas ocasiones en que estés atorado y necesites elegir entre dos o más alimentos, consulta la tabla de la página 353.

CALCIO: EL FUTURO DEL COMBATE CONTRA LA GRASA

Has visto más que suficientes bigotes de leche para saber que el calcio fortalece tus huesos, pero ¿sabías que el calcio también puede reafirmar tu barriga? Investigadores de la Facultad de Medicina de Harvard mostraron que quienes comían tres raciones de lácteos al día —que en conjunción con otros alimentos proporciona alrededor de 1 200 miligramos de calcio (aproximadamente la recomendación diaria) tenían 60 por ciento menos probabilidades de padecer sobrepeso. En algunos estudios realizados en la Universidad de Tennessee, los investigadores sometieron a algunos individuos a dietas con 500 calorías diarias menos de lo que estaban acostumbrados a comer. Y, vaya, los individuos bajaron de peso, alrededor de medio kilo de grasa por semana. Sin embargo, cuando los investigadores pusieron a otra serie de individuos en la misma dieta, pero agregaron un lácteo a sus comidas, su pérdida de grasa se duplicó a un kilo semanal. Mismo consumo de calorías, doble pérdida de grasa.

El calcio parece limitar la cantidad de grasa nueva que tu cuerpo puede producir, según el equipo de investigación de la Universidad de Tennessee. En otro estudio dirigido en el mismo laboratorio, los hombres que añadieron a sus dietas tres raciones diarias de yogur perdieron 61 por ciento más grasa corporal y 81 por ciento más grasa abdominal en el transcurso de 12 semanas que los hombres que no comieron yogur. Un estudio realizado en Hawai encontró que los adolescentes con los consumos de calcio más altos eran más delgados y tenían menos grasa corporal que quienes consumían menos calcio.

Algunos investigadores especulan sobre si el calcio de los lácteos ayuda a combatir la grasa porque incrementa el efecto térmico de la alimentación, en otras palabras, quemas más calorías digiriendo alimentos ricos en calcio de las que quemarías si comieras algo con igual cantidad de calorías pero sin calcio. Ésa es una razón por la cual los suplementos de calcio, aunque buenos para conformar huesos y para otras funciones corporales, no tienen el mismo efecto que los lácteos: menos calorías que digerir y, en consecuencia, menos calorías que quemar.

Y el calcio tiene sus beneficios más allá de favorecer huesos más fuertes y cuerpos más delgados. Después de analizar información de 47 000 hombres involucrados en el Estudio de Seguimiento de Salud Profesional, los investigadores de Harvard encontraron que los hombres cuyas dietas incluían de 700 a

800 miligramos del mineral al día tenían 50 por ciento menos probabilidades de desarrollar algunos tipos de cáncer de colon que los hombres cuyas dietas contenían menos de 500 miligramos. Para un mejor efecto, busca consumir 1 200 miligramos (mg) de calcio al día.

Los alimentos ricos en calcio que recomienda la dieta para el abdomen son:

- ⊖ queso parmesano rallado (314 mg)
- ⊖ 1 taza de queso cottage bien cuajado (126 mg)
- ⊖ yogur bajo en grasa (415 mg)
- ⊖ leche baja en grasa (264 mg)
- ⊖ 1 cubo de queso suizo (224 mg)
- ⊖ 1 rebanada de queso Cheddar (204 mg)
- ⊖ 1 cucharada (28 g) de polvo de suero de proteínas

Boletín de salud de la dieta para el abdomen

¿QUÉ DIABLOS SON... LAS CÉLULAS CANCEROSAS?

El cáncer es un mal que puede acaecerle a cualquiera de nosotros en cualquier momento de la vida. Puede atacar en los lugares en los que pensamos y que cuidamos diariamente —la piel, los pulmones, el cerebro— o en lugares oscuros que ni siquiera entendemos, como el páncreas, los riñones o el sistema linfático.

Dicho simplemente, el cáncer se desarrolla cuando las células de una parte de nuestro cuerpo comienzan a crecer fuera de control. De niños, nuestras células se están dividiendo constantemente, creando las nuevas células que nos ayudan a crecer. Cuando alcanzamos la edad adulta, ese crecimiento celular se detiene, en su mayoría. Una vez que alcanzamos la altura y el peso que tenemos programados de manera genética, las células de la mayor parte del cuerpo se dividen sólo para reemplazar a las que están desgastadas o muriendo o para reparar heridas. (Por eso no damos un estirón a los treinta y tantos años, por mucho que pudiéramos desearlo).

Sin embargo, las células cancerosas actúan como niños, siguen creciendo, dividiéndose y multiplicándose, viviendo más que nuestras células normales e interfiriendo con las múltiples funciones del cuerpo. El tipo de cáncer más común en los hombres es el cáncer de próstata (la próstata es la glándula localizada detrás del escroto, encargada de producir la mayor parte del líquido seminal). El tipo más común de cáncer en las mujeres es el cáncer de mama. Ambos nos dan aproximadamente 250 000 nuevos casos al año.

No comprendemos por completo qué ocasiona el cáncer, pero sí sabemos cuáles son algunos de los factores de riesgo: obesidad, dietas bajas en fibra, fumar, abusar del alcohol, exponerse demasiado al sol, a radiaciones, y otras toxinas se encuentran entre los mayores peligros. De manera adicional, hay un fuerte lazo entre la herencia y el cáncer; si uno o más parientes cercanos ha sufrido un brote de la enfermedad, tú tienes un mayor riesgo de padecer cáncer en general y, en particular, esa forma específica de cáncer.

Me gustaría decirte que la dieta para el abdomen es una bala mágica contra el cáncer, pero no puedo; aunque los cambios en la alimentación y el ejercicio pueden disminuir drásticamente tu riesgo de padecer enfermedades cardiacas, infarto y en especial diabetes, el cáncer sigue siendo un poco más elusivo. Aun así, al adoptar los principios de la dieta para el abdomen, automáticamente disminuirás tu riesgo de padecer muchas formas de cáncer, porque habrás disminuido tu peso y aumentado tu consumo de fibra. Mientras tanto, también puedes seguir los siguientes consejos adicionales para reducir aún más tu riesgo:

Éntrale a los jitomates. Los jitomates son una de las mejores fuentes de licopeno, un nutriente que se ha demostrado inhibe el crecimiento de células cancerosas de la próstata. De hecho, los investigadores dicen que dos o cuatro raciones de jitomates a la semana pueden reducir tu riesgo de padecer cáncer de próstata en un 34 por ciento. (Aún mejores noticias: El licopeno no disminuye al cocinar, así que la salsa para pasta y pizza también le tirará un golpe a la enfermedad.)

Dale color a tu plato. Un estudio de 14 años encontró que los hombres cuyas dietas eran altas en frutas y verduras tenían un riesgo 70 por ciento más bajo de padecer cáncer en el tracto digestivo.

Ordena el tinto chileno. El cabernet sauvignon chileno tiene un nivel 38 por ciento más alto que el vino francés de flavonoles, complejos llamados antioxidantes que ayudan a mantener a raya al cáncer.

Prueba la tabla de quesos. Un estudio a gran escala de 120 000 mujeres encontró que las mujeres premenopáusicas que consumían muchos lácteos, en especial los bajos en grasa y libres de grasa, tenían un riesgo más bajo de padecer cáncer de mama. Hombres, presten atención: a ustedes también les puede dar cáncer de mama.

Y los investigadores de Harvard han encontrado que los hombres con dietas altas en calcio tenían hasta un 50 por ciento menos probabilidades de desarrollar algunas formas de cáncer de colon.

Exprime una zanahoria. Un vaso de 232 ml de jugo de zanahoria Odwalla (jugo de zanahoria en puré) te da el 700 por ciento de tu recomendación diaria de betacaroteno (y sólo 70 calorías). En varios estudios, el betacaroteno ha sido relacionado con un riesgo más bajo de padecer cáncer.

Muerde el brócoli. Contiene un complejo llamado carbinol índole-3, el cual se ha demostrado combate varias formas de cáncer. ¿No te gusta el brócoli? Prueba el daikon, un rábano asiático que se ve como una zanahoria blanca y grande. Es un primo lejano del brócoli.

Sirve el salmón. O cualquier otro pescado con altas concentraciones de ácidos grasos omega-3, los cuales ayudan a disminuir tu riesgo de padecer cáncer.

Ordena bebidas con un poco de limón. De acuerdo con una investigación de la Universidad de Arizona, el limón y la naranja contienen limoneno-d, un antioxidante que puede reducir tu riesgo de padecer cáncer de piel hasta en un 30 por ciento si consumes cantidades tan pequeñas como 1 cucharada a la semana.

Ponte verde. En un estudio reciente de la Universidad de Rutgers, ratones a los que se les dio té verde tuvieron 51 por ciento menos incidencias de cáncer de piel que los ratones del grupo de control. El té verde es otra excelente fuente de antioxidantes que combaten el cáncer.

Viva la D. Los alimentos ricos en vitamina D, como la leche baja en grasa, ayudan a desintoxicar químicos que ocasionan cáncer y que se liberan durante la digestión de alimentos altos en grasa, de acuerdo con un estudio del Centro Médico Suroeste de la Universidad de Texas.

Sé Popeye. Investigadores japoneses descubrieron que la neoxantina, un complejo que se encuentra en las espinacas, tenía éxito en prevenir el crecimiento de células cancerosas en la próstata.

Arriba el suero. La proteína de suero es una excelente fuente de cisteína, un bloque constructor principal del agente que combate el cáncer de próstata llamado glutatión.

Come el grano entero. Los carbohidratos de grano entero son una excelente fuente de fibra. Investigadores europeos encontraron que hombres con los consumos diarios más altos de fibra también tenían un riesgo 40 por ciento más bajo de desarrollar cáncer de colon.

Abdomen de lavadero en 6 semanas

Una guía semanal acerca de cómo cambiará tu cuerpo

Si hojeas este libro, conocerás a algunos de los hombres y mujeres que siguieron la dieta para el abdomen... y tuvieron éxito.

Patrick Austin bajó 13.5 kilos, la mitad en las primeras dos semanas. Ahora no puede esperar para quitarse la playera en la playa.

John Betson convirtió una flácida cintura de 91.4 centímetros en una cintura firme de 81.2 centímetros y por primera vez en años vio sus músculos abdominales.

Y Jessica Guff dejó de saltarse algunas comidas... y comenzó a usar *tops* más pequeños.

Para Bill Stanton, el cambio le abrió los ojos: "Había estado levantando pesas toda mi vida, pero con sólo cambiar mi dieta, mi cuerpo se hizo más delgado y más fuerte que nunca. ¡Los chicos del gimnasio incluso me acusan de estar consumiendo esteroides!"

El cuerpo de todas las personas es diferente y todas las personas que prueban este plan tendrán un punto de partida distinto. Sin embargo, con base en la investigación científica que he esbozado, puedes esperar una pérdida promedio de hasta 9 kilos de grasa en el plan de 6 semanas y, para los hombres, un aumento de 1.8 a 2.7 kilos de músculo (aproximadamente la mitad en el caso de las mujeres). Para el hombre promedio, eso es una transformación suficiente como para que tus músculos abdominales se vean marcados. Sin embargo, uno de los mayores retos es monitorear tu progreso en el plan. A continuación hay un vistazo a las cuatro medidas principales que puedes usar para ver qué tan eficazmente te funcionará la dieta para el abdomen.

Peso. Es la más directa. Entre más pesado eres, mayor es tu riesgo de padecer enfermedades y menos en forma te encuentras. Es una buena vara para medir qué tan bien estás progresando en tu dieta, pero es incompleta porque no toma en cuenta la cantidad de músculo que vas a desarrollar en el curso de un plan. El músculo pesa aproximadamente 20 por ciento más que la grasa de manera que incluso una pérdida de grasa drástica puede no traducirse en una pérdida drástica de peso corporal.

HISTORIA DE ÉXITO DE LA DIETA PARA EL ABDOMEN

"¡Reduje mi grasa corporal a la mitad!"

Nombre: James Schellman

Edad: 26 años

Estatura: 1.70 m

Peso inicial: 73.8 kilos

Seis semanas después: 70.2

Antiguo atleta profesional y un chico activo que practica *snowboard* 60 días al año, James Schellman no sentía que necesitaba bajar mucho de peso. Pero luego una serie de molestas lesiones comenzaron a entorpecer su estilo de vida y aumentó 4.5 kilos adicionales de flacidez abdominal. Schellman pudo haber culpado al hecho de hacerse más viejo por el aumento de peso y las lesiones, pero ése no era su estilo. "No quería bajar la velocidad", dice, "pero sabía que necesitaba un cambio". Así que empezó la dieta para el abdomen con el fin de mejorar su condición e incrementar su tono muscular. Además, dice Schellman: "Imaginé que tenía que lucir bien para mi esposa".

Durante el plan, Schellman bajó 3.6 kilos. Sin embargo, su transformación más significativa fue reducir su grasa corporal de 18 a 11 por ciento.

Schellman siempre ha disfrutado de comer de manera saludable, pero ajustarse a la dieta para el abdomen dio resultado. "Antes del plan, hacía alrededor de cuatro comidas diarias y contaba las calorías. Y, con ésta, comía seis veces al día y dejaba de lado las calorías", dice. Al basar las comidas en torno a los deliciosos alimentos con poder, "no tenía que preocuparme por las calorías que estaba consumiendo".

Schellman, quien está acostumbrado a pasar mucho tiempo en el gimnasio, le da el crédito al Programa de Ejercicios de la dieta para el abdomen, y a su énfasis en ejercicios para la parte inferior del cuerpo, por haberlo hecho más fuerte y más delgado y por haberle ayudado a quemar esa barriguita que le estaba saliendo. "He visto cómo la grasa abdominal ha disminuido. Claramente puedo ver algunos de los músculos [de mi abdomen]", dice. "El plan ha sido un éxito rotundo, he visto un aumento en la fuerza total de mi cuerpo, un aumento en mi motivación, un aumento en mi autoestima y un aumento en mi bienestar."

Índice de Masa Corporal (IMC). El IMC es una fórmula que toma en consideración tu altura y tu peso y te da un indicador de si tienes sobrepeso, estás obeso o en buena forma. Para calcular tu IMC, multiplica tu peso en libras (para obtener esta medida multiplica tu peso en kilogramos por dos) por 703 y divide el número entre tu altura en pulgadas cuadradas (para obtener esta medida divide tu altura entre 2.5). Por ejemplo, digamos que mides 1.80 m (después de la conversión eso es 72 pulgadas) y pesas 100 kilos (después de la conversión eso es 200 libras). Así que primero multiplicamos tu peso por 703.

200 x 703 = 140 600

Luego, calculamos tu altura en pulgadas cuadradas, lo que significa que multiplicamos ese número por sí mismo.

72 x 72 = 5 184

Ahora, dividimos el primer número entre el segundo.

140 600 entre 5 184 = 27.1

Eso no es terrible. Un IMC entre 25 y 30 indica que tienes sobrepeso. Más de 30 significa obesidad.

Esta medida, también, tiene sus fallas. No toma en consideración la masa muscular y también deja fuera otro factor importante: la distribución del peso, es decir, en qué parte del cuerpo reside la mayoría de la grasa. Sin embargo, el IMC puede darte una idea bastante buena de qué tan grave es tu problema de peso.

Proporción cintura-cadera. Los investigadores han empezado a usar el tamaño de la cintura y su relación con el tamaño de la cadera como una forma más definitiva de determinar tu riesgo de salud. Esta medida se considera más importante que el IMC debido a la grasa visceral de la que hablé antes, es decir, la grasa que empuja hacia afuera a tu cintura. Como la grasa abdominal es la más peligrosa, una proporción cintura a cadera más baja significa menos riesgos de salud. Para descubrir cuál es tu proporción cintura-cadera, mide tu cintura a la altura de tu ombligo y tu cadera en el punto más ancho (alrededor de tus nalgas). Divide la medida de tu cintura entre la de tu cadera. Por ejemplo, si tu cadera mide 40 pulgadas y tu cintura a la altura del ombligo mide 38 pulgadas, tu proporción cintura-cadera es 0.95.

38 entre 40 = 0.95

Eso no es malo, pero no es ideal. Quieres tener una proporción cintura-cadera de 0.92 o más baja. Si perdieras tan sólo 2 pulgadas de cintura (algo que puedes hacer en tan sólo dos semanas con la dieta para el abdomen) te encontrarías en el rango adecuado.

36 entre 40 = 0.90

Porcentaje de grasa corporal. Aunque ése es más difícil de medir en el caso del hombre promedio porque requiere de un poco de tecnología, es el más útil en términos de medir qué tan bien está funcionando tu plan de dieta. Eso se debe a que toma en consideración no sólo el peso sino qué tanto del peso es grasa. Muchos gimnasios ofrecen mediciones de grasa corporal a través de métodos como básculas de grasa corporal o calibradores que miden los pliegues de grasa en varios puntos de tu cuerpo. Averigua en tu gimnasio local para saber qué opciones ofrecen. O prueba con un calculador de grasa corporal casero. A mí me gusta la Báscula 5553 y Analizador de Grasa Corporal Taylor por su precio (alrededor de 500 pesos), conveniencia y precisión. Si quieres una prueba sencilla de baja tecnología (pero no tan precisa como ofrecen las versiones electrónicas) intenta el siguiente ejercicio sencillo: siéntate en una silla con las rodillas dobladas y los pies planos sobre el piso. Usando tu pulgar y tu dedo índice, pellizca suavemente la piel que se encuentra encima de tu muslo derecho. Con una regla, mide el grosor de la piel pellizcada. Si el grosor mide 1.9 cm o menos, tienes aproximadamente 14 por ciento de grasa corporal, ideal para un hombre, bastante firme en el caso de una mujer. Si pellizcas 2.5 cm, probablemente estás más cerca de tener 18 por ciento de grasa, lo cual es un poco alto para un hombre pero deseable para una mujer. Si pellizcas más de 2.5 cm, podrías tener un riesgo alto de padecer diabetes y enfermedades cardiacas.

Esta última medida puede ser la más significativa porque realmente ayuda a darte una idea de qué tan bien te estás apegando a un plan. Conforme veas que tu porcentaje de grasa corporal disminuye, verás un aumento en la cantidad de músculo visible. Los expertos dicen que para que tus músculos abdominales se dejen ver, tu grasa corporal necesita ser entre 8 y 12 por ciento. Para el hombre promedio con ligero sobrepeso, eso significa reducir la grasa corporal casi a la mitad.

Antes de que empieces el plan, es importante registrar algunas de esas medidas de modo que sepas qué tan lejos están llegando tus progresos. Toma una medida de base y luego vuelve a medir según se necesite para obtener motivación. Yo recomendaría que midieras cada dos semanas. Ése sería un tiempo suficiente como para ver diferencias significativas para impulsarte a lo largo de las siguientes dos semanas. (Mide el porcentaje de grasa corporal sólo al comienzo y al final del plan, a menos que tengas un fácil acceso a un sistema de medición.) Si lo haces con mayor frecuencia, te estás enfocando demasiado en números en lugar de enfocarte en el proceso.

MEDIDA	INICIO	FINAL SEMANA 2	FINAL SEMANA	META
Peso				
IMC				
Proporción cintura-cadera				
Porcentaje de grasa corporal*				

**Asegúrate de que la misma persona te administre las lecturas de grasa corporal empleando el mismo método para asegurar consistencia.*

Como con cualquier dieta, también es importante desarrollar algún tipo de meta cuantitativa: tus medidas ideales de peso, tamaño de cintura o porcentaje de grasa corporal. La siguiente tabla te ayudará a descubrir donde estás y a dónde necesitas llegar.

No pretendo golpearte con más números que un *nerd* del beisbol. De hecho, puede ser más fácil simplificar el enfoque en un número (seis) de manera que todos los demás tomen su lugar. Cuando empieces a ver esos seis músculos abdominales, significará que todo lo demás ha disminuido: tu peso, tu IMC, tu proporción cintura-cadera y tu porcentaje de grasa corporal. Este plan de seis semanas te hará llegar a ese punto. A continuación se encuentra lo que puedes esperar al seguir la dieta.

SEMANAS 1 A 2

Qué esperar. Una pérdida de peso significativa a medida que tu cuerpo se ajusta a una nueva forma de comer. Algunos pueden ver pérdidas de peso de hasta 5.4 kilos en las primeras dos semanas (en especial si estás caminando, o te mantienes activo de alguna otra manera, todos los días), pero 2.2 a 3.6 kilos será el promedio.

Lo que dicen. Patrick Austin perdió 6.7 kilos en las primeras semanas de la dieta para el abdomen. "No había caminado sin playera por la playa en años", dice. "Este año, voy a andar sin playera." Lee más sobre el éxito de Patrick en la página 151.

SEMANAS 3 A 4

Qué esperar. Al integrar una cantidad modesta de entrenamiento de fuerza en tu rutina, comenzarás a sentir que tu cuerpo cambia porque tu metabolismo está trabajando duro. Notarás una pérdida de peso adicional (lo más probable es que otra vez sea un promedio de 2.2 a 3.6 kilos), pero también notarás cambios significativos en tu figura.

Lo que dicen. Brian Archiquette bajó 11.2 kilos en 6 semanas. "Definitivamente tengo más energía y una visión más positiva de la vida", dice. Lee más sobre el éxito de Brian en la página 231.

SEMANAS 5 A 6

Qué esperar. Después de 2 semanas de ejercicio, tu cuerpo está preparado para dar un empujón significativo para bajar más grasa al tiempo que también gana masa muscular. Notarás que la parte superior de tu cuerpo está más tonificada y que tu cintura y otras partes con grasa son más pequeñas. Dependiendo de tu punto inicial, aquí es donde empezarás a ver tus músculos abdominales.

Lo que dicen. John Betson disminuyó su grasa corporal de 23 por ciento a 16 por ciento. "Puedes ver más músculo", exclama. "Puedes ver mis músculos abdominales." Lee más sobre el éxito de John en la página 202.

Lo que encontrarás tan sobresaliente respecto a este programa es lo simple que es seguirlo, lo frecuentemente que comerás (cada comida y cada refrigerio es algo rico que conforma músculo y quema grasa) y lo distinta que es la dieta para el abdomen con relación a las demás "dietas". Dicho simplemente: la dieta para el abdomen es un plan que te pedirá:

- Haz tres comidas y tres refrigerios todos los días. Cada una de tus comidas y refrigerios debe incluir varios de los alimentos con poder que se discutirán en un próximo capítulo.

- ⊖ Vigila algunos enemigos de la dieta que aprenderás a identificar fácilmente y a reducir... no a eliminar.
- ⊖ Lleva a cabo un programa de ejercicios sencillo, de 20 minutos tres veces a la semana para acelerar al máximo tu pérdida de grasa y tu crecimiento de músculo.

La dieta para el abdomen es tan simple que, a diferencia de otras dietas, no la dividimos en fases y no diseñamos un complejo programa de "mantenimiento" (sólo unas cuantas sencillas palabras de sabiduría que encontrarás en la página 339). La pérdida de peso y el aumento de músculo son tuyos para mantenerlos de por vida, al igual que el plan de alimentación. Te garantizamos que no estarás esperando que tu "dieta" termine. Disfrutarás tanto de este programa —y estarás tan asombrado con los resultados— que seguirás sin esfuerzo este plan de por vida.

Otras personas lo han hecho, otras personas que tenían una condición física peor que la tuya. Cuando hablan sobre por qué funcionó, hablan sobre la simplicidad del plan y sobre su habilidad para mantener controlada el hambre. La dieta para el abdomen va a cambiar tu figura, tu salud, tu vida.

CAPÍTULO 6

HISTORIA DE TERROR: DE QUÉ MANERA TE ENGORDAN LAS DIETAS BAJAS EN CARBOHIDRATOS

La verdad sobre la tendencia que amenaza la salud en Estados Unidos

A lo largo de este libro, te he golpeado con evidencia científica, te he persuadido con testimonios de la vida real y te he dado como referencia un estudio tras otro para mostrar cómo funciona la dieta para el abdomen y por qué tiene sentido para cualquiera que quiera controlar su peso y vivir una vida saludable, activa y libre de enfermedades. Sin embargo, sólo por un momento, quiero alejarme un poco de toda esa dura ciencia y llevarte en una especie de aventura fantástica. Ven por aquí... te prometo que lo encontrarás revelador.

Primero, quiero que imagines que has tomado una máquina del tiempo de vuelta a la Edad Media. Te encuentras en la puerta del laboratorio de un alquimista, donde elixires y pociones mágicos llenan los estantes y los ecos de fórmulas fantásticas y hechizos llenan el aire. Tu viaje ha sido largo y difícil a través de bosques oscuros, aterrorizantes y vastos desiertos áridos en busca de una especie de Santo Grial: una mezcolanza que según la leyenda te hará perder peso, por arte de magia.

El brujo aparece y sostiene frente a ti dos frascos. El primero, dice, contiene un elixir que te protegerá de la mayoría de las enfermedades conocidas para el hombre. Sus ingredientes tienen propiedades que cambiarán tu perfil de colesterol y te protegerán de enfermedades cardiacas; te ayudará a limpiar de toxinas tu cuerpo y te protegerá de la violenta embestida del cáncer y de los efectos secundarios del envejecimiento; le dará energía a tu cuerpo y a tu cerebro, haciéndote pensar más claramente y ayudándote a quedar inmune del Alzheimer y, en el transcurso de tu larga vida, controlará tu peso y mantendrá a raya la diabetes y la obesidad.

El segundo frasco no hará nada de eso. Es muy probable que eleve tu perfil de colesterol e incremente tu riesgo de padecer cáncer, infarto y enfermedades cardiacas, al igual que otros males. Sin embargo, si lo tomas, te puede ayudar a bajar de peso drásticamente... aunque sólo por un breve periodo. Y hay una desventaja más: Si eliges el segundo frasco, nunca podrás beber del primero.

¿Cuál eliges?

En los últimos cinco años, cerca de 60 millones de estadounidenses eligieron el frasco número dos.

Ahora, sacude el polvo de la etiqueta de ese frasco y adivina qué dice: dieta baja en carbohidratos.

Por otro lado, el primer frasco rebosa de todo tipo de cosas: frutas y verduras, panes y cereales de granos enteros, frijoles y nueces, es decir, el tipo de cosas que la naturaleza pretendía que comiéramos pero dietas como la Atkins no. Y, a largo plazo, si los norteamericanos siguen eligiendo el frasco número dos, pienso que lo vamos a pagar... de manera muy pesada.

¿Por qué somos golosos?

Para entender por qué los carbohidratos son tan importantes, tenemos que hacer otro viaje fantástico, esta vez de regreso a los primeros tiempos de la humanidad. En las sabanas de África, las altas llanuras de Europa, las tierras pantanosas de Asia y las regiones boscosas y junglas de América, el hombre primitivo aprendió cómo alimentarse a partir de la mesa de banquetes de la naturaleza. Aprendió a cazar y a pescar y, después, aprendió cómo domesticar animales y cultivar granos. Pero desde que se paró erecto por primera vez, el hombre también ha estado deseando comer cosas dulces.

Como con todas las cosas, hay una razón por la cual se nos antojan los dulces. Las cosas más dulces de la Tierra, en esos días anteriores a Hershey's 15, eran las frutas: moras silvestres, peras, cítricos y demás. No es coincidencia que las frutas también estén llenas de nutrientes: vitaminas para detener a las enfermedades, minerales para ayudar a la función celular y fibra para regular el hambre, controlar la presión sanguínea y ayudar a una mejor digestión. Sin nuestra tendencia a ser golosos, habríamos sido felices comiendo solamente mamuts lanudos y carne de búfalo, el programa original de Atkins. Sin embargo, la naturaleza se encargó de verificar que deseáramos comer los alimentos que nos hacen estar sanos.

Aceleremos el curso a nuestros días, cuando las cosas dulces no se parecen en nada a las tangerinas. Mientras que una vez nuestra tendencia a ser golosos fue una forma que tenía la naturaleza de protegernos contra las enfermedades, ahora es la forma que tiene la industria de los alimentos para engañarnos a consumirlos. Para satisfacer nuestros antojos, echamos mano de galletas, pasteles y chocolates en lugar de manzanas, peras y zarzamoras. Ésa es una de las razones principales por las que los estadounidenses están tan gordos en la actualidad. Y es una de las razones principales por las que, a corto plazo, las dietas bajas en carbohidratos funcionan.

Al limitar el consumo de carbohidratos, las dietas como la Atkins ocasionan una pérdida de peso *per se*. Si te restringes a un solo tipo de alimentos (alimentos bajos en carbohidratos, en este caso) estás destinado a perder peso. Eso se debe a que lo que estás acostumbrado a comer, desde la dona que vas mordisqueando en el coche hasta la barra de chocolate Snickers que sacas de la máquina dispensadora antes de regresar a casa, ahora está prohibido en tu dieta. Estás consumiendo menos comida, por lo cual estás ingiriendo menos calorías, por lo cual pierdes peso.

La otra ventaja furtiva de una dieta Atkins es que se enfoca en alimentos difíciles de preparar y consumir. Es fácil guardar un bagel o una toronja en tu portafolios, trata en cambio de meter un poco de bistec y huevos, y las cosas se ponen un poco caóticas. Así que las dietas bajas en carbohidratos restringen las calorías en dos formas: limitando las opciones de comida y limitando la facilidad con la cual podemos consumirla.

Sin embargo, hay dos razones principales por las cuales, a largo plazo, las dietas bajas en carbohidratos no funcionan: La Madre Naturaleza y el dinero todopoderoso.

DILEMA NO. 1 DE UNA DIETA BAJA EN CARBOHIDRATOS: ¡SÁCATE ESO DE LA BOCA!

Alguien con una comprensión sólida de la nutrición y una vena sádica podría tener un día de gala torturando a los entusiastas de las dietas bajas en carbohidratos. A continuación hay un truco malvado: toma dos rebanadas de pan integral suaves y frescas. Unta un lado con dos cucharadas de mantequilla de cacahuate natural. Ahora toma 1/2 taza de zarzamoras, machácalas ligeramente con un tenedor y (aquí es donde se pone realmente desagradable) úntalas en la otra rebanada de pan. Pon los dos lados juntos y habrás creado el sándwich más saludable del mundo: 5 gramos de fibra (casi la cantidad de fibra que el norteamericano promedio consume en un solo día), 25 por ciento de tu consumo diario de vitamina C, 13 gramos de proteínas y (¡santo cielo!) tendrás la prohibida cantidad de 30 gramos de carbohidratos. (Ah, por cierto, sabe increíble.)

Muestra esta mezcla a un entusiasta de los carbohidratos y bien podrías también estar sirviendo vísceras de rata hervidas. (Piénsalo, probablemente preferirían las vísceras de rata. No los carbohidratos.) El sándwich es dolorosamente dulce, suave y apetitoso, una comida deliciosa y cómoda que, al mismo tiempo, es un misil nuclear contra el colesterol. La fibra te protege de las enfermedades cardiacas así como de infarto y cáncer de colon. La vitamina C aumenta tu sistema inmunológico. Y los carbohidratos de alta calidad (lo que significa que son altos en fibra) te dan una energía que se quema a largo plazo y le proporcionan alimento a tu cerebro. No obstante, la fase uno de La dieta Atkins prohíbe cada uno de los ingredientes de ese sencillo sándwich. Todos y cada uno de los ingredientes.

De hecho, La dieta Atkins se enfoca en algo llamado *carbohidratos netos* que Atkins afirma son carbohidratos que realmente tienen un impacto en el azúcar de la sangre. Una fórmula aproximada para calcular los carbohidratos netos es restar el número de gramos de fibra del número total de gramos de carbohidratos. (El razonamiento es que la fibra no causa un impacto en el azúcar de la sangre, ni eleva la insulina ni contribuye al almacenamiento de grasa.) Según este cálculo, ese sándwich tiene 33 carbohidratos netos. La fase uno de la dieta Atkins te limita a 20 carbohidratos netos *al día.* Consume esa comida súper buena para tu salud y *tendrás que ayunar durante el siguiente día y medio* para mantener los efectos de tu dieta Atkins.

Tal vez sólo soy yo, pero pienso que ese nuevo plan bajo en carbohidratos es el pan de cada día de los locos que lo siguen. (Uy, lo siento, tampoco está permitido comer pan.)

Verás, los carbohidratos no son nuestros enemigos. Como expliqué antes, se nos antojan los carbohidratos porque necesitamos que nos protejan en contra de un sinnúmero de enfermedades. El furor de la dieta baja en carbohidratos funciona temporalmente no porque limita los carbohidratos, sino porque limita el consumo de comida. Y si a mí se me ocurriera una dieta loca que dijera que sólo puedes comer alimentos altos en grasa o bajos en proteínas o más grandes que una caja para pan o que comenzaran con la letra P, créeme, bajarías de peso. Por lo menos, por un tiempo, hasta que no pudieras ver el pudín, los pepinos y el pollo nunca más.

Bajarías de peso porque, al restringir tu consumo de comida, he restringido tu consumo de calorías. Y el hecho es que, cuando consumes menos calorías de las que quemas, pierdes peso; cuando consumes más calorías de las que quemas, subes de peso. Eso es verdad sin importar de dónde provengan esas calorías. La dieta para el abdomen funciona tanto al reducir el número de calorías que consumes a través de un plan de alimentación sensato, como al incrementar el número de calorías que quemas al mejorar tu función metabólica. Menos calorías que entran por aquí, unas cuantas más que se queman por allá y ¡listo!... bajas de peso. Nada de magia, nada de privación y nada de señalar con el dedo a los demonios de los carbohidratos.

La confusión sobre los carbohidratos proviene del hecho de que en la sociedad de hoy estamos rodeados por alimentos altos en carbohidratos a los cuales se les han quitado todos sus atributos positivos. La forma de hornear el pan a nivel comercial ha seguido el mismo camino que Michael Jackson: entre más blanco se vuelve, menos integral es. Las harinas y azúcares refinados, así como los sustitutos de azúcar que encuentras en todo, desde las galletas y el helado, hasta la salsa cátsup y la mantequilla de cacahuate producidas en masa, nos dan todas las calorías y ninguno de los beneficios nutrimentales de sus ancestros originales: los granos enteros y las frutas. Por ejemplo, la falta de fibra en un *bagel* normal hace que las calorías del *bagel* se digieran rápidamente, inundando nuestro torrente sanguíneo con glucosa, detonando aumentos en la hormona digestiva insulina, que luego convierte el azúcar de la sangre en células de grasa y nos deja hambrientos una vez más.

Sin embargo, las frutas, verduras y productos de granos enteros tienen un efecto muy diferente en el cuerpo: se digieren lentamente, dándonos energía que se quema a largo plazo. Los niveles de insulina permanecen fijos mientras la fibra limpia nuestro cuerpo de colesterol y otras sustancias dañinas y las vitaminas y minerales inherentes a esos alimentos ayudan a protegernos de innumerables enfermedades.

Entre más tiempo tratemos de seguir adelante sin carbohidratos, más los anhelará nuestro cuerpo. Al final, no te queda otro remedio que dejar una dieta que restringe los carbohidratos: tu cuerpo está programado para hacerte buscar los carbohidratos, de la misma manera en que está programado para parpadear cuando algo se precipita hacia tu ojo. Es uno de nuestros mecanismos naturales de defensa y lo que la Madre Naturaleza quiere, termina por conseguirlo.

También, una vez más, lo que Estados Unidos quiere, termina por conseguirlo. Lo cual nos presenta la parte dos, de por qué el furor por una dieta baja en carbohidratos es un desastre en potencia.

Dilema no. 2 de una dieta baja en carbohidratos: Sigue al dinero

¿Recuerdas lo que dije sobre por qué la dieta baja en carbohidratos parece funcionar? Parece funcionar porque elimina una mayoría de alimentos que las personas adoran comer y porque hace que comer sea difícil a la larga. Esos dos factores conspiran para restringir calorías y menos calorías significan menos peso.

Ahora, ésta es una pregunta sencilla: ¿De qué manera hacen dinero los fabricantes de comida? Vendiéndote comida. Entonces, ¿qué sucede cuando 60 millones de norteamericanos deciden que van a dejar de comprar barras de caramelo, hogazas de pan, paquetes de pasta y tarros de coberturas azucaradas que los fabricantes servicialmente han cargado con carbohidratos durante los últimos cincuenta años?

Los fabricantes de comida van a tener que idear algo distinto que vender. Algo que puedan decir que es bajo en carbohidratos, para atraer a quienes siguen dietas como la Atkins, pero que sea familiar, fácil de encontrar, incluso más fácil de consumir. Y así comienza la siguiente fase en la epidemia de obesidad de Estados Unidos.

En febrero de 2004, el *New York Times* hizo un reporte sobre la creciente tendencia hacia las campañas de mercadotecnia de alimentos bajos en carbohidratos que estaban haciendo restaurantes y tiendas de comida. Los asesores de negocios de los vendedores al menudeo les están aconsejando que abran pasillos "bajos en carbohidratos"; los restaurantes están rivalizando para que la codiciada etiqueta "aprobado por Atkins" cuelgue de sus ventanas. Y, en los últimos cinco años, ha llegado a los anaqueles un estimado de 728 nuevos productos que dicen ser bajos en carbohidratos. Hoy en día, como refrigerio puedes comer una barra de dulce, un pastel y unos *brownies* bajos en carbohidratos, pasándote todo con unas botellas de cerveza baja en carbohidratos.

Para obtener una ligera vista previa de hacia dónde se dirige todo, volvamos a subir a la máquina del tiempo. Esta vez, no vamos a la legendaria Edad Media ni a los primeros tiempos de la humanidad... simplemente vamos a retroceder diez años aproximadamente, al comienzo del último furor de dietas que arrasó a los Estados Unidos: el furor de las dietas bajas en grasa.

Es a comienzos de la década de los noventa. El furor de las dietas bajas en carbohidratos todavía no ha comenzado a florecer. (Para bien o para mal, tampoco Britney Spears.) Pero otro mantra ha comenzado a apoderarse de la sociedad norteamericana: come menos grasa.

Esta orden no proviene de una dieta de un libro baladí, sino del gobierno estadounidense, en la forma de una pirámide alimenticia revisada diseñada por la Food and Drug Administration. La grasa ha sido señalada como la raíz de todos los males de las dietas: dicho simplemente, los alimentos con grasa se traducen en personas con grasa. Los expertos de las dietas se apresuran a defender esta idea que, a primera vista, suena bastante lógica: La grasa de nuestra dieta se transforma más fácil en grasa corporal, mientras que los carbohidratos preferentemente se queman para obtener energía. En consecuencia, cambia tus calorías de grasa por calorías de carbohidratos y *voilà* habrás entrado en la mágica zona de la pérdida de peso.

Rápidamente, los fabricantes de comida se movieron para sacar provecho de esos emocionantes descubrimientos. A medida que aumentan las ventas de leche sin grasa, los paquetes de quesos, productos para untar, yogures, helados, pasteles y galletas bajos en grasa y libres de grasa comienzan a llenar los anaqueles de los supermercados. Algunos saben bien. Otros saben a cartón azucarado. Pero qué importa, no hay grasa, no hay problema. *Carga de carbohidratos* se convierte en una expresión favorita de los atletas amateurs a lo largo de todo el país.

Sin embargo, toda esta teoría de los alimentos bajos en grasa tiene un gran pero. (De hecho, tiene millones de grandes peros, puesto que la taza de obesidad ha aumentado 15 por ciento en los últimos diez años.) Como el furor actual de los productos bajos en carbohidratos, el furor de los productos bajos en grasa originalmente parece funcionar porque crea un programa de alimentación restrictivo que elimina ciertos alimentos y, por tanto, cierto número de calorías. Si de repente tienes que eliminar innumerables carnes, alimentos horneados, raciones de mantequilla, nueces, lácteos y postres, ¡listo!... pierdes peso.

CINCO FORMAS DE AÑADIR MÁS FIBRA

A tus huevos: Un tercio de taza de cebolla picada y un diente de ajo añadirá 1 gramo de fibra a un par de huevos revueltos.

A tu sándwich: ¿Odias el trigo entero? Opta por el centeno. Como el trigo, tiene 2 gramos de fibra por rebanada. Eso es más del doble de la cantidad de fibra que hay en el pan blanco.

A tu comida: Come un camote. Contiene 2 gramos más de fibra que una papa típica.

A tu cereal: Media taza de frambuesas añade 4 gramos de fibra.

A tu refrigerio: Come una mezcla de cereales: Media taza de Raisin Bran, 29 g de nueces mixtas y cinco mitades de durazno seco te dan alrededor de 7 gramos de fibra.

Sin embargo, como con los carbohidratos, nuestros cuerpos anhelan las grasas. Los alimentos con grasa (res, pescado y lácteos, por ejemplo) por lo general son altos en proteínas que conforman músculo y suministran vitaminas y minerales críticos (la vitamina E en las nueces y aceites, el calcio en el queso y el yogur). Así que puedes seguir una dieta baja en grasa durante poco tiempo antes de acabar con la cara metida en un enorme bote de helado. Así es como lo planeó la Madre Naturaleza.

Sin embargo, lo que no planeó fue la astucia de los vendedores de comida. Sabiendo que quienes siguen dietas bajas en grasa de manera secreta anhelan los viejos días en que una buena rebanada de pastel y una cucharada de helado terminaba toda comida de celebración, los fabricantes de alimentos entran al laboratorio y salen con cientos de nuevos alimentos bajos en grasa. Y eso conlleva a lo que debería pasar a la historia como "el gran fiasco de las golosinas SnackWell's".

Nabisco concibe a SnackWell's como la respuesta final para el furor de las dietas bajas en grasa. SnackWell's, que todavía se puede encontrar hoy en día en los anaqueles de comida, son galletas sin grasa y bajas en grasa que de alguna manera tienen casi todo el sabor de las galletas con grasa. El secreto es que Nabisco carga las galletas con azúcar adicional (salvo en las variedades libres de azúcar), de modo que los consumidores pueden satisfacer su gusto por lo dulce sin consumir la grasa. La forma en que esta tendencia se desarrolla en la mente del consumidor promedio es simple de predecir:

> "Lo único que tengo que hacer para bajar de peso es eliminar la grasa."
>
> "¡Yupi! Estas galletas no tienen grasa. ¡Vamos a comprar dos paquetes!"
>
> "Mi amor, ¿te comiste ese segundo paquete de galletas en el desayuno? ¡Yo lo quería!"

La bala mágica no funciona, en parte porque necesitamos comer grasas y en parte porque nos han engañado para que pensemos que podemos comer lo que queramos, en la cantidad que queramos, siempre y cuando no estemos comiendo grasa. Así que nos despachamos con la cuchara gorda calorías de azúcar... y todos nos ponemos un poco más gordos en el proceso.

Está bien, sal de la máquina del tiempo. El viaje ha terminado. Es una década después y, en lugar del furor por las dietas bajas en grasa, Estados Unidos está atrapado en los penosos esfuerzos de las dietas bajas en carbohidratos. Y el mismo escenario se presenta de nuevo. Toda tienda de comida y de abarrotes está llena de productos, en particular barras de "reemplazo de comidas" que se venden con frases favoritas como *bajo en carbohidratos* o *contenido inteligente de carbohidratos.*

De pronto, ya no es difícil comer productos bajos en carbohidratos. Hoy en día —y así será cada vez más en el futuro— podemos llenar nuestro carrito del súper con todos los alimentos que eliminamos en los años pasados. Los vendedores de comida están alterando la composición de sus productos, llenándolos de proteínas de soya, fibra y alcoholes de azúcar, todos son ingredientes que bajan el impacto de los "carbohidratos netos" de la comida. Ahora, yo estoy completamente a favor de consumir más proteínas y más fibra. Por otro lado, el alcohol de azúcar no es otra cosa que calorías vacías que, en cantidades elevadas, ocasionan trastornos gástricos y flatulencia... pero bueno, te puede prender.

Lo que no me parece es la noción que los vendedores están difundiendo: que podemos comer lo que queramos cuando queramos, siempre y cuando no estemos comiendo carbohidratos. Es exactamente la misma trampa en la que caímos hace diez años: una dieta restrictiva que ofrece éxito a corto plazo, convertida en un furor alimenticio que garantiza aún mayores riesgos para la salud y tazas de obesidad aún más altas.

Y ése es un destino al que nadie quiere viajar.

Capítulo 7

Plan de nutrición de la dieta para el abdomen

Los alimentos con poder y el sistema que cambiará tu cuerpo

En los capítulos anteriores di una visión general de algunos datos científicos interesantes: la forma en que tu cuerpo reacciona hacia diferentes alimentos, por qué algunas grasas son buenas y otras malas y de qué manera algunos alimentos como los lácteos tienen un ingrediente secreto que ayuda a tu cuerpo a quemar grasa. La ciencia puede ser divertida, pero, para este punto del libro, es probable que tengas una pregunta candente en la mente:

Oye, ¿cuándo podemos comer?

Así es que vamos directo al punto, porque comer en mayor cantidad los alimentos adecuados más a menudo es la base de la dieta para el abdomen. Recuerda:

MÁS COMIDA = MÁS MÚSCULO = MENOS CARNE FLÁCIDA

Por esa razón la dieta para el abdomen no es una dieta que sentirás que "tienes" que seguir. Es una dieta que querrás seguir.

Verás, he hablado con muchos hombres que han probado diferentes dietas y muchos de ellos describen el tratar de apegarse a una dieta estricta más o menos como estar parados en el mar con agua hasta la cintura y viéndose golpeados por una ola tras otra. Esas olas vienen en la forma de las donas que trajo el jefe, la máquina automática de la oficina con la que te quedas atrapado cuando el jefe te hace trabajar hasta tarde y la hora feliz en la que celebras que despidieron al jefe que te dio todas esas donas y todas esas noches de quedarte hasta tarde con la máquina. Cuando estás viendo una ola que a todas luces es más grande que tú, tienes tres opciones: puedes correr de regreso a la orilla o intentar saltar por encima de ella, pero esas opciones te dejarán con un traje de baño lleno de arena. Sin embargo, si te sumerges de cabeza a través de la ola, saldrás ileso. Lo mismo con una dieta. Puedes intentar correr evitando restaurantes, fiestas, bodas o cualquier lugar propenso a tentarte con la porción grande de nachos. También puedes tratar de tomar el camino alto, pero ordenar una ensalada y agua después de un juego de softball no se siente muy bien. Si quieres que una dieta funcione (si quieres emerger del otro lado de este plan con un nuevo cuerpo) tu única opción es tener la flexibilidad y la libertad para abstenerte de sentir hambre y el conocimiento de que puedes comer bien sin importar nada.

Estás a punto de sumergirte en la dieta para el abdomen.

Lineamiento 1: Haz seis comidas al día

Estamos tan acostumbrados a escuchar hablar a la gente sobre consumir menos comida que se ha convertido en una doctrina de la pérdida de peso. Sin embargo, como recordarás de la fisiología del metabolismo, tienes que comer con mayor frecuencia para cambiar la composición de tu cuerpo. La nueva filosofía que quiero que tengas en mente es "equilibrio de energía".

Investigadores de la Universidad Estatal de Georgia desarrollaron una técnica para medir por hora el equilibrio de energía, es decir, cuántas calorías estás quemando *versus* cuántas estás consumiendo. Los investigadores encontraron que si mantienes tu excedente o déficit por hora dentro del rango de 300 a 500 calorías en todas las veces, serás más capaz de cambiar la composición de tu cuerpo perdiendo grasa y añadiendo masa muscular sin grasa. Los sujetos con los mayores desequilibrios de energía (quienes tenían más de 500 calorías ya sea en cuanto a ingesta o gasto) eran los más gordos, mientras que quienes tenían los niveles más equilibrados de energía eran los más delgados. Así que si sólo haces tres comidas diarias, estás creando terribles desequilibrios en tus niveles de energía. Entre comidas, estás quemando muchas más calorías de las que estás consumiendo. Al momento de las comidas, estás consumiendo muchas más calorías de las que estás quemando. La investigación muestra que este tipo de plan de alimentación es excelente... si tu sueño es ser el siguiente osito Bimbo.

RIESGOS DE LA OBESIDAD

Casi tan importante como qué comes es cuándo comes. Investigadores de la Universidad de Massachussets analizaron los hábitos alimenticios de 500 hombres y mujeres y encontraron conexiones entre la forma en que come la gente y el riesgo de llegar a padecer sobrepeso.

HÁBITO	CAMBIA TU RIESGO DE PADECER OBESIDAD EN UN
Comer por lo menos un refrigerio a la mitad del día	-39 por ciento
La cena es la comida más abundante del día	+6 por ciento
Esperar más de 3 horas después de despertar para desayunar	+43 por ciento
Hacer más de un tercio de tus comidas en restaurantes	+69 por ciento
Irte a la cama con hambre (3 horas o más después de tu última comida o refrigerio)	+101 por ciento
Desayunar fuera de tu casa	+137 por ciento
No desayunar	+450 por ciento

Sin embargo, si quieres lucir más delgado, sentirte más en forma (y no es coincidencia) vivir por más tiempo, entonces necesitas comer con mayor frecuencia. En el mismo estudio, sujetos que añadieron tres refrigerios diarios a sus comidas regulares equilibraron mejor su energía, perdieron grasa y aumentaron su masa corporal delgada (así como su potencia y resistencia).

En un estudio similar, investigadores de Japón encontraron que los boxeadores que consumieron la misma cantidad de calorías diarias a partir de dos o seis comidas bajaron un promedio de 5 kilos en dos semanas. Pero los chicos que comieron seis comidas al día perdieron 1.3 kilos más de grasa y 1.3 kilos menos de músculo que quienes sólo hicieron dos comidas.

Hay un soporte científico para el hecho de que más comidas funcionan, pero la razón simple y llana es que esto hace algo que muchas dietas no hacen: te mantiene lleno y satisfecho, lo cual reducirá las probabilidades de que te destrampes arruinando la dieta.

Cómo funciona: Por cuestiones de horario, alterna tus comidas con refrigerios más pequeños. Come dos de tus refrigerios aproximadamente dos horas antes de comer y cenar y un refrigerio aproximadamente dos horas después de cenar.

Horario de muestra:

8 a.m. desayuno

11 a.m. refrigerio

1 p.m. comida

4 p.m. refrigerio

6 p.m. cena

8 p.m. refrigerio

Para tener un plan de comidas completo de 7 días, echa un vistazo a la página 155. No es algo a lo que te tienes que apegar al pie de la letra, es sólo una sugerencia de cómo puedes hacer que te funcione la dieta para el abdomen. También muestra cómo incorporar en tu vida cotidiana las recetas que encontrarás en el capítulo 9.

LINEAMIENTO 2: HAZ QUE ESTOS 12 ALIMENTOS CON PODER DE LA DIETA PARA EL ABDOMEN SEAN LOS PILARES DE TU DIETA

La dieta para el abdomen te enseñará a enfocarte (no a restringirte) en un grupo de tipos de alimentos —los 12 alimentos con poder de la dieta para el abdomen— para llenar tus necesidades nutrimentales esenciales. Todos esos alimentos son buenos para tu salud. De hecho, son tan buenos que casi por sí solos cambiarán tu grasa por músculo (siempre y cuando hayas guardado tu recibo). Igualmente importante, he diseñado los 12 alimentos con poder para incluir literalmente miles de combinaciones de alimentos. Hay cientos de lácteos, frutas y verduras, carnes magras y otras opciones para satisfacer tus gustos. Incorporar esos alimentos con poder en tus seis comidas al día saciará tus gustos y antojos y te impedirá que te agasajes con los elementos peligrosos que promueven la grasa en tu dieta.

Leerás más sobre esos alimentos con poder en el capítulo 8. Por ahora, sólo quiero que recuerdes la lista siguiente:

Almendras y otras nueces

Frijoles y legumbres

Espinacas y otros vegetales verdes

Lácteos (leche, yogur, quesos bajos en grasa o sin grasa)

Avena instantánea (sin endulzar, sin sabor)

Huevos

Pavo y otras carnes magras

Mantequilla de cacahuate

Aceite de oliva

Panes y cereales de granos enteros

Polvo (suero) con proteínas adicionales

Frambuesas y otro tipo de moras

Lineamiento 3: Bebe licuados con regularidad

Con los horarios como están hoy en día, no es de sorprender que tu definición de un artefacto de cocina sea algo que tiene el logo de un equipo y puede abrir botellas. Necesitas hacer una excepción para el artefacto de cocina que no tiene lugar en un llavero: la licuadora. No me importa cuántas velocidades tenga o cómo se vea y no podría decirte cuál es la diferencia entre "desmenuzar" y "frappe". Lo único que me importa es cuánto le puedo meter y qué tan bien sabe lo mezclado. (Algo que sí recomiendo es lo siguiente: Consigue una licuadora por lo menos con 400 watts, lo cual le dará la potencia necesaria para picar hielo y desmenuzar fruta y para durar más que cualquier admirador de los bufés que pueda caer inesperadamente.)

Cuando consideres que cambiar tu cuerpo toma tiempo, motivación y conocimiento, considera que tu licuadora puede ser una de tus herramientas más poderosas en ese plan. Los licuados hechos con una mezcla de los alimentos con poder de la dieta para el abdomen pueden actuar como sustitutos de comidas y como refrigerios potentes y funcionan por unas cuantas razones:

- Requieren de poco tiempo.
- Añadir frambuesas o moras, polvo de suero saborizado o mantequilla de cacahuate los hace apetitosos como un postre, lo cual satisfará tu antojo de dulces.
- Su espesor ocupa un montón de espacio en tu estómago.

Yo no cocino mucho. Cuando quiero una comida rápida, saludable, arrojo leche, yogur de vainilla bajo en grasa, hielo, avena instantánea sin cocinar, mantequilla de cacahuate y un par de cucharadas de polvo de suero sabor chocolate en mi licuadora y aprieto el botón. Puedes mezclar y combinar ingredientes, dependiendo de tus gustos (ve las recetas en el capítulo 9), pero usa la leche, el yogur, el polvo de suero y el hielo como la base. A continuación se encuentra la evidencia que demuestra de qué manera te ayudarán a controlar tu peso esas bebidas mezcladas:

- Investigadores de la Universidad de Purdue encontraron que las personas permanecían satisfechas por más tiempo cuando tomaban bebidas más espesas que cuando tomaban bebidas más ligeras, incluso con calorías, temperaturas y cantidades iguales.
- Un estudio de la Universidad de Penn State encontró que los hombres que tomaban licuados de yogur que habían sido licuados hasta duplicar su volumen comían 96 calorías menos al día que los hombres que bebían licuados de consistencia normal.
- En un estudio presentado en la Asociación Norteamericana del Estudio de la Obesidad, los investigadores descubrieron que consumir con regularidad bebidas que reemplazan comidas aumentaban las posibilidades de un hombre de bajar de peso y de no recuperarlo durante más de un año.
- Un estudio de la Universidad de Tennessee encontró que los hombres que añadían tres raciones de yogur al día a sus dietas

perdían 61 por ciento más grasa corporal y 81 por ciento más grasa abdominal en el curso de 12 semanas que los que no comían yogur. ¡Vaya! Los investigadores especularon que el calcio ayuda al cuerpo a quemar grasa y limita la cantidad de grasa nueva que puede producir tu cuerpo.

Cómo funciona: Bebe un licuado de 232 ml en el desayuno, como sustituto de comida o como refrigerio antes o después de hacer ejercicio.

LINEAMIENTO 4: DEJA DE CONTAR

Aunque quemar calorías es esencial para perder grasa, contar calorías te hará perder concentración y motivación. Al comer los 12 alimentos con poder de la dieta para el abdomen y sus muchos parientes, los alimentos en sí mismos, en una forma, contarán las calorías por ti. Te mantendrán saludable y sintiéndote lleno y satisfecho. Además, los alimentos más eficaces en cuanto a energía son casi como el cadenero de un centro nocturno: no dejarán que entre nadie de la chusma sin tu aprobación.

Por supuesto, eso no te da licencia para echarte a toda velocidad por el camino de las porciones monstruosas. La mayoría de nosotros afirmamos que vigilamos lo que comemos, pero la mayoría no tenemos ni idea. Un estudio del Departamento de agricultura de Estados Unidos preguntó a algunos hombres qué comían y luego lo comparó con la realidad. La verdad fue la siguiente: los hombres de entre 25 y 50 años estaban comiendo el doble de granos, grasas y dulces de lo que calculaban. Si comes seis comidas balanceadas, tu cuerpo regulará las porciones a través de cosas como la fibra, las proteínas y el volumen de los licuados. Dicho esto, siempre es más sabio —en especial al comienzo del plan, cuando eres más vulnerable y te estás adaptando a una nueva forma de comer— enfocarte en el control de las porciones limitando las raciones de algunos alimentos, en especial los que tienen grasa (como la mantequilla de cacahuate) y carbohidratos (como el arroz o el pan). Una buena regla: apégate a una o dos raciones por grupo de alimentos y mantén el total de los contenidos de cada comida dentro del diámetro de tu plato. Es en efecto, una restricción alta.

HISTORIA DE ÉXITO DE LA DIETA PARA EL ABDOMEN

Nombre: Patrick Austin

Edad: 33 años

Estatura: 1.80 m

Peso inicial: 110 kilos

Seis semanas después: 96.7 kilos

Patrick Austin pensó que tenía la solución perfecta para su llantita. Con 1.80 metros, 110 kilos y a varios años de distancia del futbol de la preparatoria, Austin había decidido tomar en sus propias manos su estado físico. Contrató un entrenador personal y comenzó a atacar la grasa.

Sin embargo, después de seis meses de trabajar, no sucedió nada. "No creo que el entrenador personal haya personalizado el programa para mí", dice Austin. "Pienso que usó un plan general que usaba para todo el mundo. No había empuje."

Luego Austin se topó con la dieta para el abdomen y la probó. Diez días después de empezarla, la gente en el gimnasio le preguntaba qué había estado haciendo diferente. Bajó casi 7 kilos en las primeras semanas y él lo atribuye a un cambio en su visión de la alimentación.

"No soy el tipo de persona que come mucho, pero comía los tipos equivocados de alimentos", dice Austin. "Cuando intentaba bajar de peso antes, siempre vigilaba mis calorías, pero con la dieta para el abdomen haces muchas comidas, pero concentrado en los tipos adecuados de comida."

Así que en lugar de consentirse con pasteles, pays y pastelillos después de cada comida, Austin tomaba licuados, carnes magras y huevos. "Las almendras se convirtieron en mis mejores amigas. Me ayudan a aguantar cuando me da hambre entre comidas."

Austin también siguió dedicado al programa de ejercicios: levantando pesas tres días a la semana y haciendo algún tipo de ejercicio cardiovascular los tres días restantes.

Aunque se siente mejor de lo que se había sentido en años, Austin dice que tiene una meta más. Todos los años, él y su esposa van a una playa de vacaciones con otras parejas.

"Soy fanático del agua. Me encanta la alberca. Pero, en años, no he estado sin playera en la playa. Ésa es mi meta este año", dice Austin. "Cuando vaya este año, voy a andar sin playera."

LINEAMIENTO 5: DEBES SABER QUÉ BEBER... Y QUÉ NO BEBER

Yo bebo cerveza. Bebo vino. Me gusta beber cerveza, vino y *gin and tonics* en un día de verano caluroso y muchas cosas más. Hay beneficios para la salud en tomar una o dos bebidas al día, pero hay muchas formas en que el alcohol te puede meter en problemas. La más importante es que el alcohol, como el refresco, agrega calorías que no necesitas en este momento. Esas calorías son calorías vacías porque en realidad no te ayudan a sentirte lleno ni disminuyen la cantidad de comida que consumes. De hecho, el alcohol te hace comer más y favorece que tu cuerpo queme menos grasa. Cuando investigadores suizos dieron a ocho hombres saludables suficiente alcohol para exceder sus requerimientos calóricos diarios en un 25 por ciento (cinco cervezas para alguien que come 3 000 calorías diarias), descubrieron que el alcohol en realidad dañaba la habilidad de los hombres para quemar grasa hasta en un 36 por ciento. El alcohol también te hace almacenar grasa. Tu cuerpo ve el alcohol como un veneno e intenta deshacerse de él. De modo que el hígado deja de procesar todas las demás calorías hasta que se ha encargado del alcohol. Cualquier otra cosa que comas mientras bebes muy probablemente terminará como grasa. En algunas formas más indirectas, el alcohol puede inhibir la producción que debe llevar a cabo tu cuerpo de testosterona y de la hormona del crecimiento, dos hormonas que ayudan a quemar grasa y a conformar músculo.

Odio decirte que bebas agua, pero beber alrededor de ocho vasos de agua al día tiene muchos beneficios. Ayuda a mantenerte satisfecho (muchas veces, los que interpretamos como hambre en realidad es sed). El agua se lleva los productos de desecho que hace tu cuerpo cuando descompone la grasa para obtener energía o cuando procesa proteínas. También necesitas agua para transportar nutrientes a tus músculo, para ayudar a digerir la comida y para mantener tu metabolismo en buen funcionamiento.

Si piensas en serio en deshacerte de grasa abdominal, te animo a que te mantengas alejado del alcohol durante el plan de 6 semanas. Por lo menos, limítate a dos o tres bebidas alcohólicas por semana. Las mejores bebidas que puedes tomar no contienen grasa: leche descremada o semi descremada, agua, té verde (o, si es inevitable, dos vasos de refresco de dieta al día).

LINEAMIENTO 6: EN UNA COMIDA A LA SEMANA, OLVIDA LOS PRIMEROS CINCO LINEAMIENTOS

Yo nunca apoyaría que engañaras a tu esposa, a tu jefe o a Hacienda, pero quiero que hagas trampa en esta dieta. Quiero que tomes una comida a la semana y que olvides todo sobre los buenos carbohidratos y las buenas grasas. Cómete media pizza, alitas picantes o cualquier otra cosa que sea lo que más extrañes mientras estás en este plan. Cómelo, saboréalo y luego regresa al carril durante otra semana. Quiero que hagas trampa por un par de razones. En primer lugar, quiero que controles cuándo vas a hacer trampa. Planea esa comida para la semana, ya sea tu salida de sábado por la noche, durante un juego de futbol o en otro momento. Sin embargo, si lo mantienes planeado, actuarás conforme el plan. La forma de controlar tus antojos es satisfacerlos de vez en cuando. Si logras seguir la dieta durante seis días, te recompensas y sabes que seis días de comer bien es un régimen que puedes seguir a largo plazo. Y hay otra razón importante por la que quiero que hagas trampa: porque en realidad ayudará a cambiar tu cuerpo. Una dieta exitosa se trata de cómo comes la mayor parte del tiempo, no cómo comes todo el tiempo. De hecho, un día de comida alta en calorías puede acelerar tu metabolismo. Investigadores del Instituto Nacional de Salud encontraron que los hombres que en un día comían el doble de calorías de las que consumían normalmente aumentaban su metabolismo en un 9 por ciento en el periodo de las 24 horas siguientes. Sin embargo, aquí es donde tienes que mostrar control. Pienso que esta dieta te permite comer muchos alimentos que al mismo tiempo saben bien y son buenos para ti, pero sé que se te van a antojar otros alimentos que no encajan en nuestros lineamientos. Piensa en esa comida de trampa como la zanahoria al final de la carreta de una semana de buena alimentación. Te animo a que disfrutes de tu comida de glotonería y, por favor, no hagas que la zanahoria sea literalmente una zanahoria.

PLAN DE COMIDAS DE LA DIETA PARA EL ABDOMEN PENSADO PARA 7 DÍAS

A diferencia de la mayoría de las dietas, cargadas de reglas complejas y difíciles de seguir y de alimentos prohibidos que te gustan pero sin los cuales tienes que vivir, la dieta para el abdomen te permite comer los alimentos que te gustan, mantiene tus antojos a raya y te ayuda a controlar el estrés... todo al mismo tiempo. A continuación hay un ejemplo de cómo puedes estructurar los alimentos de una semana. No es palabra divina, de ninguna manera: Mezcla las comidas. Haz sustituciones cada vez que quieras. ¡Qué diablos! No me importa si comes lo mismo todos los días de la semana. El objetivo de esta tabla es simplemente mostrarte cómo seguir los principios de la dieta para el abdomen. ¡Así que disfrútalo!

LUNES

Desayuno: Un vaso grande (232 a 348 ml) del Licuado de súper poder de la dieta para el abdomen (página 196); haz un poco más y guárdalo para después.

Refrigerio 1: 2 cucharaditas de mantequilla de cacahuate, verduras crudas (cuantas quieras).

Comida: Sándwich de rosbif en pan integral, 1 taza de leche descremada, 1 manzana.

Refrigerio 2: 29 g de almendras, 1 1/2 tazas de frambuesas.

Cena: Albóndigas más macho (página 209).

Refrigerio 3: 232 a 348 ml de Licuado de poder de la dieta para el abdomen.

MARTES

Desayuno: Sándwich benéfico de huevo (página 200).

Refrigerio 1: 2 cucharaditas de mantequilla de cacahuate, 1 tazón de avena o cereal alto en fibra.

Comida: Ensalada que no parece ensalada (página 204).

Refrigerio 2: 3 rebanadas de jamón de pavo, 1 naranja grande.

Cena: Pollo estilo brasileño (página 210).

Refrigerio 3: 29 g de almendras, 116 g de melón.

MIÉRCOLES

Desayuno: Un vaso grande (232 a 348 ml) de Licuado Marshall de fresas (página 197); haz un poco más y guárdalo para después.

Refrigerio 1: 29 g de almendras, 29 g de pasas.

Comida: Rollo con guacamole (página 205).

Refrigerio 2: 1 palito de queso, verduras crudas (cuantas quieras).

Cena: Filete a la pimienta (página 210).

Refrigerio 3: 232 a 348 ml de Licuado Marshall de fresas.

JUEVES

Desayuno: 1 rebanada de pan integral con 1 cucharada de mantequilla de cacahuate, media naranja, 1 taza de cereal All-Bran con 1 taza de leche descremada, 1 taza de frambuesas.

Refrigerio 1: 232 ml de yogur bajo en grasa, 1 lata de jugo V8 bajo en sodio.

Comida: Sándwich "Gusto en conocerte" (página 208).

Refrigerio 2: 3 rebanadas de rosbif, 1 naranja grande.

Cena: Bollos Filadelfia (página 211).

Refrigerio 3: 2 cucharaditas de mantequilla de cacahuate, 1 taza de helado bajo en grasa.

VIERNES

Desayuno: Un vaso grande (232 a 348 ml) de Licuado Banana Split (página 198); haz un poco más y guárdalo para después.

Refrigerio 1: 29 g de almendras, 116 g de melón.

Comida: Atún caliente (página 206).

Refrigerio 2: 3 rebanadas de rosbif, 1 naranja grande.

Cena: Pavo con chile (página 212).

Rrefrigerio 3: 232 a 348 ml de Licuado Banana Split.

SÁBADO

Desayuno: Un vaso grande (232 a 348 ml) de Licuado de frambuesas y otras fresas (página 198).

Refrigerio 1: 1 tazón de cereal grande en fibra, 1 taza de yogur bajo en grasa.

Comida: Recalentado de Pavo con chile.

Refrigerio 2: 2 cucharaditas de mantequilla de cacahuate, 1 o 2 rebanadas de pan integral.

Cena: ¡Comida de trampa! Come cualquier cosa que se te haya antojado esta semana: cerveza y alitas, cerveza y pizza, cerveza y carnitas... cualquier cosa que puedas soñar.

Refrigerio 3: 232 a 348 ml de Licuado de frambuesas y otras fresas.

DOMINGO

Desayuno: Sándwich “Todavía no me he tomado mi café” (página 202).

Refrigerio 1: 2 cucharaditas de mantequilla de cacahuate, 1 lata de jugo V8 bajo en sodio.

Almuerzo (relájate... es domingo): 2 huevos revueltos, 2 rebanadas de pan tostado integral, 1 plátano, 1 taza de leche descremada.

Refrigerio 2: 3 rebanadas de rosbif, 1 rebanada de queso sin grasa.

Comida: BBQ King (página 214).

Refrigerio 3: 29 g de almendras, 1 taza de helado bajo en grasa.

CAPÍTULO 8

LOS 12 PODEROSOS DE LA DIETA PARA EL ABDOMEN

Conoce los alimentos con poder que reducirán tu barriga y te mantendrán saludable de por vida

En el capítulo anterior, te di los seis lineamientos para seguir la dieta para el abdomen y toqué brevemente los 12 alimentos con poder de la dieta para el abdomen. Ahora, quiero que conozcas a cada uno de estos súper héroes más de cerca.

Los 12 alimentos constituyen una gran parte de tu dieta. Entre más comas de esos alimentos, más capaz será tu cuerpo de aumentar la masa de músculo sin grasa y de evitar que la grasa se almacene. Aunque puedes basar comidas y refrigerios enteros en torno a esos alimentos, no tienes que hacerlo. Lo que sí tienes que hacer es seguir los siguientes lineamientos:

- Incorpora dos o tres de esos alimentos en cada una de tus tres comidas principales y por lo menos uno en cada uno de tus tres refrigerios.
- Diversifica tus alimentos en cada una de las comidas que hagas.
- Asegúrate de incluir un poco de proteínas en cada refrigerio.

Cómo leer la clave: Para un análisis rápido, he incluido los siguientes iconos bajo las descripciones de cada uno de los alimentos con poder de la dieta para el abdomen. Cada icono demuestra qué papeles importantes puede desempeñar cada alimento para mantener una salud óptima.

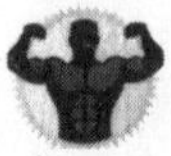

Conforma músculo: Los alimentos ricos en proteínas vegetales y animales encargadas de conformar músculo califican para este sello de aprobación, al igual que los alimentos ricos en ciertos minerales ligados al mantenimiento adecuado de los músculos, como es el caso del magnesio.

Ayuda a promover la pérdida de peso: Los alimentos altos en

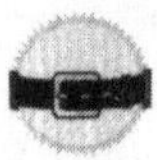

calcio y fibra (ambos protegen contra la obesidad) al igual que los alimentos que ayudan a conformar tejido muscular enemigo de la grasa ganan este distintivo de respeto.

Fortalece huesos: El calcio y la vitamina D son los elementos

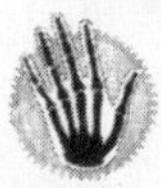

más importantes en la conformación de huesos y protegen al cuerpo en contra de la osteoporosis. Pero ten cuidado: niveles altos de sodio pueden extraer calcio del tejido óseo. Afortunadamente, de manera natural, todos los alimentos con poder son bajos en sodio.

Baja la presión sanguínea: Cualquier alimento que no es alto

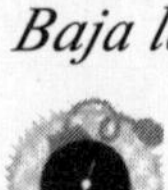

en sodio puede ayudar a bajar la presión sanguínea –y llevar esta designación— si tiene cantidades benéficas de potasio, magnesio o calcio.

Combate el cáncer: Investigaciones han demostrado que hay un

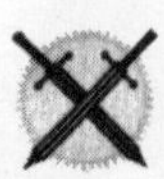

riesgo más bajo de padecer algunos tipos de cáncer entre las personas que mantienen dietas bajas en grasa y altas en fibra. También puedes ayudar a derrotar el cáncer comiendo alimentos con un alto contenido de calcio, betacaroteno o vitamina C. Además, todas las verduras crucíferas (del tipo de la calabaza) y allium (del tipo de la cebolla) llevan el símbolo de protección contra el cáncer porque la investigación ha demostrado que ayudan a prevenir ciertos tipos de cáncer.

Mejora la función inmunológica: Las vitaminas A, E, B6 y C,

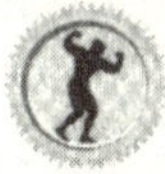

el folato y el mineral zinc ayudan a aumentar la inmunidad del cuerpo hacia ciertos tipos de enfermedades. Este icono identifica a un alimento con poder con altos niveles de uno o más de esos nutrientes.

Combate enfermedades cardiacas: El colesterol que tapa las ar-

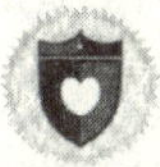

terias puede llevar a problemas si comes los alimentos que predominan en las grasas saturadas y en las grasas trans, mientras que las comidas altas en grasas monoinsaturadas o polinsaturadas en realidad ayudarán a proteger tu corazón manteniendo bajo control tus niveles de colesterol.

#1: Almendras y otras nueces

Superpoderes: conforman músculo, combaten los antojos.

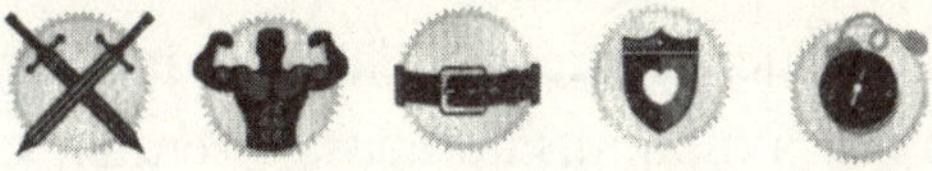

Armas secretas: proteínas, grasas monoinsaturadas, vitamina E, fibra, magnesio, folato (cacahuates), fósforo.

Luchan contra: obesidad, enfermedades cardiacas, pérdida de músculo, arrugas, cáncer, presión alta.

Ayudantes: semillas de calabaza y de girasol, aguacates.

Impostores: nueces saladas o ahumadas.

En estos días, escuchas sobre grasas buenas y grasas malas de la misma forma en que escuchas sobre policías buenos y policías malos. Uno está de tu lado y el otro te va a golpear terriblemente. Las galletas Oreo caen en la última categoría, pero las nueces a todas luces están ahí para ayudarte. Contienen las grasas monoinsaturadas que limpian tus arterias y te ayudan a sentirte satisfecho.

Todas las nueces son altas en proteínas y grasas monoinsaturadas. Sin embargo, las almendras son como Jack Nicholson en *Atrapados sin salida*: son las reinas de las nueces. Un puñado de almendras proporciona la mitad de la cantidad de vitamina E que necesitas en un día y el 8 por ciento del calcio. También contienen 19 por ciento de tu requerimiento diario de magnesio, un componente clave para la conformación de músculo. En un estudio de la Universidad del Oeste de Washington, las personas que tomaron magnesio adicional fueron capaces de levantar 20 por ciento más peso y de conformar más músculo que quienes no lo tomaron. Come hasta dos puñados de almendras al día. Un estudio de la Universidad de Toronto encontró que los hombres pueden comer esa cantidad diariamente sin aumentar nada de peso. Un estudio de la Universidad Purdue mostró que las personas que comían nueces altas en grasa monoinsaturadas se sentían satisfechas una hora y media más que quienes comían alimentos bajos en grasa (pasteles de arroz, en este caso). Si comes 58 g de almendras (aproximadamente 24), debería ser suficiente para suprimir tu apetito, en especial si te las bajas con 232 ml de agua. El líquido ayuda a expandir la fibra de las nueces para ayudarte a sentirte más satisfecho. También, trata de no quitar la piel rica en nutrientes a las nueces.

A continuación hay algunas formas de introducir sin problemas las almendras y otras nueces en tu dieta:

- ⊖ Agrégale nueces picadas a una mantequilla de cacahuate sencilla.
- ⊖ Rocía un puñado en el cereal, el yogur o el helado.
- ⊖ Pon almendras fileteadas en un omelet.
- ⊖ Para una alternativa rápida de palomitas: rocía un puñado de almendras con aceite para cocinar en aerosol y hornea a 400º durante 5 a 10 minutos. Sácalas del horno y rocíalas con una mezcla ya sea de azúcar morena y canela o bien de pimienta del ají y tomillo.

Una advertencia, antes de que te des vuelo con las nueces: Las nueces ahumadas y saladas no entran aquí, por su alto contenido de sodio. Los niveles altos de sodio pueden significar presión alta.

#2: Frijoles y legumbres

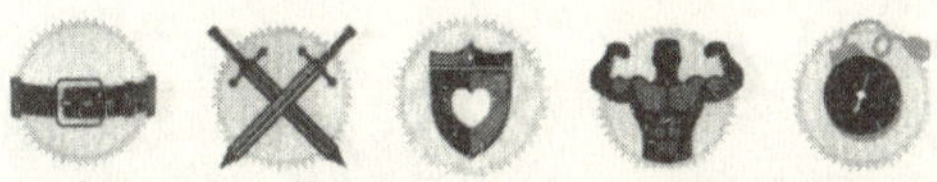

Superpoderes: conforma músculo, ayuda a quemar grasa, regula la digestión.

Armas secretas: fibra, proteína, hierro, folato.

Luchan contra: obesidad, cáncer de colon, enfermedades cardiacas, presión alta.

Ayudantes: lentejas, peras, salsas de frijoles, hummus, edamame.

Impostores: frijoles refritos, que son altos en grasas saturadas, frijoles horneados, que son altos en azúcar.

La mayoría de nosotros podemos rastrear nuestra resistencia hacia los frijoles a algún trastorno tristemente inoportuno (clase de matemáticas de tercer grado, una primera cita que se puso rara). Pero los frijoles son, como dice la canción, buenos para tu corazón; entre más los comes, más capaz serás de controlar tu hambre. Negros, blancos, pintos, garbanzos... tú elige el tipo de frijol (siempre y cuando no estén refritos; los frijoles refritos están cargados de grasa). Los frijoles son un alimento bajo en calorías lleno de proteínas, fibra y hierro, ingredientes cruciales para conformar músculos y bajar de peso. A pesar de las desventajas gastrointestinales, sirven como uno de los miembros clave del gabinete de la dieta para el abdomen por todo su poder nutrimental. De hecho, puedes cambiar un platillo pesado de frijoles por un platillo pesado de carne un par de veces por semana; estarás sacando de tu dieta un montón de grasa saturada y reemplazándola con mayores cantidades de fibra.

Los mejores frijoles para tu dieta son:

- Frijoles de soya
- Frijoles pintos
- Garbanzos
- Judías
- Frijoles negros
- Frijoles blancos
- Habichuelas
- Habas

#3: ESPINACAS Y OTROS VEGETALES VERDES

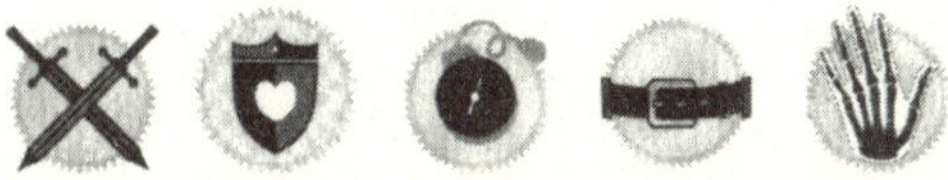

Superpoderes: neutralizan los radicales libres, que son moléculas que aceleran el proceso de envejecimiento.

Armas secretas: vitaminas incluyendo la A, C y K; folato, minerales incluyendo calcio y magnesio; fibra; beta caroteno.

Luchan contra: cáncer, enfermedades cardiacas, infarto, obesidad, osteoporosis.

Ayudantes: vegetales crucíferos como el brócoli y las coles de Bruselas, vegetales verdes, amarillos, rojos y anaranjados como espárragos, pimientos, frijoles amarillos.

Impostores: ninguno, siempre y cuando no los frías o los ahogues en quesos grasosos.

Sabes que los vegetales están llenos de importantes nutrientes, pero también son una parte crítica de la dieta que va a cambiar tu cuerpo. Me gustan las espinacas en particular porque una ración suministra casi la cantidad de vitamina A y la mitad de la vitamina C que necesita tu cuerpo en un día. También están cargadas de folato, una vitamina que protege contra enfermedades cardiacas, infarto y cáncer de colon. Para incorporarlas a tu dieta, puedes tomarlas frescas y usarlas en un sándwich como si fueran lechuga, o tratar de freírlas con un poco de ajo y aceite de oliva.

Otro vegetal muy poderoso es el brócoli. Es alto en fibra y tiene una mayor concentración de vitaminas y minerales que la mayoría de los demás alimentos. Por ejemplo, contiene casi 90 por ciento de la vitamina C del jugo de naranja fresco y casi la mitad del calcio de la leche. También es un defensor poderoso de enfermedades como el cáncer porque aumenta las enzimas que ayudan a desintoxicar agentes carcinógenos. *Un consejo*: Con el brócoli, puedes hacer a un lado los tallos. La parte que corona los tallos contiene tres veces más betacaroteno que los tallos y también son una excelente fuente de otros antioxidantes.

MÁQUINAS DE VEGETALES VERDES

En esencia, la lechuga iceberg es el equivalente nutrimental a una planta de plástico de oficina: añade un poco de color, pero, más que nada, quita espacio. Las lechugas iceberg pueden ser baratas y abundantes, pero casi no contienen fibra, vitaminas ni minerales. Si vas a comer una ensalada, lo más probable es que quieras comer una que tenga sustancia. Échale un vistazo al siguiente equipo verde:

La asesina del cáncer: romanita. Este vegetal con sabor a apio es una de las mejores fuentes vegetales de betacaroteno: 712 microgramos por taza. Un estudio de la Universidad de Illinois demostró que los altos niveles de betacaroteno inhibían el crecimiento de células de cáncer de próstata en un 50 por ciento.

La constructora de huesos: arúgula. Una taza de estas hojas con sabor a mostaza contiene 10 por ciento de los minerales que conforman huesos que se encuentran en un vaso de leche entera y 100 por ciento menos grasas saturadas. También hay un poco de magnesio en cada bocado, para una mayor protección contra la osteoporosis.

Los protectores de los tubos de respiración: berros. Son un filtro con sabor a pimienta para tu cuerpo. Los berros contienen fitoquímicos que pueden prevenir que el humo de los cigarros y otros contaminantes del aire ocasionen cáncer pulmonar.

La sanadora del corazón: endivia. Es ligeramente amarga y un poco crujiente y ofrece el doble de fibra que la lechuga iceberg. Una taza de endivia también proporciona casi el 20 por ciento de tu requerimiento diario de folato. Las personas que no consumen suficiente cantidad de esta esencial vitamina B pueden tener un riesgo 50 por ciento mayor de desarrollar enfermedades cardiacas.

Las que ayudan al cerebro: hojas de mostaza. Estas hojas crujientes y con sabor a especias están llenas del aminoácido tirosina. En un estudio reciente que hizo el ejército de Estados Unidos, los investigadores encontraron que hacer una comida rica en tirosina una hora antes de hacer un examen ayudaba a los soldados de manera significativa a mejorar tanto su memoria como su concentración.

El agente contra el envejecimiento: bok choy. Piensa en él como en un multivitamínico con sabor a calabaza. Un tazón de bok choy contiene el 23 por ciento de tu requerimiento diario de vitamina A y un tercio de la vitamina C, con tres fitoquímicos difíciles de pronunciar que combaten el cáncer y ayudan a reducr los efectos del envejecimiento: flavonoides, isotiocinatos y ditioltiona.

La que agudiza la vista: espinacas. Las espinacas son la mayor fuente de luteína y zeaxantina, dos poderosos antioxidantes que protegen tu visión de la devastación de la edad. Un estudio de la Universidad Tufts encontró que quienes consumían espinacas a menudo tenían un riesgo 43 por ciento más bajo de padecer degeneración de manchas por la edad.

El castigador de la presión: colinabo. El colinabo sabe como una mezcla entre calabaza y nabo. Cada ración contiene casi el 25 por ciento de tu requerimiento diario de potasio (para ayudar a controlar tu presión sanguínea), con glucosinolato, un fitoquímico que puede prevenir algunos tipos de cáncer.

Si odias las verduras, puedes aprender a esconderlas y aun así aprovechar sus beneficios. Trata haciéndolas puré y agregándolas a la marinara o a algún guisado. Entre más cortas y haces puré las verduras, más invisibles se vuelven y más fácil le resulta a tu cuerpo absorberlas.

#4: Lácteos (Leche sin grasa o baja en grasa, yogur, queso y queso cottage)

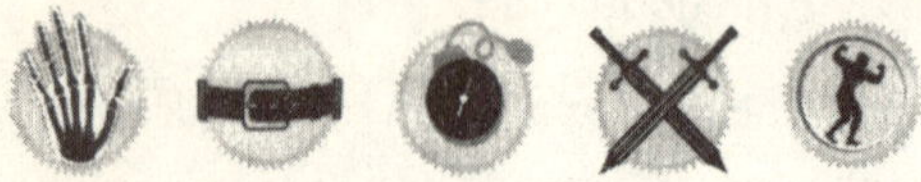

Superpoderes: conforma huesos fuertes, desencadena pérdida de peso.

Armas secretas: calcio, vitaminas A y B12, riboflavina, fósforo, potasio.

Luchan contra: osteoporosis, obesidad, presión alta, cáncer.

Ayudantes: ninguno.

Impostores: leche entera, yogur congelado.

Los lácteos son la versión en nutrición de un actor a quien se le asignan los papeles que concuerdan con su personalidad o que está habituado a desempeñar. Obtienen tanta atención por una cosa que saben hacer bien (fortalecer los huesos) que obtienen poca o ninguna atención por las demás cosas que hacen bien. Ya es tiempo de que los lácteos acepten que tienen un papel revelador como vehículos de la pérdida de peso. Sólo echa un vistazo a la evidencia que cada vez es mayor: Un estudio de la Universidad de Tennessee encontró que quienes consumían en su dieta entre 1200 y 1300 miligramos de calcio al día bajaban casi el doble de peso que quienes consumían menos calcio. En un estudio de la Universidad de Purdue donde se analizó a 54 personas, quienes tomaron 1000 miligramos de calcio al día (alrededor de 3 tazas de leche sin grasa) subieron menos de peso en el transcurso de 2 años que quienes tenían una dieta baja en calcio. Los investigadores piensan que probablemente el calcio previene el aumento de peso al aumentar la fragmentación de la grasa corporal y al obstaculizar su formación. El yogur, los quesos y otros lácteos bajos en grasa pueden desempeñar un papel importante en tu dieta. Pero como tu mayor fuente de calcio, recomiendo la leche por una razón principal: volumen. Los líquidos pueden ocupar un espacio considerable en tu estómago y enviar a tu cerebro la señal de que está lleno. Agregar una pizca de chocolate en polvo también puede ayudar a controlar el antojo de algo dulce sin dejar de proporcionar poder nutrimental.

#5: Avena instantánea (sin endulzar, sin sabor)

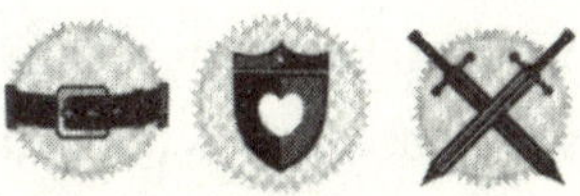

Superpoderes: aumenta la energía y el deseo sexual, reduce el colesterol, mantiene los niveles de azúcar de la sangre.

Armas secretas: carbohidratos complejos y fibra.

Lucha contra: enfermedades cardiacas, diabetes, cáncer de colon, obesidad.

Ayudantes: cereales altos en fibra como All Bran y Fibra Uno.

Impostores: cereales con azúcar añadida y jarabe de maíz alto en fructosa.

La avena es la Bo Derek de tu alacena: es un 10 excelente. Puedes comerla en el desayuno para que te impulse a través de mañanas de flojera, un par de horas antes de hacer ejercicio para sentirte lleno de energía para cuando tomes las pesas o por la noche para evitar comer en exceso más tarde. Yo recomiendo la avena instantánea porque resulta conveniente. Sin embargo, quiero que la compres sin endulzar, sin sabor y que uses otros alimentos con poder como la leche y las frambuesas para mejorar su sabor. La avena saborizada viene cargada de calorías del azúcar.

La avena contiene fibra soluble, lo que significa que atrae fluidos y se mantiene en tu cuerpo por más tiempo que la fibra insoluble (como los vegetales). Se piensa que la fibra soluble reduce el colesterol de la sangre uniéndose a ácidos digestivos producidos a partir del colesterol y enviándolos por tu cuerpo. Cuando eso sucede, tu hígado tiene que tomar colesterol de tu sangre para hacer más ácidos digestivos y tus niveles de colesterol malo bajan.

Confía en mí: Necesitas más fibra, tanto soluble como insoluble. Los médicos recomiendan que consumamos entre 25 y 35 gramos de fibra al día, pero la mayoría consumimos la mitad de esa cantidad. La fibra es como un sacaborrachos para tu cuerpo, golpeando a quienes ocasionan problemas y conduciéndolos a la salida. Te protege de enfermedades cardiacas. Te protege del cáncer de colon llevándose rápidamente de los intestinos los agentes carcinógenos.

Un estudio de Penn State también demostró que la avena mantiene tus niveles de azúcar más tiempo que muchos otros alimentos, lo cual mantiene estables tus niveles de insulina y asegura que no estarás hambriento en las horas siguientes. Eso es bueno, porque los aumentos en la producción de insulina disminuyen el ritmo de tu metabolismo y envían una señal al cuerpo que indica que es momento de empezar a almacenar grasa. Como la avena se fragmenta lentamente en el estómago, causa un menor aumento en los niveles de insulina que alimentos como los *bagels*. Inclúyela en un licuado o como desayuno. (Un estudio de la marina estadounidense demostró que el simple hecho de desayunar elevaba el metabolismo en un 10 por ciento.)

Otro hecho fascinante sobre la avena: estudios preliminares indican que la avena eleva los niveles de testosterona libre en tu cuerpo, mejorando la habilidad de tu cuerpo de conformar músculo, quemar grasa y aumentar tu deseo sexual.

#6: Huevos

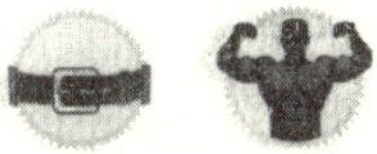

Superpoderes: conforman músculos, queman grasa

Armas secretas: proteínas, vitamina B12, vitamina A

Luchan contra: obesidad

Ayudantes: ninguno

Impostores: ninguno

Por mucho tiempo, los huevos fueron considerados pura maldad y los médicos tenían más probabilidades de recomendar arrojar huevos a los coches que a las sartenes para omelet. Eso se debe a que sólo dos huevos contienen suficiente colesterol para sobrepasar tu cuota diaria recomendada. Aunque puedes reducir una parte del colesterol quitando parte de la yema y usando las claras, cada vez más investigaciones muestran que comer un huevo al día no elevará tus niveles de colesterol, como se creyó en algún momento. De hecho, hemos aprendido que la mayor parte del colesterol malo lo produce el cuerpo a partir de la grasa de la dieta, no a partir del colesterol. Y por eso deberías aprovechar los huevos y su poderosa concentración de proteínas.

Las proteínas que se encuentran en los huevos tienen el más alto "valor biológico" de las proteínas —una medida de qué tan bien apoya la necesidad de proteínas de tu cuerpo— de cualquier alimento. En otras palabras, las proteínas de los huevos son más efectivas para conformar músculos que las de otras fuentes, incluso la leche y la carne de res. Los huevos también contienen vitamina B12, la cual es necesaria para fragmentar la grasa.

#7: Pavo y otras carnes magras (res, pollo y pescado sin grasa)

Superpoderes: conforma músculo, mejora el sistema inmunológico.

Armas secretas: proteínas, hierro, zinc, creatina (res), ácidos grasos omega-3 (pescados), vitaminas B6 (pollo y pescado) y B12, fósforo, potasio.

Lucha contra: obesidad, diversas enfermedades.

Ayudantes: mariscos, tocino tipo canadiense.

Impostores: salchichas, tocino normal, jamón, cortes con grasa de carne de res como T-bone y rib-eye.

Un clásico nutriente que conforma músculos, las proteínas, es la base de cualquier dieta sólida. Ya sabes que se necesita más energía para que tu cuerpo digiera las proteínas que para que digiera carbohidratos o grasa, así que entre más proteínas comes, más calorías quemas. Muchos estudios apoyan la idea de que las dietas altas en proteínas favorecen la pérdida de peso. En un estudio, investigadores de Dinamarca encontraron que los hombres que sustituían con proteínas el 20 por ciento de sus carbohidratos eran capaces de incrementar su metabolismo y el número de calorías que quemaban al día, hasta en un 5 por ciento.

Entre comidas, el pavo es un ave poco común. La pechuga de pavo es una de las carnes más magras que podrás encontrar e incluye casi un tercio de tus requerimientos diarios de niacina y vitamina B6. La carne oscura, si prefieres, tiene mucho zinc y hierro. No obstante, hay una precaución: si estás rostizando un pavo entero para un banquete familiar, evita las aves previamente preparadas, pues han sido inyectadas con grasa.

La carne de res es otra proteína que conforma músculo. Es la fuente principal de creatina, la sustancia que tu cuerpo usa cuando levantas pesas. La carne de res tiene una desventaja: contiene grasas saturadas, pero algunos cortes contienen más que otros. Busca rueda o lomo (ese es el código para las carnes extra magras), el solomillo y los cortes tipo Nueva York son menos grasosos que las costillas y el T-bone. Bájate ese filete con un vaso de leche sin grasa. La investigación muestra que el calcio (¡otra vez esa bala mágica!) puede reducir la cantidad de grasa saturada que absorbe tu cuerpo. Elige cortes del lado izquierdo de la tabla. Contienen menos grasa pero siguen llenos de proteínas.

CARNE DE RES MAGRA (55 CALORÍAS Y 2 A 3 GRAMOS DE GRASA POR CADA PORCIÓN DE 290 GRAMOS)	CARNE DE RES CON CONTENIDO MEDIO DE GRASA (75 CALORÍAS Y 5 GRAMOS DE GRASA POR CADA PORCIÓN DE 290 GRAMOS)
Espaldilla de res	Cecina
Carne molida (extra magra o magra)	Carne molida (no marcada como magra o extra magra)
Bistec (asado y cortado en lonjas finas)	Corte de primera calidad
Rosbif	
Lomo	

Para reducir aún más las grasas saturadas, concéntrate en pescados como el atún y el salmón, porque contienen una dosis saludable de ácidos grasos omega-3 al igual que proteínas. Esos ácidos grasos bajan los niveles de una hormona llamada leptina. Varios estudios recientes sugieren que la leptina influye de manera directa en tu metabolismo: entre más altos sean tus niveles de leptina, más fácilmente tu cuerpo almacena calorías como grasa. Los investigadores en la Universidad de Wisconsin encontraron que los ratones con niveles bajos de leptina tienen metabolismos más rápidos y son capaces de quemar grasa más rápido que los animales con niveles de leptina más altos. Los investigadores de la Clínica Mayo, al estudiar las dietas de dos tribus africanas, encontraron que la tribu que comía pescado con frecuencia tenía niveles de leptina casi cinco veces más bajos que la tribu que comía principalmente vegetales. Un beneficio adicional: investigadores de Estocolmo estudiaron las dietas de más de 6 000 hombres y encontraron que quienes no comían pescado tenían un riesgo tres veces más alto de padecer cáncer de próstata que quienes comían pescado regularmente. Es el omega-3 lo que inhibe el crecimiento de cáncer de próstata.

Ya sea que comas pescado o no, quiero que consideres agregar linaza a tus alimentos. Como te señalé antes, una cucharada contiene sólo 60 calorías, pero contiene ácidos grasos omega-3 y tiene casi 4 gramos de fibra. Tiene un sabor semejante a las nueces, así que puedes rociar un poco de linaza en diferentes recetas, agrégale un poco a tu carne o frijoles, espolvoréalo sobre el cereal o agrégale una cucharada a tu licuado.

CONTENIDOS DE GRASA DE LA CARNE

(116 G, CRUDA, SIN PIEL NI HUESO)

	TOTAL (G)	SATURADAS (G)
Pechuga de pollo sin piel	1.41	0.37
Filete de ternera	2.45	0.74
Conejo silvestre	2.63	0.78
Carne molida magra	4	1.5
Jamón curado	4.68	1.56
Pechuga de pato silvestre	4.82	1.5
Muslo de pollo	5.05	1.34
Lomo de puerco sin grasa	5.06	1.79
Filete de lomo de res	5.15	2
Béfalo	5.44	2.31
Pierna de pavo	7.62	2.34
Pechuga de pavo	7.96	2.17
Solomillo de res magro	8.02	3
Costilla de puerco sin grasa	8.19	2.85
Bistec	8.58	3
Carne de pavo molida magra	9.37	2.55
Pecho de ternera	9.73	3.80
Filete rib-eye	18.03	7.30
Filete T-bone	19.63	7.69
Jamón	21.40	7.42
Carne de puerco de la parte del estómago	60.11	21.92
Puerco curado	91.29	33.32

#8: MANTEQUILLA DE CACAHUATE (NATURAL, SIN AZÚCAR)

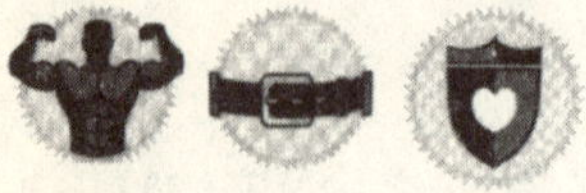

Superpoderes: aumenta la testosterona, conforma músculo, quema grasa.

Armas secretas: proteínas, grasa monoinsaturada, vitamina E, niacina, magnesio.

Lucha contra: obesidad, pérdida de músculo, arrugas, enfermedades cardiovasculares.

Ayudantes: mantequilla de almendra y nuez de la India.

Impostores: mantequillas de cacahuate producidas en masa con azúcar y ácidos trans grasos.

Sí, la mantequilla de cacahuate tiene sus desventajas: es alta en calorías y no se ve muy bien cuando la pides en restaurantes de cuatro estrellas. Sin embargo, está llena de esas grasas monoinsaturadas saludables para el corazón que pueden incrementar la producción de testosterona de tu cuerpo, lo cual puede ayudar a que tus músculos crezcan y a que tu grasa se derrita. En un experimento de 18 meses, las personas que integraron mantequilla de cacahuate a su dieta mantuvieron una pérdida de peso mayor que quienes se encontraban siguiendo planes bajos en grasa. Un estudio reciente de la Universidad de Illinois mostró que las personas que comían grasas monoinsaturadas antes de una comida (en este caso era aceite de oliva) comían 25 por ciento menos calorías durante esa comida que quienes no.

Hablando de manera práctica, la mantequilla de cacahuate funciona porque es un refrigerio rápido y práctico... y sabe bien.

Una dieta que incluye una golosina como la mantequilla de cacahuate no te deja sintiéndote vacío, es más fácil de seguir y no te hará caer en otros antojos. Úsala en una manzana, para el camino, o para agregarle sabor a licuados potencialmente planos. Dos desventajas: no puedes atascarte de mantequilla de cacahuate por su contenido de grasa, limítate a 3 cucharadas al día. Y debes buscar la mantequilla de cacahuate natural, no las marcas que la producen en masa pues tienen azúcar añadida.

#9: Aceite de oliva

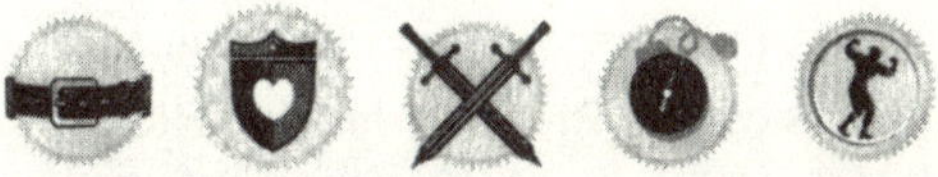

Superpoderes: baja el colesterol y aumenta el sistema inmunológico.

Armas secretas: grasa monoinsaturada, vitamina E.

Lucha contra: obesidad, cáncer, enfermedades cardiacas, presión alta.

Ayudantes: aceite de cánola, de cacahuate, de girasol.

Impostores: aceites vegetales e hidrogenados, ácidos trans grasos, margarina.

En el capítulo 3, leíste una amplia información sobre el valor de grasas de alta calidad como el aceite de oliva. Sin embargo, vale la pena reiterarlo aquí: El aceite de oliva y sus hermanos te ayudarán a comer menos al controlar tus antojos de comida; también te ayudarán a quemar grasa y a mantener a raya tu colesterol. ¿Necesitas alguna razón más para pasar la botella?

#10: PANES Y CEREALES INTEGRALES

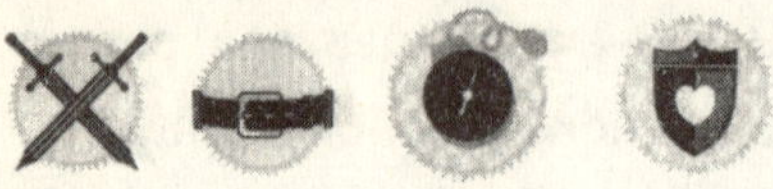

Superpoderes: impiden que tu cuerpo almacene grasa.

Armas secretas: fibra, proteínas, tiamina, riboflavina, niacina, piridoxina, vitamina E, magnesio, zinc, potasio, hierro, calcio.

Luchan contra: obesidad, cáncer, presión alta, enfermedades cardiacas.

Ayudantes: arroz, pretzels y pastas integrales.

Impostores: productos horneados procesados como pan blanco, bagels y donas, panes etiquetados como TRIGO en vez de TRIGO ENTERO.

Una persona no puede sobrevivir mucho tiempo en una dieta de puras proteínas, pura ensalada o cualquier otra cosa. Se te antojarán los carbohidratos porque tu cuerpo los necesita. La clave es comer los que han sido menos procesados: carbohidratos que siguen teniendo intacta toda su fibra saludable para el corazón y para combatir la barriguita.

Granos como el trigo, el maíz, la avena, la cebada y el centeno son semillas que vienen de pastos y se descomponen en tres partes: el germen, el cuerpo y el endosperma. Piensa en una mazorca de maíz. La parte más grande de la mazorca (la parte que explota cuando haces palomitas) es el endosperma. En cuanto a nutrición, es toda una bomba. Contiene almidón, un poco de proteínas y algunas vitaminas B. El germen es la parte más pequeña del grano; en la mazorca, es esa pequeña cosa que se parece a una semilla. Pero aunque es pequeña, contiene el mayor poder nutrimental. Contiene proteínas, aceites y las vitaminas B tiamina, riboflavina, niacina y piridoxina. También tiene vitamina E y los minerales magnesio, zinc, potasio y hierro. El cuerpo es la tercera parte del grano y la parte donde se almacena toda la fibra. Es una envoltura alrededor del endosperma que contiene vitaminas B, zinc, calcio, potasio, magnesio y otros minerales.

Pero bueno, ¿cuál es el punto de esta pequeña lección de biología? Bien, entiende lo siguiente: cuando los fabricantes de alimentos procesan y refinan granos, ¿adivina cuáles son las dos partes que desechan? Sí, el cuerpo, donde se encuentran la fibra y los minerales, y el germen, donde están toda la fibra y los minerales. Y con lo que se quedan (el endosperma, que no tiene ningún valor nutrimental, es decir, el almidón) se convierte en pasta, *bagels*, pan blanco, arroz blanco y casi cualquier otro producto de trigo y alimento horneado que podrás encontrar. Loco, ¿verdad? Pero si comes productos hechos con todas las partes del grano (pan, pasta, arroz integrales) obtienes todo el valor nutrimental que de otra forma están tratando de quitarte los fabricantes de comida.

Los carbohidratos de los granos enteros pueden desempeñar un papel importante en un estilo de vida saludable. En un estudio de 11 años en 16 000 personas de edad madura, investigadores de la Universidad de Minnesota encontraron que consumir tres raciones diarias de granos enteros puede reducir el riesgo de muerte de una persona en un 23 por ciento en el transcurso de una década. (Dile eso a tu cuate que está comiendo una dieta baja en carbohidratos.) El pan integral mantiene bajos los niveles de insulina, lo cual te impide almacenar grasa. En esta dieta, es especialmente versátil porque complementará cualquier comida con poco tiempo de preparación. Pan tostado para el desayuno, sándwiches para el almuerzo, pan con una untada de mantequilla de cacahuate como refrigerio. No te creas lo que se dice. Los carbohidratos —el tipo adecuado de carbohidratos— son buenos para tu salud.

Advertencia: los fabricantes de alimentos son muy astutos. A veces, después de deshacerse de todas las vitaminas, fibra y minerales del trigo, al refinarlo, suelen agregar melaza al pan, haciendo que se vea café, y lo colocan en los estantes de las tiendas con una etiqueta que dice PAN DE TRIGO. ¡Es un truco! Los panes y demás productos verdaderamente nutritivos dirán TRIGO ENTERO o TRIGO INTEGRAL. No te dejes engañar.

#11: POLVO (SUERO) DE PROTEÍNAS ADICIONALES

Superpoderes: conforma músculo, quema grasa.

Armas secreta: proteínas, cisteína, glutatión.

Lucha contra: obesidad.

Ayudante: queso ricotta.

Impostora: proteína de soya.

¿Suero de proteína? ¿Qué demonios es eso? Es el único alimento con poder de la dieta para el abdomen que puede que no encuentres en el supermercado, pero es el único que vale la pena el viaje a la tienda naturista. Estoy hablando de proteína de suero en polvo, un tipo de proteína animal que incluye un impacto de conformación muscular. Si agregas polvo de suero a tu comida (en un licuado, por ejemplo) es muy probable que hayas creado la comida más poderosa que existe para quemar grasa. La proteína de suero es una proteína de alta calidad que contiene aminoácidos esenciales que conforman músculo y queman grasa. Sin embargo, es especialmente efectiva porque tiene la cantidad más alta de proteínas por el número más bajo de calorías, lo que la convierte en la kriptonita de la grasa. Los licuados con un poco de polvo de suero pueden ser más efectivos después de hacer ejercicio. Un estudio de 2001 en la Universidad de Texas encontró que quienes levantaban pesas y bebían un licuado con aminoácidos y carbohidratos antes de hacer ejercicio incrementaban su síntesis de proteínas (su capacidad de conformar músculo) más que quienes levantaban pesas y bebían el mismo licuado después de hacer ejercicio. Como el ejercicio incrementa el flujo de sangre hacia los tejidos, la teoría dice que el tener proteína de suero en tu sistema al hacer ejercicio puede conducir a una mayor captación de aminoácidos (los bloques constructores de músculo) en tu músculo.

Sin embargo, eso no es todo. La proteína de suero puede ayudar a proteger tu cuerpo del cáncer de próstata. El suero es una buena fuente de cisteína, la cual utiliza tu cuerpo para crear un antioxidante que combate el cáncer llamado glutatión. Agregar una pequeña cantidad puede incrementar los niveles de glutatión de tu cuerpo hasta en un 60 por ciento.

Por cierto, la única fuente de proteínas de suero en tu supermercado es el queso *ricotta*. A diferencia de otros quesos, que se hacen de leche entera, el *ricotta* se hace de suero, una buena razón para visitar tu tienda local de alimentos italianos.

#12: Frambuesas y otras frutas como fresas, zarzamoras, etcétera

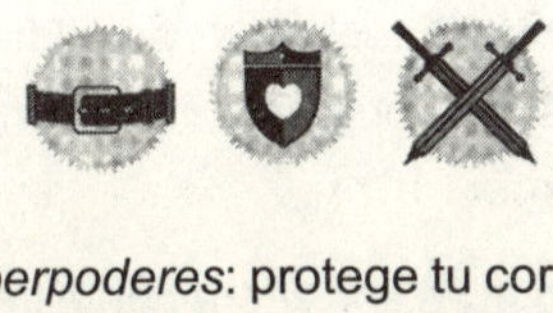

Superpoderes: protege tu corazón, mejora tu vista, mejora tu equilibrio, coordinación y memoria a corto plazo, impide los antojos.

Armas secretas: antioxidantes, fibra, vitamina C, tanino (arándanos).

Lucha contra: enfermedades cardiacas, cáncer, obesidad.

Ayudantes: la mayoría de las demás frutas, en especial manzana y toronja.

Impostores: jaleas, la mayoría eliminan fibra y añaden azúcar.

Dependiendo de tu gusto, cualquiera de esas frutas servirá (salvo las artificiales). A mí me gustan las frambuesas tanto por su poder como por su sabor. Contienen niveles poderosos de antioxidantes, complejos para todo objetivo que ayudan a tu cuerpo a combatir las enfermedades cardiacas y el cáncer; los flavonoides de estas frutas también pueden ayudar a tu vista, equilibrio, coordinación y memoria a corto plazo. Una taza de frambuesas incluye 6 gramos de fibra y más de la mitad de tus requerimientos diarios de vitamina C.

CÓMO ELEGIR EL PRODUCTO

Muchos crecimos con una aversión hacia las frutas y verduras, principalmente causada por mamás en extremo cariñosas que hervían las verduras enlatadas hasta que quedaban blandas y luego insistían en que si no las comíamos de alguna manera éramos irresponsables porque los niños de China no tuvieran suficiente arroz. Hoy en día, tienes dos maneras de demostrarle a tu madre que estaba equivocada: primero, mostrándole lo deliciosos que pueden ser los productos frescos, y, segundo, mostrándole una imagen de Yao Ming. (Oye, alguien sí estaba comiendo suficiente arroz.)

Frambuesas y frutas similares. Antes de que compres frambuesas o fresas, voltea el empaque. Debes buscar la fecha de caducidad: manchas de jugo. Quieres fruta que puedas comer sin verte como si te hubieran llenado de huellas dactilares.

Maíz en la mazorca. Las mazorcas más dulces son ligeramente tiernas, con granos que no llegan hasta el final de la mazorca. Colócalos con todo y cáscara en una parrilla a temperatura media. Cocina durante 10 minutos, luego pélalos pero deja la última capa de cáscara. Cocina a la parrilla durante 5 minutos más para obtener ese sabor recién ahumado.

Sandía. Olvida el color, la forma o el tamaño. Las sandías se juzgan mejor según peso. Entre más pesada es una sandía, más agua contiene y el agua es lo que le da su sabor.

Melón. No des golpecitos en un melón para verificar qué tan maduro está, dale una palmada. Lo que debes escuchar es un espacio hueco, no un golpe sordo ni un grito inhumano.

Jitomates. Busca jitomates que sean firmes y pesados por su tamaño. Deben tener un aroma dulce. Si por lo general no te gustan los jitomates, prueba la variedad amarilla; tienden a tener un sabor más dulce, menos ácido que las variedades rojas.

Duraznos. Busca fruta de buen color sin manchas verdes. La piel debe ceder ligeramente al oprimirla y debe tener un aroma fragante. (Fragante como un durazno, no fragante como tu primo Pedro.)

Las moras azules también están cargadas de fibra soluble que, como en el caso de la avena, te ayuda a sentirte más lleno. De hecho, son uno de los alimentos más saludables que puedes comer. Las moras azules están por encima de otras 39 frutas y verduras en cuanto a su concentración de antioxidantes. (Un estudio encontró que las ratas que comieron moras azules tenían más coordinación y eran más listas que las que no las comían.)

Las fresas contienen otra forma valiosa de fibra llamada pectina (al igual que las toronjas, duraznos, manzanas y naranjas). En un estudio del *Journal of American College of Nutrition*, los sujetos tomaron jugo de naranja normal o jugo con pectina. Quienes consumieron el jugo cargado se sintieron más llenos después de beberlo que quienes lo tomaron sin pectina. La diferencia duró el tiempo impresionante de 4 horas.

REPORTE ESPECIAL

TU PESO NO ES TU CULPA

Las formas ocultas que los fabricantes de comida traman para hacer que engordes

Los seis lineamientos nutrimentales de la dieta para el abdomen y sus 12 alimentos con poder te conducirán por la calle de la buena alimentación. Sigue esos principios y pronto verás cambios notables en tu apariencia y en tu salud. Ahora, puedo llevarte por la calle y mostrarte los caminos que conducen a una vida de más músculo y menos grasa, pero sería un pésimo guía si no te advirtiera de los dos mayores rufianes que andan rondando a la vuelta de la esquina. Son los dos ingredientes que te atacarán y te despojarán de todo el progreso que hayas hecho en la dieta: el jarabe de maíz alto en fructosa y la grasa trans. Por suerte, gracias al trabajo de algunos artistas del esbozo científico, tenemos una idea bastante buena de cómo operan y cuándo atacan.

Y atacan con frecuencia. Esas dos nuevas bombas de calorías casi nunca se consumían antes de la mitad de la década de los setenta, pero ahora andan por ahí en todo tipo de comida. No es de sorprender que un estudio reciente elaborado por los centros para el control y prevención de enfermedades encontró que, en 1971, los hombres estadounidenses consumían en promedio 2 450 calorías diarias y las mujeres un promedio de 1 542 calorías. Sin embargo, en el año 2000, los hombres estaban consumiendo en promedio 2 618 calorías (7 por ciento más), mientras que las mujeres estaban comiendo 1 877 calorías (22 por ciento más). ¿Acaso todos nos volvimos más hambrientos? No. Nuestra comida se volvió mucho más grande... y nosotros también.

Ahora recuerda: esta dieta no trata de restricciones y privación, así que no te voy a decir que te des la media vuelta y corras cada vez que veas jarabe de maíz alto en fructosa y grasas trans. Lo que quiero que hagas es llegar a conocerlos. Debes saber en qué alimentos se encuentran y entender cómo pueden destruir todas las cosas buenas que has hecho para cambiar tu cuerpo. Verás, uno de los secretos del éxito de la dieta para el abdomen es que incorpora formas de lidiar con esta pareja terrible. Al comer seis comidas y refrigerios balanceados con ingredientes que aceleran tu metabolismo, tendrás menos antojo de alimentos que contengan las sustancias malas. Y, al permitirte una comida a la semana en la que puedes comer lo que quieras, puedes programar un espacio en el que te consientes con algunos de tus alimentos favoritos que caen en la categoría criminal. En lugar de resistirte a ellos todo el tiempo, dales entrada ocasionalmente, pero debes saber que por tu bien no debes hacer demasiados viajes a ese lado del pueblo.

JARABE DE MAÍZ ALTO EN FRUCTOSA

Juega asociaciones de palabras con *jarabe de maíz alto en fructosa* y, si eres como yo, dirás "Froot Loops". Pero, cuando los nutriólogos juegan ese mismo juego, dicen otra palabra: *obesidad*. El jarabe de maíz alto en fructosa es un endulzante hecho por el hombre que resulta más barato y más dulce que el azúcar. Los fabricantes de comida lo aman porque aumenta sus ganancias, de modo que lo añaden a un número increíble de alimentos: cereal, cátsup, refrescos, salsa para pasta, galletas. Incluso a algunas barras de reemplazo de comidas, que supuestamente son buenas para tu salud, incluyen al jarabe de maíz alto en fructosa en los primeros ingredientes de su lista.

Estamos hablando de un endulzante procesado que ni siquiera existía en la cadena alimenticia hasta la década de los setenta. Y el jarabe de maíz alto en fructosa es realmente muy, muy malo para tu salud. Eso se debe a que está lleno de calorías, pero tu cuerpo no las reconoce. De hecho, el jarabe de maíz alto en fructosa apaga los interruptores naturales que tiene tu cuerpo para controlar el apetito así que puedes comer y comer y comer mucho más allá de lo que tu cuerpo sería capaz de manejar normalmente. Probablemente conoces chicos que se pueden beber una botella de dos litros de Coca en una sola sentada. Bueno, ¿adivina qué? Antes de que se inventara el jarabe de maíz alto en fructosa, los seres humanos no podían hacer eso. Nuestros interruptores naturales para controlar el apetito entraban en funcionamiento, detectaban el azúcar que estábamos consumiendo y decían: *¡No more!* Sin embargo, al apagar los interruptores que controlan nuestro apetito, el jarabe de maíz alto en fructosa (un verdadero alimento chatarra) está haciendo que Estados Unidos engorde. En 1970, los norteamericanos comían alrededor de 225 gramos de jarabe de maíz alto en fructosa por persona al año. Para finales de la década de los noventa, cada persona estaba consumiendo alrededor de 28 kilos al año. Eso se traduce en 228 calorías adicionales por persona al día.

El problema con el jarabe de maíz alto en fructosa no es el jarabe de maíz, es la fructosa (azúcar que se presenta de manera natural en las frutas y la miel). El jarabe de maíz está hecho principalmente de glucosa, la cual se puede quemar como fuente de energía inmediata, se puede almacenar en tu hígado o músculos para usarla después o, como último recurso, se puede convertir en grasa. Sin embargo, el jarabe de maíz no es tan dulce como otros azúcares, razón por la cual el jarabe de maíz alto en fructosa se ha vuelto tan popular. Es barato y es doblemente dulce.

A diferencia de la glucosa, tu cuerpo no usa la fructosa como una fuente de energía inmediata. Aunque la pequeña cantidad de fructosa que obtienes de manera natural a través de la fruta y la miel no te hará engordar, comer jarabe de maíz alto en fructosa es como poner una bomba que envía la grasa directamente a tu barriga. Uno de los peores transgresores son los refrescos: el consumo de refresco se ha duplicado de 113.5 a 227 litros por persona al año en las últimas décadas. De modo que la cantidad de jarabe de maíz alto en fructosa que estamos consumiendo no tiene precedentes y muchos investigadores piensan que hay un nexo directo entre la enorme cantidad de jarabe de maíz alto en fructosa que estamos consumiendo y los enormes números que estamos viendo en la báscula.

Regresa a lo que sabes sobre los carbohidratos. Cuando comes cualquier carbohidrato —ya sea que contenga glucosa o almidón— tu cuerpo libera insulina para regular tu peso. Primero, intenta empujar los carbohidratos al interior de las células musculares para que se usen como energía y facilita que los carbohidratos se almacenen en el hígado para ser usados después. Luego, suprime tu apetito, diciéndole a tu cuerpo que ya has tenido suficiente. Finalmente, estimula la producción de otra proteína, la leptina, que se fabrica en tus células de grasa. En esencia, la leptina ayuda a regular la cantidad de grasa que almacenas y ayuda a acelerar tu metabolismo para mantener tu peso bajo control. Como la suegra que trata de decirte cómo educar a tus hijos, la fructosa arruina un sistema que estaba funcionando perfectamente bien sin ella. La fructosa no estimula la insulina y, por tanto, no aumenta la producción de leptina y el argumento más importante en contra de la fructosa y del jarabe de maíz alto en fructosa es el siguiente: sin insulina y leptina, tu cuerpo no tiene un mecanismo de apagado. Puedes beber cuatro litros de Coca o darle baje a 2.5 litros de yogur congelado y tu cuerpo piensa que no has comido desde la última vez que Bill Gates le pidió dinero prestado a su papá.

Los refrescos son una de las fuentes principales de jarabe de maíz alto en fructosa, pero los investigadores trataron de determinar si el problema era la soda en sí o el jarabe de maíz alto en fructosa. El veredicto: el jarabe de maíz alto en fructosa. En un estudio del *American Journal of Clinical Nutrition*, los investigadores tomaron dos grupos de personas con sobrepeso e hicieron que durante diez semanas un grupo bebiera refrescos normales mientras que el otro bebió refresco de dieta (que no contiene jarabe de maíz alto en fructosa). El grupo que tomó refrescos normales subió de peso y aumentó su grasa corporal, al mismo tiempo que vio un aumento en su presión sanguínea. El grupo que tomó refresco de dieta consumió menos calorías de las que consumía normalmente, bajó de peso, redujo la grasa corporal y bajó su presión sanguínea.

Incluso si no eres de las personas que toman refresco, el jarabe de maíz alto en fructosa puede entrar furtivamente en tu dieta. Aquí es donde resultan útiles las etiquetas nutrimentales. Si una etiqueta dice "azúcar" o "azúcar de caña", el producto contiene sucrosa, que es una mezcla que contiene 50 por ciento glucosa y 50 por ciento fructosa. Eso no parece ser un gran problema. Si el jarabe de maíz alto en fructosa está enlistado en el primer o segundo lugar, lee la tabla de la etiqueta nutrimental para ver cuánta azúcar contiene ese alimento. Si es sólo un gramo o dos, no te preocupes. Pero si ves un alimento que tiene 8 gramos o más de azúcar y el jarabe de maíz alto en fructosa ocupa los primeros lugares en la lista de ingredientes, haz lo que haces cuando te rechazan para una cita: nada. Sin embargo, cuando tus números de jarabe de maíz alto en fructosa empiecen a verse como las estadísticas de la carrera de Michael Jordan, es cuando vas derechito a los problemas. Consulta la tabla de sustitución para conocer las cantidades de bajo mantenimiento.

ALIMENTOS CON MUCHO JARABE DE MAÍZ ALTO EN FRUCTOSA	REEMPLÁZALO CON
Refrescos normales	Agua mineral sin endulzar o refresco dietético
Dulces comerciales (como caramelos)	Barras de chocolate (revisa la etiqueta; algunas barras de chocolate contienen jarabe de maíz alto en fructosa)
Jarabe para panqué	Jarabe de maple natural
Yogur congelado	Helado
Yogur con sabor a fruta	Yogur orgánico
Cereales muy endulzados	Cereales sin azúcar o con poca azúcar
Salsa para pasta	Salsa para pasta sin azúcar
Barras energéticas	Barras energéticas sin jarabe de maíz alto en fructosa

GRASAS TRANS

Toqué el tema de las grasas trans en el capítulo 4, pero son tan malas para tu salud que quiero que lo retomemos. Usadas en miles de alimentos preparados comunes, desde *waffles* congelados hasta galletas Oreo, desde papas fritas hasta panquecitos de salvado, las grasas trans son simplemente aceite vegetal con hidrógeno añadido. Puede que no hayas escuchado mucho al respecto, porque, hasta el 2003, no se exigía a las empresas que enlistaran las grasas trans en sus etiquetas nutrimentales.

Las grasas trans son difíciles de digerir, de modo que incrementan la cantidad de colesterol malo en tu sangre y pueden aumentar drásticamente tu riesgo de padecer enfermedades cardiacas, pueden debilitar tu sistema inmunológico e incluso pueden causar diabetes. Algunos científicos han estimado que las grasas trans contribuyen en más de 30 000 muertes prematuras cada año.

En la década de 1950, los científicos hicieron por primera vez la relación entre grasa saturada, colesterol y enfermedades cardiacas. Después del descubrimiento, los fabricantes pelearon por encontrar una forma de compensar las grasas saturadas. Su solución fue un proceso llamado hidrogenación parcial, en la cual el aceite vegetal se combina con hidrógeno y se calienta a temperaturas extremadamente altas. A medida que se calientan las moléculas del aceite, se unen con el hidrógeno, transformando un líquido en un sólido. Listo, ya tenemos ácido trans graso. De inmediato, fue un exitazo. A los restaurantes les gustó porque podían llenar sus freidoras con él y mantenerlo caliente sin llenar de humo sus cocinas. El ácido trans graso era más barato que la mantequilla y duraba más tiempo, de modo que los restaurantes podían comprarlo en masa sin preocuparse por desperdiciarlo. Pronto se convirtió en el pilar de lo que encuentras en esos dos o tres tentadores pasillos del supermercado: papas fritas y galletas. La grasa trans hizo que las papas fritas fueran más crujientes y dio a los fabricantes una forma de agregar el gran sabor de la grasa en formas que nunca se habían tenido antes... como el relleno de las galletas Oreo.

ENSEÑANZA SUSTITUTA

Los aceites parcialmente hidrogenados están por todos lados. No puedes eliminarlos de tu dieta, pero si eliges las marcas adecuadas de los alimentos que te gustan, puedes reducir drásticamente la cantidad que estás consumiendo diariamente.

SI QUIERES	ELIGE ESTA OPCIÓN LIBRE DE GRASA TRANS
Caramelos	Barra de chocolate oscuro Dove
Cereal	Raisin Bran o Frosted Mini Wheats de Kellog's
Queso para untar	Cheez Whiz Light
Galletas	Galletas sin grasa Archway o Pamela's Gourmet
Frituras de maíz	Tostitos naturales
Galletas saladas	Galletas saladas bajas en grasa Wheatables
Palitos de pescado	Palitos de pescado empanizados Van de Kamp's Crisp & Healthy
Papas a la francesa	Papas a la francesa en 5 minutos marca McCain
Waffles congelados	Waffles sin grasa Special K de Kellog's
Margarina	Margarina para untar sin grasa marca I Can't Believe It's Not Butter o Smart Balance Light
Palomitas	Palomitas naturales
Papas fritas	Papas fritas bajas en grasa Ruffles naturales con sal de mar
Pays	Pays orgánicos Amy's
Barras energéticas	Relleno sazonado Butterball

Como la grasa trans no existe en la naturaleza, el cuerpo tiene muchas más dificultades para procesarla que en el caso de otros tipos de grasa. Si tu cuerpo fuera un sistema de metro, la primera parada que haría la grasa trans sería en tu corazón. La grasa trans incrementa tu colesterol malo y baja tu colesterol bueno y aumenta los niveles en la sangre de un complejo llamado lipoproteína. Ente más lipoproteína tengas en tu sistema, mayor será tu riesgo de padecer enfermedades cardiacas. Los investigadores incluso han encontrado que la grasa trans podría incrementar tu riesgo de padecer cáncer.

Después de años de luchar contra la industria de la comida (que no quería incluir en la lista la grasa trans, por miedo a que el hecho de que los consumidores supieran al respecto resultara en pérdidas de billones de dólares al año), la Food and Drug Administration de Estados Unidos pasó una regulación a mitad de 2003 que obligaba a las compañías a enlistar la grasa trans en las etiquetas de los alimentos. Sin embargo, las compañías son libres de hacer el cambio en fases, lo que significa que no verás las grasas trans enlistadas en todas las etiquetas de ingredientes durante años. Mientras tanto, a continuación se encuentran algunas cosas que puedes hacer para limitar la cantidad de grasas trans de tu dieta.

EN LA TIENDA DE ABARROTES	EN CASA	EN EL RESTAURANTE
Verifica la lista de ingredientes en busca de las palabras hidrogenado o parcialmente hidrogenado. Entre más alto sea el lugar de esos ingredientes en la etiqueta, más grasas trans contienen (con la excepción de la mantequilla de cacahuate, que contiene bajas cantidades).	Elige desayunos altos en proteínas como huevos o tocino canadiense en lugar de *waffles*. Si comes un pan tostado, usa mantequilla de cacahuate en lugar de margarina.	Pregunta qué tipo de aceite usa el chef. Lo que quieres escuchar es aceite de oliva, no manteca.
Decodifica la etiqueta de comida. Suma todos los gramos de grasa juntos que están enlistados en la etiqueta y luego resta ese número al contenido total de grasa. El número que te queda es el estimado para la cantidad de grasas trans que hay en ese alimento.	Como refrigerio, prefiere las papas horneadas o fritas en aceite de oliva en lugar de las preparadas con manteca vegetal (verifica la lista de ingredientes).	Pide comida horneada, cocida o a la parrilla, no frita.

EN LA TIENDA DE ABARROTES	EN CASA	EN EL RESTAURANTE
Compra margarina libre de grasa trans, como la Smart Balance Light. La margarina que viene en contenedor que se puede apretar también tiene menos grasa trans que la de barra.	Dales sabor a las verduras o papas horneadas con aceite de oliva, aceite de girasol o incluso aerosol con sabor a mantequilla en lugar de usar margarina.	Evita el pan, que puede estar lleno de grasas trans. Es mejor elegir una papa horneada, sopa o ensalada.
Traduce las etiquetas. Libre de colesterol no significa libre de grasa trans. Sólo cuando dice libre de grasa significa eso.	En lugar de usar pan para preparar un sándwich opta por una tortilla o una pita.	Quita el exceso de aceite de tus papas fritas lo más rápido posible. Una servilleta puede absorber el exceso de grasa.

Los aceites parcialmente hidrogenados se encuentran en miles de alimentos. No puedes eliminarlos por completo, pero el Instituto Nacional de Medicina de Estados Unidos recomienda eliminar de tu dieta el mayor número posible de gramos de grasas trans. A continuación se encuentra la concentración de estas grasas de algunos alimentos populares:

ALIMENTO	GRASAS TRANS (G)
1 pastel de pollo	8
2 galletas	8
1 orden grande de papas	7
1 orden de nachos con queso	5
1 cucharada de margarina en barra	5
6 galletas Oreo	4
1 waffle	4
1 bolsa pequeña de palomitas de cine	3.5
1 rebanada de pie de manzana	3

CAPÍTULO 9

PLAN DE COMIDAS DE LA DIETA PARA EL ABDOMEN

Usando los alimentos con poder en recetas rápidas y sencillas

Si eres como muchos chicos con los que trabajo, pasas más tiempo en el baño que en la cocina. Simplemente no tienes tiempo de cocinar. Agarras algo para desayunar de salida, te llenas de café al llegar, comes con clientes o compañeros de trabajo y pasas por la máquina dispensadora a las 4. Para cuando llegas a tu casa a las 8, 9 o 10 de la noche, sólo tienes ganas de hacer dos cosas... y las dos tienen lugar en tu cama.

Mira, yo soy exactamente igual. No tengo el tiempo, la energía o el impulso creativo para cocinar. La parte superior de mi estufa está más llena de cuentas y correo basura que de cacerolas y sartenes y hay más probabilidades de que mi horno se use para almacenar que para cocinar. (Una vez, mi mamá vino a visitarme y accidentalmente horneó mi pelota de basquetbol.) La primera vez que le hice de cenar a mi novia, con toda precisión identificó la cena como "algún tipo de carne".

De modo que lo que vas a ver en las siguientes páginas ha sido totalmente puesto a prueba de idiotas y si puedes usar una licuadora y un sartén, puedes manejar estas comidas.

La mayoría de estas recetas se pueden preparar rápidamente, algunas en menos de cinco minutos. También sé que tú no vas a preparar cada comida, así que, empleando los alimentos con poder, he incluido una combinación muestra de alimentos que constituyen comidas adecuadamente balanceadas. Para las comidas, los tamaños de las raciones son más de una, así que puedes usar lo que sobre para la cena.

LICUADOS DE LA DIETA PARA EL ABDOMEN

Los licuados son una de las mejores partes de seguir la dieta para el abdomen. Su preparación tarda menos de 3 minutos. Incluyen múltiples alimentos altos en nutrientes. Te dejan satisfecho. Por si eso no fuera suficiente, también pueden tener el sabor de un postre de cinco estrellas. Puedes crear tus propias mezclas usando leche descremada, yogur de vainilla bajo en grasa, polvo de suero y hielo como ingredientes principales. La avena y la fruta son buenos ingredientes que agregar, al igual que una cucharada de mantequilla de cacahuate. Incluye todos los ingredientes en una licuadora y mézclalos hasta que el contenido sea uniforme. Para obtener un volumen extra, agrega más hielo. A continuación hay algunos ejemplos:

Licuado de súper poder de la dieta para el abdomen (número de alimentos con poder: 5)

1 taza de leche descremada

2 cucharadas de yogur de vainilla bajo en grasa

3/4 de taza de avena instantánea remojada en agua

2 cucharaditas de mantequilla de cacahuate

2 cucharaditas de polvo de suero de chocolate

6 cubos de hielo, picados

Sirve para preparar 2 porciones de 232 g.

Calorías por porción: 220; proteínas: 12 g; carbohidratos: 29 g; grasas: 4 g; grasa saturada: 1.5 g; sodio: 118 mg; fibra: 3g

Licuado Marshall de fresas (número de alimentos con poder: 5)

1/2 taza de yogur de vainilla bajo en grasa

1 taza de leche descremada

2 cucharaditas de mantequilla de cacahuate

1 taza de fresas congeladas

2 cucharaditas de polvo de suero

6 cubos de hielo, picados

Sirve para preparar 2 porciones de 232 g.

Calorías por porción: 186; proteínas: 11 g; carbohidratos: 26 g; grasas: 5 g; grasa saturada: 2 g; sodio: 151 mg; fibra: 3 g

Cereal matador (número de alimentos con poder: 4)

1/2 taza de cereal All-Bran Extra fibra

1 taza de leche descremada

1/2 taza de frambuesas (u otras fresas similares)

1 cucharada de miel

2 cucharaditas de polvo de suero

6 cubos de hielo, picados

Sirve para preparar 2 porciones de 232 g.

Calorías por porción: 145; proteínas: 8 g; carbohidratos: 32 g; grasas: 2 g; grasa saturada: 1 g; sodio: 155 mg; fibra: 9 g

Licuado Banana Split (número de alimentos con poder: 3)

1 plátano

1/2 taza de yogur de vainilla bajo en grasa

1/8 de taza de concentrado de jugo de naranja

1/2 taza de leche descremada

2 cucharaditas de polvo de suero

6 cubos de hielo, picados

Sirve para preparar 2 porciones de 232 g.

Calorías por porción: 171; proteínas: 8 g; carbohidratos: 33 g; grasas: 2 g; grasa saturada: 1 g; sodio: 94 mg; fibra: 2 g

Licuado de frambuesas y otras fresas (número de alimentos con poder: 4)

3/4 de taza de avena instantánea remojada en agua o leche descremada

3/4 de taza de leche sin grasa

3/4 de taza de moras azules, fresas y frambuesas

2 cucharaditas de polvo de suero

3 cubos de hielo, picados

Sirve para preparar 2 porciones de 232 g.

Calorías por porción: 144; proteínas: 7 g; carbohidratos: 27 g; grasas: 1 g; grasa saturada: 0 g; sodio: 109 mg; fibra: 4 g

Licuado PB&J (número de alimentos con poder: 5)

3/4 de taza de yogur de vainilla bajo en grasa

3/4 de taza de leche descremada

2 cucharaditas de mantequilla de cacahuate

1 plátano mediano

1/2 taza de fresas congeladas sin endulzar

2 cucharaditas de polvo de suero

4 cubos de hielo, picados

Sirve para preparar 2 porciones de 232 g.

Calorías por porción: 235; proteínas: 11 g; carbohidratos: 39 g; grasas: 5 g; grasa saturada: 2 g; sodio: 154 mg; fibra: 4 g

Licuado de verano (número de alimentos con poder: 4)

2/3 de taza de fresas congeladas

1 plátano

1/2 taza de melón en cuadritos

116 ml de yogur de vainilla bajo en grasa

3/4 de taza de leche descremada

2 cucharaditas de polvo de suero de vainilla

3 cubos de hielo, picados

Sirve para preparar 2 porciones de 232 g.

Calorías por porción: 199; proteínas: 9 g; carbohidratos: 39 g; grasas: 2 g; grasa saturada: 1 g; sodio: 117 mg; fibra: 4 g

Desayunos de la dieta para el abdomen

Entre darte un regaderazo, echarle un vistazo a un periódico y ponerle el pegamento de última hora al trabajo escolar de tu hijo, el desayuno es la comida martirio del día. Por lo general, lo sacrificas por cualquier otra cosa que requiera de tu atención. Sin embargo, si tuvieras que colocar en orden de importancia las seis comidas, la primera del día iría en el lugar número uno. El desayuno despierta tu metabolismo y le dice que comience a quemar grasa, lo cual disminuye tu riesgo de padecer obesidad. La forma más rápida de incorporar la dieta para el abdomen en tu desayuno es combinar alimentos potentes (los alimentos con poder) para planear comidas como:

- ⊖ 1 licuado de 232 ml.
- ⊖ 2 cucharadas de mantequilla de cacahuate en pan integral y 2 rebanadas de tocino canadiense.
- ⊖ 1 3/4 de taza de cereal de trigo y salvado con 1 taza de leche descremada, 3 salchichas de pavo pequeñas y 1/2 taza de frambuesas.
- ⊖ 2 huevos revueltos, 2 rebanadas de pan integral, 1 plátano y 1 taza de leche sin grasa.
- ⊖ cereal preparado con 3/4 de taza de algún cereal alto en fibra, 1/4 de taza de Cap'n Crunch, 2 cucharadas de almendras y 3/4 de taza de leche descremada.
- ⊖ 1 rebanada de pan integral con 1 cucharada de mantequilla de cacahuate,1 naranja mediana, 1/2 taza de All-Bran con 1/2 taza de leche descremada y 1/2 taza de frambuesas.

Los fines de semana o las mañanas en que tengas unos minutos de más, los siguientes desayunos también proporcionarán el empuje nutrimental apropiado.

Sándwich benéfico de huevo (número de alimentos con poder: 5)

1 huevo entero grande

3 claras de huevos grandes

1 cucharadita de linaza molida

2 rebanadas de pan integral tostado

1 rebanada de tocino canadiense

1 jitomate rebanado o 1 pimiento verde rebanado

1/2 taza de jugo de naranja

1. En un tazón revuelve el huevo entero con las claras de huevo. Agrega la linaza molida a la mezcla.

2. Fríelo en un sartén con teflón previamente rociado con aceite vegetal en aerosol y colócalo en el pan.
3. Añade el tocino y los jitomates, pimientos u otros vegetales de tu elección.

Sirve para preparar 1 porción.

Calorías por porción: 399; proteínas: 31 g; carbohidratos: 46 g; grasas: 11 g; grasa saturada: 3 g; sodio: 900 mg; fibra: 6 g

Hamburguesa de tocino como desayuno (número de alimentos con poder: 4)

1 bollo para hamburguesa

1/2 cucharadita de margarina libre de grasas trans

1 huevo

1 rebanada de queso tipo americano bajo en grasa

1 rebanada de tocino canadiense

Vegetales de tu elección

1. Parte el bollo en dos, tuéstalo y agrega margarina.
2. Parte el huevo en un plato para microondas, pica la yema con un palillo y cubre el plato con una envoltura de plástico.
3. Mételo al microondas a intensidad alta durante 30 segundos. Déjalo reposar durante otros 30 segundos. Agrega queso, huevo y tocino canadiense al pan, luego deja reposar durante 20 segundos.
4. Agrega los vegetales al gusto.

Sirve para preparar 1 porción.

Calorías por porción: 300; proteínas: 22 g; carbohidratos: 28 g; grasas: 11 g; grasa saturada: 3.5 g; sodio: 868 mg; fibra: 3 g

Sándwich "Todavía no me he tomado mi café" (alimentos con poder: 3)

1 1/2 cucharaditas de queso crema bajo en grasa

1 pita integral, partida a la mitad para formar dos bolsitas

2 rebanadas de pavo o jamón

Lechuga o vegetales verdes

1. Unta queso crema en las bolsitas de la pita.
2. Rellénala con carne y vegetales.
3. Colócatela en la boca. Mastica y traga.

Sirve para preparar 1 porción.

Calorías por porción: 225; proteínas: 10 g; carbohidratos: 42 g; grasas: 3 g; grasa saturada: 1 g; sodio: 430 mg; fibra: 6 g

HISTORIA DE ÉXITO DE LA DIETA PARA EL ABDOMEN

"¡Convertí la carne flácida en músculo!"

Nombre: John Betson

Edad: 25 años

Estatura: 1.75 m

Peso inicial: 81 kilos

Seis semanas después: 74.2 kilos

Los padres les transmiten muchas cosas a sus hijos, pero John Betson heredó de su padre algo que no quería: pectorales flácidos. "Siempre he tenido carne flácida en el pecho, y, desde que era niño, he trabajado duro para evitar lucir como la Dolly Parton del gimnasio", dice Betson.

El futbol que practiqué en la prepa lo controló por un tiempo, pero la graduación y un empleo en el que pasa 60 horas a la semana frente a un escritorio añadieron redondez en dos lugares que no quería: su barriga y sus pectorales. Con 7 kilos de más, Betson decidió volverse a poner en forma. "Quería asegurarme de lucir bien para mi esposa", dice. "No quería darle razones para mirar en otra dirección".

La primera semana de seguir la dieta para el abdomen fue la más difícil porque iba en contra de sus hábitos. Betson estaba acostumbrado a hacer sólo dos comidas al día. Comía un plátano y un paquete de galletas saladas. Luego, armado con la sensación de que no había comido mucho durante el día, solía atragantarse con raciones masivas de pastel de carne y pizza durante la cena. Sin embargo, la dieta para el abdomen le exigía comer a menudo... hasta seis veces al día. "Al principio me sentí gordo porque estaba comiendo mucho, pero, después de la primera semana, me encantó. Me encantó la comida y me encantó sentirme más fuerte y con más energía."

También hizo pesas 3 veces a la semana y ejercicio cardiovascular otros 3 días a la semana, lo cual resultó en un cambio drástico en la constitución de su cuerpo. Bajó 7 kilos y disminuyó su porcentaje de grasa corporal de 23 a 16 por ciento. "Puedes ver más músculo. Puedes ver mis músculos abdominales."

Lo que es aún más sorprendente es que al mismo tiempo que empezó la dieta para el abdomen, Betson dejó de fumar, un periodo en el que la mayoría de las personas suben de peso.

Después de pasar de una cintura talla 36 a 32 ó 33, Betson dice que el mayor cambio que ha sentido en realidad es un cambio interno: "Confianza, tener más confianza en mí, es la mayor mejoría que he visto."

COMIDAS DE LA DIETA PARA EL ABDOMEN

A la mitad de un día de trabajo, los restaurantes con servicio al coche y los puestos de pizza pueden ser más tentadores que esa compañera de trabajo con un trasero sensacional. ¡Sé fuerte! Aún puedes seguir el plan de alimentación sin importar dónde estés. El pollo a la parrilla y las ensaladas generalmente son buenas opciones. Cuando te encuentres sentado en un restaurante, también puedes ordenar de manera inteligente sin enredarte con la quesadilla especial. Algunas buenas combinaciones incluyen una ensalada con pollo o salmón a la parrilla, verduras, almendras u otras nueces y un poco de vinagre balsámico y aceite de oliva. También puedes ordenar una pieza de carne sin grasa, ya sea en pan integral o sola, acompañada de verduras. Para acompañarla, pide salsa o un poco de aceite de oliva. Si llevas tu comida o comes en casa, las siguientes son otras opciones.

Ensalada que no parece ensalada (alimentos con poder: 4)

58 g de pollo a la parrilla

1 taza de lechuga romana

1 jitomate, cortado

1 pimiento verde pequeño, picado

1 zanahoria mediana, picada

3 cucharadas de aderezo italiano bajo en grasa o 1 cucharada de aceite de oliva

1 cucharada de queso parmesano rallado

1 cucharada de linaza molida

1. Corta el pollo en pedazos pequeños.
2. Mezcla todos los ingredientes y almacena en el refrigerador. Come la ensalada con pan multigrano o sola.

Sirve para preparar 1 porción.

Calorías por porción: 248; proteínas: 16 g; carbohidratos: 33 g; grasas: 8 g; grasa saturada: 2 g; sodio: 875 mg; fibra: 10 g

BLT sin culpa (alimentos con poder: 3)

3/4 de cucharada de mayonesa sin grasa

1 tortilla integral

2 rebanadas de tocino de pavo, cocinado

58 g de pechuga de pavo en cuadritos

2 rebanadas de jitomate

2 hojas de lechuga

1. Unta la mayonesa en la tortilla.
2. Divide la tortilla por la mitad con el tocino y cubre con la pechuga de pavo, el jitomate y la lechuga.
3. Enróllalo firmemente hasta formar un tubo.

Sirve para preparar 1 porción.

Calorías por porción: 206; proteínas: 17 g; carbohidratos: 26 g; grasas: 7 g; grasa saturada: 2 g; sodio: 1 270 mg; fibra: 3 g

Rollo con guacamole (número de alimentos con poder: 4)

1 lata (174 g) de atún en aceite bajo en calorías

2/3 de taza de guacamole

1/4 de taza de jitomates picados

1 cucharada de jugo de limón

1 cucharada de mayonesa baja en calorías

1 cucharada de linaza molida

2 bollos integrales de 15 centímetros

1. Combina los primeros seis ingredientes en un tazón y mézclalos con un tenedor.
2. Divide los bollos a la mitad y llena cada uno con 1/4 de taza de la mezcla.

Sirve para preparar 2 porciones.

Calorías por porción: 606; proteínas: 36 g; carbohidratos: 58 g; grasas: 28 g; grasa saturada: 5 g; sodio: 942 mg; fibra: 13 g

Atún caliente (número de alimentos con poder: 4)

1/2 taza de apio picado

1 cebolla picada

1/2 taza de queso mozzarella bajo en grasa, desmenuzado

1/2 taza de queso cottage bajo en grasa

1 lata (174 g) de atún en agua, drenado y en trozos pequeños

1/4 de taza de mayonesa baja en grasa

1 cucharada de jugo de limón

3 bollos integrales, partidos a la mitad

1. Precalienta el horno a 176ºC. En un sartén grande con teflón a temperatura baja, cocina el apio y la cebolla hasta que estén suaves. Agrega el queso, el atún, la mayonesa y el jugo de limón al sartén y cocina la mezcla lo suficiente para que se caliente.
2. Unta una sexta parte de la mezcla en cada mitad de bollo. Pon las mitades de pan en una charola para hornear y hornea durante 10 minutos.

Sirve para preparar 2 porciones.

Calorías por porción: 628; proteínas: 50 g; carbohidratos: 54 g; grasas: 24 g; grasa saturada: 6 g; sodio: 1 300 mg; fibra: 8 g

Sopa especial (número de alimentos con poder: 3)

225 g de pechuga de pollo

1 taza de cebolla picada

1 cucharada de aceite de oliva

2 dientes de ajo, picados

6 tazas de caldo de pollo bajo en sodio

1 taza de frijoles blancos enlatados, drenados

1/2 taza de zanahorias picadas

1 taza de elotes

1/2 taza de jitomates en lata, pelados

2 cucharadas de albahaca o perejil picados

1/4 de cucharadita de pimienta negra molida

1. En un sartén grande a temperatura baja, cocina el pollo y la cebolla durante aproximadamente 10 minutos o hasta que la cebolla esté dorada. Agrega el ajo y cocina durante 1 minuto.
2. Agrega el caldo, los frijoles y las zanahorias. Añade el elote y los jitomates (con jugo). Cocina durante 15 minutos.

Sirve para preparar 4 porciones.

Calorías por porción: 260; proteínas: 27 g; carbohidratos: 30 g; grasas: 5 g; grasa saturada: 1 g; sodio: 602 mg; fibra: 6 g

Pollo al curry (número de alimentos con poder: 3)

1/2 taza de yogur natural sin grasa

1/2 taza de mayonesa sin grasa

3 cucharadas de cebolla finamente picada

1 cucharadita de jengibre

1 cucharadita de curry en polvo

1/2 kilo de pechugas de pollo sin hueso y sin piel cortadas en tiras de 1.2 cm

1 cucharadita de páprika

1/2 cucharadita de pimienta negra molida

2 tazas de arroz preparado

1. En un tazón pequeño, mezcla el yogur, la mayonesa, la cebolla, el jengibre y el curry en polvo.
2. Coloca el pollo en un tazón mediano. Rocía con páprika y pimienta. Revuelve hasta que esté cubierto.
3. En un sartén con teflón a temperatura media, cocina el pollo durante 4 a 5 minutos. Revuelve en la mezcla de yogur. Cocina revolviendo durante 2 minutos. Sirve sobre el arroz.

Sirve para preparar 2 porciones.

Calorías por porción: 598; proteínas: 61 g; carbohidratos: 69 g; grasas: 7 g; grasa saturada: 1 g; sodio: 704 mg; fibra: 6 g

Sándwich "Gusto en conocerte" (número de alimentos con poder: 3)

2 rebanadas de pan integral

58 g rosbif en rebanadas

2 hojas interiores de lechuga romana

1 cucharadita de mayonesa baja en grasa

29 g de queso tipo americano

1. Mete todo en un sándwich.

Sirve para preparar 1 porción.

Calorías por porción: 380; proteínas: 28 g; carbohidratos: 32 g; grasas: 17 g; grasa saturada: 6 g; sodio: 811 mg; fibra: 4 g

Arroz sazonado (número de alimentos con poder: 2)

1/2 taza de arroz integral

3/4 de frijoles negros enlatados

1 cucharadita de Benecol para untar

Salsa Tabasco

1. Cocina el arroz según las instrucciones del paquete.
2. Agrega los frijoles (con líquido), la margarina y la salsa Tabasco. Revuelve. Refrigera toda la noche y listo.

Sirve para preparar 1 porción.

Calorías por porción: 321; proteínas: 13 g; carbohidratos: 51 g; grasas: 5 g; grasa saturada: 0.5 g; sodio: 659 mg; fibra: 12 g

CENAS DE LA DIETA PARA EL ABDOMEN

La comida es el momento en el que la mayoría nos relajamos y atragantamos. Eso se debe a que nos pasamos el día sirviéndole a otros. Para el momento de la comida fuerte, estamos hambrientos de ver cumplidas algunas de nuestras propias exigencias. Al estar en este plan, antes de la comida ya te habrás llenado de combustible varias veces, así que sentirás un hambre agradable, no voraz. Las siguientes comidas te dan el sabor del pecado... pero sin la culpa.

Albóndigas más macho (número de alimentos con poder: 3)

1/2 kilo de carne de res molida extra magra

1/2 taza de galletas saladas molidas

1 cebolla grande, en cuadritos

1 diente de ajo, picado

1 cucharada de linaza molida o polvo de suero

1 tarro de 464 ml de salsa de tomate

4 bollos integrales

1/2 taza de queso mozzarella bajo en grasa, desmenuzado

1. Mezcla la carne de res, las galletas, la cebolla, el ajo y la linaza o el polvo de suero para formar albóndigas del tamaño de una pelota de golf.
2. En un sartén con teflón a temperatura media, cocina las albóndigas hasta que estén doradas de manera uniforme. Drena la grasa del sartén y agrega la salsa de tomate.
3. Mientras la mezcla se esté calentando, usa un tenedor para sacar la parte del centro del pan para formar huecos. Coloca las albóndigas y la salsa en cada hueco y espolvorea con queso mozzarella y cubre con la parte superior del bollo.

Sirve para preparar 4 porciones.

Calorías por porción: 569; proteínas: 38 g; carbohidratos: 65 g; grasas: 19 g; grasa saturada: 6 g; sodio: 1 341 mg; fibra: 10 g

Pollo estilo brasileño (número de alimentos con poder: 2)

1 limón

1 lima

1 cucharada de linaza molida

1 lata (232 ml) de salsa de tomate

1 lata (174 ml) de concentrado de jugo de naranja congelado

1 1/2 dientes de ajo, picado

1 cucharada de sazonador italiano seco

4 pechugas de pollo sin hueso y sin piel

1 cucharada de salsa picante

3/4 de taza de salsa *chunky*

1. Ralla la cáscara del limón y la lima en una bolsa que se pueda volver a sellar. Exprime el jugo de ambos en la bolsa y tira la pulpa y las semillas.
2. Mezcla lo demás excepto el pollo y la salsa.
3. Mete el pollo en la bolsa, vuélvela a sellar y refrigera durante unas cuantas horas.
4. Asa el pollo a la parrilla, volteándolo y cubriéndolo con marinada unas cuantas veces, de 10 a 15 minutos o hasta que el centro ya no esté rosa. Sirve con salsa.

Sirve para preparar 4 porciones.
Calorías por porción: 205; proteínas: 29 g; carbohidratos: 18 g; grasas: 2 g; grasa saturada: 0.5 g; sodio: 726 mg; fibra: 3 g

Filete a la pimienta (número de alimentos con poder: 4)

1 cucharada de aceite de oliva

2 zanahorias, rebanadas

1 taza de brócoli picado

2 chiles jalapeños, rebanados

2 pimientos rebanados

348 g de filete de sirloin, en rebanadas delgadas

1/4 de taza de salsa Hunan

4 tazas de arroz integral cocido

1. Calienta el aceite en un sartén con teflón a temperatura alta. Agrega las zanahorias y el brócoli y cocina hasta que estén tiernos.
2. Agrega los pimientos y la carne y sigue cocinando hasta que la carne esté lista.
3. Añade la salsa y sirve sobre el arroz.

Sirve para preparar 4 porciones.

Calorías por porción: 485; proteínas: 32 g; carbohidratos: 57 g; grasas: 14 g; grasa saturada: 3.5 g; sodio: 224 mg; fibra: 6 g

Bollos Filadelfia (número de alimentos con poder: 3)

1 cebolla mediana, rebanada

1 pimiento rojo pequeño, rebanado

1 pimiento verde pequeño, rebanado

2/3 de taza de salsa picante

4 bollos multigrano

3/4 de rosbif, en rebanadas muy delgadas

1/2 taza de queso Cheddar bajo en grasa rallado

1. En un sartén con teflón a temperatura media, cocina la cebolla y los pimientos hasta que estén tiernos. Añade la salsa y calienta.
2. Haz los sándwiches con los bollos, el rosbif, la cebolla, los pimientos y el queso, luego caliéntalos en el microondas durante 1 ó 2 minutos a temperatura alta, hasta que el queso se empiece a derretir.

Sirve para preparar 4 sándwiches.

Calorías por sándwich: 558; proteínas: 35 g; carbohidratos: 40 g; grasas: 28 g; grasa saturada: 12.5 g; sodio: 653 mg; fibra: 4 g

Pavo con chile (número de alimentos con poder: 4)

1/2 kilo de carne molida de pavo

1 lata (406 ml) de jitomates

1 lata (435 ml) de frijoles negros, enjuagados y drenados

1 lata (406 ml) de maíz dulce de grano entero, drenada

1 paquete de chiles secos

1 cucharada de linaza molida

1/4 de taza de agua

1 taza de arroz cocido

1. En un sartén grande con teflón a temperatura media, pon a dorar el pavo.
2. Agrega todo lo demás excepto el arroz y cocina a temperatura baja durante 10 minutos. Sirve sobre el arroz.

Sirve para preparar 4 porciones.

Calorías por porción: 407; proteínas: 30 g; carbohidratos: 52 g; grasas: 11 g; grasa saturada: 3 g; sodio: 1 578 mg; fibra: 9 g

Pollo a la King Kong (número de alimentos con poder: 3)

2 cucharadas de aceite de oliva

1/2 cebolla, finamente picada

1 cucharada de harina

2 cucharadas de agua

1/2 kilo de tiras de pechuga de pollo

4 cucharadas de condimento de chile

1 taza de salsa para espagueti

261 g de espagueti integral cocinado

1. Calienta el aceite en un sartén a temperatura media. Agrega la cebolla y cocina durante 1 minuto hasta que se dore. En un tazón pequeño, mezcla la harina y el agua.
2. Agrega el pollo, el condimento de chile, la salsa y la mezcla de harina en el sartén. Revuelve. Cuece a fuego lento durante 10 minutos. Sirve sobre el espagueti cocinado.

Sirve para preparar 4 porciones.

Calorías por porción: 320; proteínas: 31 g; carbohidratos: 26 g; grasas: 10 g; grasa saturada: 2 g; sodio: 360 mg; fibra: 5 g

CUANDO ESTÉS FUERA

EN EL	**COME LO SIGUIENTE**	**NO PIDAS**
Parque de beisbol	Hot dog con chucrut, 464 ml de cerveza baja en calorías, *pretzel* suave: 750 calorías, 16 g grasa, 18 g proteínas	Hot dog con todo, 464 ml de cerveza normal, nachos con queso: 1174 calorías, 60 g grasa, 34 g de proteínas
Restaurante de carnes	174 gramos de rueda de res, camote al horno, elote tierno con poca mantequilla untada: 688 calorías, 22 g de grasa, 60 g de proteínas	174 gramos de rib-eye, 2 tazas de papas a la francesa, 1/2 taza de brócoli con queso: 1153 calorías, 52 g de grasa, 62 g de proteínas
Restaurante de sushi	1 rollo California, 6 *nigiri* de salmón, 1 taza de sopa miso: 804 calorías, 10 g de grasa, 28 g de proteínas	1 orange roll, 1 rollo de camarón condimentado, 1 1/2 taza de ensalada con aderezo de jengibre: 1262 calorías, 32 g de grasa, 59 g de proteínas

Salmón Rushdie (número de alimentos con poder: 5)

2 cucharadas de aceite de oliva

1 cucharada de jugo de limón

1/4 de cucharadita de sal

1/4 de cucharadita de pimienta negra molida

1 cucharada de linaza molida

1 diente de ajo

4 filetes de salmón de 174 g cada uno

Vegetales verdes de tu elección

1 taza de arroz preparado

1. En un plato para hornear, combina el aceite, el jugo de limón, la sal, la pimienta, la linaza y el ajo. Añade el pescado, cubre bien y refrigera durante 15 minutos.
2. Precalienta tu horno a 232ºC. Forra con aluminio una charola para hornear y cubre con aerosol para cocinar. Retira el pescado de la marinada y coloca el lado del pescado que tiene la piel encima de la charola.
3. Hornea de 9 a 12 minutos. Sirve con vegetales verdes y arroz.

Sirve para preparar 4 porciones.

Calorías por porción: 411; proteínas: 40 g; carbohidratos: 15 g; grasas: 20 g; grasa saturada: 3 g; sodio: 231 mg; fibra: 1 g

BBQ King (número de alimentos con poder: 5)

145 gramos de kielbasa de pavo ahumado

1 cebolla pequeña, picada

1 lata (87 g) de champiñones rebanados

1 diente de ajo, picado

1 lata (464 mg) de frijoles preparados

1 lata (232 mg) de frijoles blancos, drenada

1 lata (420 mg) de jitomates en puré

1/4 de taza de pan molido sazonado

3/4 de taza de linaza molida

3/4 de taza de aceite de oliva

1. Precalienta el horno a 176ºC. Coloca el kielbasa en un plato para hornear de 2 cuartos y hornea hasta que esté dorado (aproximadamente 5 minutos). Drena la grasa y pon a un lado el plato.
2. En un sartén con teflón a temperatura media, cocina la cebolla, los champiñones y el ajo de 5 a 7 minutos. Pásalo al plato para hornear, luego añade los frijoles y jitomates, agrega sal y pimienta al gusto.
3. Hornea durante 20 minutos o hasta que los bordes hagan burbujas.
4. En un tazón pequeño, mezcla el pan molido con la linaza y el aceite. Espolvoréalo sobre la mezcla de salsa y cocina a 10 ó 12.5 cm del fuego hasta que la parte superior esté dorada (alrededor de 3 minutos).

Sirve para preparar 4 porciones.

Calorías por porción: 348; proteínas: 20 g; carbohidratos: 53 g; grasas: 8.5 g; grasa saturada: 2 g; sodio: 1 463 mg; fibra: 13 g

Súper espagueti (número de alimentos con poder: 3)

3/4 de carne de res molida extra magra

1 1/2 cebollas, picadas

1 pimiento verde, picado

2 dientes de ajo, picados

1 taza de champiñones en rebanadas

2 latas (464 mg) de jitomates enteros

1 frasco (580 ml) de salsa para espagueti

2 cucharadas de sazonador italiano

1 paquete (1/2 kilo) de espagueti integral

1. En un sartén grande a temperatura media, cocina la carne hasta que esté dorada. Drena la grasa de la carne.
2. Agrega la cebolla, el pimiento verde y el ajo; cocina hasta que estén tiernos. Vierte los champiñones, los jitomates (con jugo), la salsa y el sazonador y revuelve todo. Cocina a fuego lento. En

una olla aparte, cocina el espagueti según las instrucciones del paquete.

3. Sirve 1/2 taza de salsa para 1 taza de espagueti.

Sirve para preparar 4 porciones.

Calorías por porción: 400; proteínas: 28 g; carbohidratos: 50 g; grasas: 12 g; grasa saturada: 4 g; sodio: 798 mg; fibra: 10 g

Tortilla de Godzilla (número de alimentos con poder: 4)

1/2 kilo de carne molida de res extra magra

1/2 taza de cebolla, picada

2 dientes de ajo, picado

1/2 taza de frijoles en lata, enjuagados y en puré

2 pimientos verdes, sin semillas y en cuadritos

2 cucharaditas de condimento de chile

4 tortillas integrales grandes

2/3 de taza de lechuga picada

1 taza de jitomate picado

1/2 taza de queso Monterey Jack rallado, bajo en grasa

1. En un sartén grande con teflón a temperatura media, cocina la carne de res, la cebolla y el ajo hasta que la carne esté dorada. Drena la grasa.
2. Agrega los frijoles, los pimientos y el condimento de chile y cocina hasta que esté caliente. Retira del fuego.
3. Calienta las tortillas en el microondas durante 20 segundos, luego rellena cada tortilla con la mitad de la mezcla. Cubre con lechuga, jitomates y queso y enrolla cada tortilla para formar un tubo firme.

Sirve para preparar 4 porciones.

Calorías por porción: 270; proteínas: 21 g; carbohidratos: 32 g; grasas: 9 g; grasa saturada: 4 g; sodio: 341 mg; fibra: 6 g

REFRIGERIOS DE LA DIETA PARA EL ABDOMEN

La mayoría de las dietas consideran los refrigerios como un fracaso. Yo quiero que pienses en ellos exactamente al contrario: ¡como una clave para el éxito! Sin embargo, el secreto de los refrigerios efectivos es comerlos en el momento óptimo: aproximadamente dos horas antes de que programes comer tu siguiente comida. Tiempo suficiente para evitar que sientas retortijones de hambre y mantenerte satisfecho para que no caigas en la tentación durante una comida. Tienes mucha flexibilidad en lo que sueles comer como refrigerio. Podrías comer una porción de algo que quedó de la cena, un sándwich, un licuado, o una combinación de algunos alimentos con poder planteados por esta dieta. Para hacerlo más fácil, elige un alimento de la columna A y otro de la B. Eso asegurará que quedes satisfecho.

A		B	
PROTEÍNAS	**LÁCTEOS**	**FRUTAS O VERDURAS**	**CARBOHIDRATOS COMPLEJOS**
2 cucharaditas de mantequilla de cacahuate baja en grasa	32 g de yogur bajo en grasa	29 g de pasas	1 o 2 rebanadas de pan integral
29 g de almendras	1 taza de leche descremada sola o con chocolate	vegetales crudos (apio, zanahorias cambray, brócoli) en la cantidad que quieras	1 tazón de cereal o avena altos en fibra
3 rebanadas de pechuga de pavo baja en sodio	3/4 de taza de helado bajo en grasa	1 1/2 taza de frambuesas (u otras frutas similares)	
3 rebanadas de rosbif	1 1/2 rebanadas de queso bajo en grasa	116 g de melón	
	1 palito de queso	1 naranja grande	
		1 lata (333 g) de jugo V8 bajo en sodio	

Capítulo 10

Incluyendo la dieta para el abdomen en la vida cotidiana

De qué manera este sencillo plan de alimentación también hace tu vida más sencilla

En capítulos anteriores, esbocé por qué funciona la dieta para el abdomen y por qué te funcionará de por vida. Di un panorama general de la ciencia y te proporcioné algunos términos elegantes como *índice glicémico* y *metabolismo basal*. Y enlisté un plan de alimentación completo con comidas, refrigerios y recetas sencillas.

También expliqué por qué la mayoría de las demás dietas son el equivalente nutrimental a esa cinta grabada que aparecía en *Misión Imposible*: están programadas para autodestruirse en 5 segundos o 5 semanas o 5 años. La mayoría de las dietas simplemente no están diseñadas para durar a largo plazo o bien son tan complicadas y restringen tanto que tendrías que renunciar a tu empleo y perder a la mitad de tus amigos para seguirlas al pie de la letra. Muchas dietas fracasan porque nos exigen trabajar demasiado duro e ignoran el hecho de que ya estamos haciéndolo. Lo que sentimos la mayoría, todos los días, es que nuestro mundo está a punto de salirse de control. Y lo que queremos es recuperar el control: el control de nuestra vida, de nuestra carrera, de nuestras relaciones, de nuestro cuerpo, de nuestra dieta, de nosotros mismos.

Por esa razón, quiero que tomes un respiro en este punto para demostrarte lo fácil que encaja la dieta para el abdomen en un estilo de vida ocupado y cómo adoptar sus sencillas estrategias de alimentación puede llevarse mucho del trabajo, estrés y ajetreo de la vida cotidiana. Para hacerlo, he decidido darte un panorama rápido de un día en la vida de un hombre típico muy trabajador. Vamos a llamarlo Joe.

UN DÍA EN LA VIDA DE JOE

6:30 a.m. Joe se levanta, se dirige tambaleante a la cocina y pone la cafetera. Mientras prepara el café, saca una taza de un gabinete y la llena con leche descremada o libre de grasa. Bebe la leche hasta que queda aproximadamente 1/8 de taza, luego, sirve el café.[1] Luego toma los periódicos y los hojea rápidamente, deteniéndose en los obituarios por si acaso se murió la noche anterior y nadie le avisó.

7 a.m. Joe enciende la televisión para ver los típicos programas matutinos y mientras el encargado de dar el clima, con una sonrisa bobalicona, le dice lo que depara el día, toma un poco de hielo, algo de yogur, una cucharada de polvo de suero y linaza molida, además de un poco de la fruta que había sobrado y tal vez algo de jugo de lima o naranja o cualquier cosa que esté por ahí en la cocina y arroja todo eso en la licuadora. Lo mezcla durante 30 segundos, vierte un poco en un vaso y el

---

[1]Una bomba de calcio y proteínas bajas en grasa te da un aumento metabólico inmediato y te ayuda a asegurar tu consumo diario de calcio y vitamina D. El ritual de la taza de café es un buen recordatorio para beber el vaso de leche baja en grasa todas las mañanas.

resto lo vierte en un pequeño termo que llevará consigo a su oficina.[2]

8 a.m. Después de haberse bañado, afeitado y vestido, Joe sale de su casa y se va al trabajo, lo cual le toma alrededor de 35 minutos. Antes de ir a la oficina, se detiene en una miscelánea y compra un paquete pequeño de almendras y una manzana, que guarda en su escritorio. Mete su termo con el licuado al refrigerador de la cocina. Luego se pone a trabajar: devuelve llamadas telefónicas, contesta correos electrónicos y demás.

10 a.m. Mientras *sigue* respondiendo correos electrónicos (sí, cómo no), toma un refrigerio que consiste en las almendras y la fruta. Eso lo mantiene bien hasta la hora de la comida.[3]

Medio día. Si Joe puede, se da una escapada al gimnasio. (Evita lo más posible las comidas de negocios; le restan tiempo a su día y le restan control sobre su dieta.)

1 p.m. Por lo general, come una barra de proteínas o un licuado de proteínas en el gimnasio.[4] Luego se dirige al restau-

[2] Más proteínas, más calcio, más fibra, vitaminas y minerales. Al preparar un poco más y llevarlo al trabajo, Joe se las arregla para preparar dos comidas en aproximadamente 30 segundos. (Nota: Un termo portátil mantiene la consistencia del licuado, incluso si metes al refrigerador el vaso de la licuadora, el licuado tiende a separarse después de unas horas y se pone pegajoso.)

[3] Más fibra y más vitaminas, minerales y proteínas. No puedo enfatizar lo suficiente la importancia de almacenar comida en tu oficina. Los cereales y sopas mixtas, altas en fibra y deshidratadas, así como las frutas son pilares de la dieta de los días laborales. Cuando hayas llenado tu oficina de refrigerios saludables, habrás tomado el control de tu día de trabajo. Cuando una junta se alargue y no puedas salir a comer, tienes a la mano comida saludable. Una vez más, entre más control tengas sobre tu comida, más control tendrás sobre tu cuerpo y sobre tu vida.

[4] Cada vez más investigaciones indican la importancia de comer inmediatamente después de hacer ejercicio, cuando tu cuerpo está buscando una fuente de energía. Si comes de inmediato, tu cuerpo usa el alimento para reconstruir músculo; si te quedas con hambre, tu cuerpo fragmenta el músculo para obtener energía y eso no es bueno. A mí no me gusta esperar ni siquiera los 10 minutos que me toma llegar del gimnasio a otra parte; como inmediatamente después de hacer ejercicio (aunque no en el cuarto de los casilleros, lo cual es demasiado desagradable).

rante de sándwiches donde ordenará una ensalada de espinaca para llevar que está cargada de frijoles, elote, brócoli, pimiento rojo y pollo a la parrilla y está aderezada con media cucharada grande de vinagre balsámico.

3 p.m. Joe tiene hambre (otra vez). Por fortuna, tiene un delicioso licuado escondido en el refrigerador de la oficina. Mientras otros estarán consumiendo su comida chatarra de las 3 p.m., él está tomando su licuado para obtener una rápida bomba de energía.[5]

7:30 p.m. Durante las últimas 5 horas, Joe ha estado trabajando agotadoramente, de modo que, como es natural, está listo para... más trabajo. Joe tiene una cena de negocios casi todas las noches. La cena es su parte del día menos disciplinada, pero la dieta para el abdomen es bastante flexible: su típica cena comienza con una ensalada picada, luego pasa a lomo de res con una ración de brócoli o frijoles verdes.[6] Además de eso, tomará unas copas de vino tinto y tal vez un postre, aunque por lo general encuentra a alguien con quien puede compartirlo.[7]

11 p.m. En casa, Joe a menudo camina cerca de su refrigerador para buscar algo más que pueda mordisquear. Por lo

---

[5] Sí, sí, ya sabemos... más proteínas, más calcio, más fibra. ¿Este chico se detiene alguna vez?

[6] Ordena el bistec; sáltate el puré de papas. A muchos de nosotros nos gusta comer en exceso durante la cena, así que, en esta comida, simplemente mantén los carbohidratos lo más restringidos posible.

[7] Sí, está bien comer postre. Recuerda que los alimentos altos en grasa, altos en azúcar son para darse un gusto, no para comer de manera inconsciente. Prefiero que ordenes la crème brulée en un restaurante y que la disfrutes a que inconscientemente le des baje a media bolsa de papas fritas mientras ves televisión, cientos de calorías de grasa y sal que no recordarás haber comido 10 minutos después. Comparte el postre con alguien para que obtengas todo el placer y la mitad de la culpa. (Nota: Tu proporción de placer-culpa puede variar dependiendo con quién estés compartiendo ese postre.)

general tiene un par de embutidos diferentes: pavo, queso suizo y un vaso de leche descremada; éstos alimentos con frecuencia completan su noche.[8]

HISTORIA DE ÉXITO DE LA DIETA PARA EL ABDOMEN

"¡Resolví mi dolor de espalda y recuperé mi vida!"

Nombre: Steve Toomey

Edad: 39 años

Estatura: 1.87 m

Peso inicial: 96.7

Seis semanas después: 87.7

Cuando Steve Toomey daba vueltas en la cama, solía sentir que su espalda se tensaba al menor movimiento. No era un dolor insoportable, pero era molesto y estaba interfiriendo con su vida.

"Realmente obstaculizaba mi habilidad para jugar con mis hijos", dice. "Tengo uno de 6, uno de 5, uno de 3 y uno en camino y lo único que quieren hacer es luchar y dar vueltas en el piso. Lo único que me decían era: 'Papi, ¿cuándo se te va a mejorar la espalda para que podamos jugar luchitas?'"

Un médico le dijo que necesitaba estirar la espalda. Cuando regresó y dijo que eso no le estaba ayudando, el médico le dijo que siguiera con ello un poco más y que le iban a tomar una resonancia magnética. Fue entonces cuando empezó la dieta para el abdomen.

"En cuanto incorporé la rutina del abdomen, el dolor desapareció", dice Toomey. "Ahora, sigo religiosamente el plan."

---

[8] Más calcio y más proteínas, incluyendo triptofano, elemento que se encuentra en el pavo y en los lácteos y que ayuda a inducir el sueño.

Desde que empezó el programa, perdió 6.2 cm de cintura y ya no tiene dolor en la noche ni miedo de romperse algo al estar jugando con sus hijos.

Y, en una casa llena de niños, donde la pizza y los hot dogs siempre están a la mano, Toomey también ha apreciado el cambio en la dieta.

"La dieta no es para nada tan restrictiva como otras que he probado, en particular las que son súper bajas en carbohidratos", dice. "En esas dietas, me moría por rebanadas de pan. En ésta, puedo comer algunos carbohidratos. Nunca me estoy muriendo de hambre ni me siento súper hambriento." Sin embargo, la mayor recompensa puede ser esa comida de trampa a la semana. "Mi esposa prepara esos rollos de huevo vietnamitas que van muy fritos y que me encantan. Así que he podido comerlos los domingos sin sentirme culpable", dice Toomey. "Pienso que ésta es realmente la clave: hacer trampa una vez a la semana y saber que no vas a arruinar nada."

DE QUÉ MANERA TE ENGORDA EL ESTRÉS

Uno de los excelentes beneficios adicionales de la dieta para el abdomen es que te ayuda a tomar el control de tu vida, lo que significa tomar el control de tu nivel de estrés. No puedo enfatizar lo suficientemente fuerte, lo importante que es el manejo del estrés para tu peso, para tu salud y para la calidad de vida que llevarás.

Eso se debe a que nuestros cuerpos simplemente no están diseñados para manejar el estrés de la vida moderna. Verás, cuando el estrés ataca, una de las primeras cosas que hace tu cuerpo es aumentar su producción de adrenalina. La adrenalina ocasiona que las células grasas de todo tu cuerpo manden los ácidos grasos que tienen almacenados a tu torrente sanguíneo para usarlos como energía. Esto era excelente en la época en que el estrés significaba un tigre dientes de sable a la carga o una horda de bárbaros al ataque y tu mecanismo de huida o ataque se encendía. Pero no es tan excelente en la sociedad de hoy, cuando los únicos tigres y bárbaros que tienes que manejar son los que firman tus cheques de pago. No huyes ni atacas; simplemente te abrumas para terminar ese reporte y te tragas el coraje de que la fecha de entrega sea la medianoche. Mientras tanto, tus glándulas adrenales están produciendo otra hormona para manejar toda esa grasa recién liberada. Se llama cortisol, pero quiero que la llames por su apodo: la hormona de la grasa abdominal.

En un estudio de Yale, los investigadores pidieron a 42 personas con sobrepeso que desempeñaran tareas estresantes durante una hora (problemas de matemáticas, rompecabezas y discursos). Todo ese tiempo, se midieron sus niveles de cortisol. Se descubrió que los sujetos que tenían peso extra en la barriga secretaban más cortisol al estar bajo presión. La teoría es la siguiente: el estrés ataca, la adrenalina moviliza la grasa de todas partes del cuerpo y el cortisol toma la porción no utilizada y con enorme menoscabo la dirige hacia la región abdominal. En un estudio con 438 bomberos, los que decían preocuparse por su seguridad financiera aumentaron 5 kilos en el curso de 7 años, en comparación con un promedio de los 3.3 kilos que aumentaron quienes no se preocupaban. Entonces, la clave para controlar tu sección abdominal, es controlar tu estrés. A continuación se encuentran algunas formas comprobadas para mantener en su lugar tu cabeza (y tus músculos abdominales) cuando todos los demás están perdiendo la suya.

Apaga temprano la televisión. Un estudio de la Universidad de Chicago publicado en el diario *Sleep* (*Sueño*) mostró que los hombres que dormían sólo 4 horas tenían niveles de cortisol 37 por ciento más altos que quienes dormían 8 horas completas;

los hombres que se quedaban despiertos toda la noche tenían niveles 45 por ciento más altos. Los especialistas del sueño sugieren que duermas 8 horas cada noche.

Deja de dar de vueltas. También importa lo bien que duermes. Otro estudio de la Universidad de Chicago mostró que los hombres que obtenían bastante sueño profundo —el sueño de calidad, sin todos los sueños y movimientos oculares rápidos— secretaban casi 65 por ciento más hormona del crecimiento humano (HCH) que quienes tenían poco sueño de calidad. Tú querrás tener más HCH para ayudarte a prevenir la pérdida de masa muscular ocasionada por el cortisol.

Acuérdate de la C, como en la palabra "crisis". Si estuvieras en un momento estresante de la vida —tal vez preguntándote por qué el jurado ha estado afuera tanto tiempo— cárgate de vitamina C. Para controlar el estrés, probablemente extremes el beneficio con un consumo diario de 1 000 miligramos, dividido en dosis pequeñas durante el día.

FORMAS SECRETAS DE IMPEDIR QUE LOS RESTAURANTES SABOTEEN TU DIETA

Muchos chefs ponen por lo menos 290 gramos de mantequilla (200 calorías y 23 gramos de grasa) en un bistec para que la carne se vea más jugosa. Pregunta con anticipación y dile al cocinero que no lo haga.

Esas zanahorias partidas que parecen inofensivas que acompañan tu carne probablemente están muy fritas; 1/2 taza tiene 137 calorías (cuatro veces más que las zanahorias crudas) y 12 gramos de grasa. Sáltatelas.

Si vas a un restaurante que sirve ensaladas bañadas de aderezo, por lo general es un condimento mucho más ligero que lo que mucha gente acaba por comerse, incluso si lo ordenas aparte.

Nada de la última y nos vamos. El alcohol te deshidrata. Tu cuerpo piensa que hay una emergencia de escasez de agua, lo que aumenta tu cortisol. ¿Cuánto alcohol es demasiado? La mayoría de los daños indican que el límite son tres bebidas al día. La misma idea de deshidratación se aplica a la cafeína. Para controlar tu cortisol, limítate a 200 miligramos al día, más o menos lo que obtienes de dos tazas de café.

Toma el volante. Una sensación de control sobre algunos de los factores estresantes de tu vida resulta útil. "Si tomas al azar a un voluntario y lo asustas con ruido estridente, sus hormonas del estrés se elevan", dice el doctor Robert Sapolsky, profesor de ciencias biológicas y neurológicas en la Universidad de Stanford. "Sin embargo, si le das un botón y le dices que el oprimirlo disminuirá la incidencia del ruido, hay una menor respuesta de estrés ante el mismo sonido." Organizarse, incluso en formas pequeñas, puede ayudarte a sentirte más como el capitán de tu barco.

Haz un plan. "Las personas manejan el estrés de una manera más efectiva si pueden creer que las cosas están mejorando", dice Sapolsky. Así que asegúrate de tener siempre una meta. La esperanza hace que el estrés sea controlable.

Ponte espiritual. Recuerda la simple sabiduría de Simone Weil: Cualquier atención permanente es una plegaria. Si logramos detener el remolino que hay dentro de nuestra mente y destinar toda nuestra atención a algo (una patada de 30 metros, un clavo de 50 centavos o un niño de 10 años) es probable que adquiramos la serenidad que muchos encuentran en la fe formal.

Capítulo 11

Cargando en turbo
La dieta para el abdomen

De qué manera el ejercicio puede llevarse la grasa y agregar músculo

Tal vez los últimos meses, años o décadas de tu vida han sido una enorme tormenta de nieve, una tormenta de fiestas de oficina, horas felices, máquinas automáticas, cenas, entregas de pizza a la medianoche. Cuando eres niño, esas tormentas pueden ser divertidas, pero, a medida que envejecemos, son más un desastre que otra cosa. Le agregan kilos y kilos de grasa a una barriga que alguna vez fue esbelta, dejando a tus músculos abdominales enterrados muy en lo profundo. Ningún sol va a derretir tu grasa después de unos días y ninguna aspiradora de nieve la va a succionar y a escupir en el prado del vecino. (Pero, ¿qué tan padre sería eso?)

Si quieres ver la banqueta, tienes que quitar la nieve con una pala. Si quieres encontrar tus músculos abdominales, tienes que quemar la grasa.

Comer bien es crítico, y, sí, al seguir los principios de nutrición de la dieta para el abdomen y al centrar tus comidas alrededor de los alimentos con poder de la dieta para el abdomen, perderás grasa con muy poco esfuerzo. Sin embargo, para maximizar tu pérdida de peso y convertir en músculo tu grasa, el presente libro incluye algo que otros libros de dietas ignoran: un plan de ejercicios fácil y rápido. El ejercicio no sólo te hará más saludable, te hará perder peso más rápido. Te hará más fuerte. Y, lo más importante, hará que tu cuerpo convierta la grasa en músculo, convertirá la energía almacenada en forma de grasa, en energía que alimenta músculo.

LOS PRINCIPIOS DE EJERCICIO DE LA DIETA PARA EL ABDOMEN

Al haber trabajado en *Men's Health* durante más de diez años, conozco todas las últimas tendencias en el ejercicio, pero también estoy al tanto de la investigación científica más reciente y verídica que mide la efectividad de varios planes de ejercicio. Con ese conocimiento, he construido la parte de ejercicio del plan que te ayudará a quemar grasa en los niveles más altos posibles y en la menor cantidad de tiempo. Sé que no tienes tiempo para pasarte horas haciendo ejercicio todos los días, de modo que quiero que le saques lo más posible a cada sesión. Y sé que la flexibilidad y la conveniencia son las claves para formular un plan al que puedas apegarte, así que he creado un programa de ejercicio que puedes hacer en tu gimnasio... o en tu sala. Este plan permite que tus sesiones se mantengan cortas y enfocadas, al tiempo que te mantiene en dirección de tu meta final. Kilo a kilo, es el mejor programa de ejercicios posible para encontrar tus músculos abdominales. Los principios del programa de ejercicios son los siguientes:

Enfócate primero en tu dieta. Las primeras dos semanas de ejercicio son opcionales. Si ya haces ejercicio con regularidad, puedes entrar directo en el Programa de Ejercicios de la dieta para el abdomen y, eso deberías hacer, porque quemarás aún más grasa que al seguir la dieta sin ejercicio. Sin embargo, si eres un principiante o si no has hecho ejercicio en mucho tiempo, tómate las dos primeras semanas para ajustarte a tu nuevo plan de alimentación antes de comenzar el programa de ejercicio.

HISTORIA DE ÉXITO DE LA DIETA PARA EL ABDOMEN

"¡Recuperé mi autoestima!"

Nombre: Brian Archiquette

Edad: 35 años

Estatura: 1.87 m

Peso inicial: 123.7 kilos

Seis semanas después: 112.5 kilos

Luego de alcanzar su punto máximo en todos los tiempos de 155 kilos, Brian Archiquette se inscribió al gimnasio. De manera constante, había subido 58.5 kilos después de haberse casado 9 años atrás y finalmente se había hartado. Estaba cansado de estar gordo. Se sentía miserable y deprimido. "Me sentía como si estuviera parado a orillas de la vida", dice.

Súmale el hecho de que su padre murió de un paro cardiaco congestivo y de que él se dirigía en la misma dirección y Archiquette supo que tenía que hacer un cambio... y que tenía que hacerlo en ese momento. Siguió el programa de ejercicios de la revista *Men's Health* y poco a poco llegó a pesar 123.7 kilos. Cuando comenzó la dieta para el abdomen, aceleró la pérdida de peso y bajo otros 11 kilos en seis semanas.

"Fue planear las comidas y programarlas. Estaba tratando de balancear las comidas a lo largo del día, además del ejercicio", dice Arquette, cuya debilidad es la pizza. "En el pasado, lo que solía pasar era que no comía y luego comía en exceso porque tenía mucha hambre."

Mientras Arquette está en camino de alcanzar su meta de pesar 97 kilos para su constitución de 1.87 m, ya ha ganado bastante. Su cintura ha pasado de talla 48 a 40. Y ahora, cuando camina por el centro comercial, no tiene que buscar un lugar donde sentarse cada dos minutos. La mayor ganancia, dice, ha sido su autoestima.

"Definitivamente tengo más energía y una visión más positiva de la vida", dice. "Tengo más confianza en mí mismo, incluso cuando estoy de pie frente a la gente en el trabajo. Siempre fui alguien preocupado por mi imagen, pensaba que estaban viendo cómo se me desbordaba la barriga o que mi camisa era demasiado justa. Ahora me siento mejor en cuanto a lo que soy."

Si estás poniendo un freno al hecho de comenzar a maximizar tu pérdida de peso, empieza a adquirir el hábito del ejercicio caminando de manera vigorosa 30 minutos al día.

Enfócate en los músculos. Yo solía trabajar con un tipo que tenía alrededor de 13.5 kilos de sobrepeso. Un día decidió que iba a entrar a una carrera como una motivación que lo ayudara a bajar de peso. Corría 6 veces a la semana y lo hacía religiosamente, pero no bajaba ni un kilo. Claro, podía correr más rápido que nunca, pero su cuerpo seguía siendo el mismo. ¿Por qué? En primer lugar, porque seguía basando su dieta con pizza, pasta y alitas de pollo y, en segundo, porque el ejercicio cardiovascular en estado fijo no quema grasa como lo hace el ejercicio con pesas. (Incidentalmente, cuando ese mismo chico empezó la dieta para el abdomen y comenzó un programa de levantamiento de pesas, bajó casi 9 kilos en menos de dos meses.)

Tus músculos son pequeños succionadores hambrientos y para mantenerlos bien alimentados, quieren revolver y quemar esas calorías que estás ingiriendo. Entonces, entre más músculo tengas, más calorías quemas, en el gimnasio, el trabajo, hasta en la cama. Este programa se enfoca en trabajar tus grupos musculares grandes (tus piernas, pecho, espalda y hombros) porque es ahí donde puedes conformar la mayor cantidad de músculo en el menor tiempo. Además, cuando trabajas tus músculos más grandes, enciendes tu metabolismo al crear un efecto posterior más largo de quema de calorías, ¡efecto que puede durar hasta tu siguiente sesión de ejercicio!

Piensa en la pequeña fracción de tiempo que pasas haciendo ejercicio. Aun si haces ejercicio cuatro o cinco veces al día durante una hora a la vez, nada se compara con la cantidad de tiempo que pasas a diario sin hacer ejercicio. Así que para obtener el mayor beneficio metabólico, lo que quieres es maximizar las calorías que estás quemando durante el tiempo en que no estás haciendo ejercicio.

HECHOS DE LA DIETA PARA EL ABDOMEN

Mantente lento y constante

El truco es el siguiente: Lentamente pronuncia en voz baja la frase "lento y controlado" mientras doblas el cuerpo hacia arriba durante una abdominal. Llegar al punto más alto del movimiento, te debería tomar la misma cantidad de tiempo que pronunciar este mantra (lo mismo ocurre en el camino hacia abajo).

Estírate

Si tus pantorrillas están duras, puedes desarrollar el hábito de inclinarte hacia atrás para liberar la presión. Esta postura tiende a empujar hacia el frente tu barriga, haciendo que tu panza se vea aún más abultada. Estirar las pantorrillas algunas veces por semana debería ayudar. Si ya de por sí estás estirado (si te la pasas estirando el tiempo que nunca te alcanza) la forma más rápida y fácil de aflojar tu espalda y pantorrillas y de fortalecer tu abdomen es haciendo lo que se conoce como Estiramiento Figura-4. La forma de hacerlo es la siguiente: Siéntate en el piso con la pierna derecha estirada frente a ti, con la punta señalando hacia arriba. Dobla la rodilla izquierda para colocar tu talón izquierdo contra el interior de tu muslo derecho, cerca de tu ingle; mantén doblada la rodilla izquierda casi tocando el piso. Ahora estira lentamente el brazo derecho y toca la punta de tu pie derecho. Si no puedes hacerlo, trata de agarrar tu tobillo. Sostén la posición durante 30 segundos, regresa a la posición inicial y luego estírate otra vez durante otros 30 segundos. Cambia las piernas y estira también dos veces tu lado izquierdo.

Acaba con ellos

La investigación demuestra que los fumadores tienen una proporción abdomen-cadera mayor que los antiguos fumadores o las personas que nunca han fumado. Eso significa que los fumadores tienen mayor propensión a añadir kilos en la región abdominal. Una razón más para dejar esos palitos de cáncer para siempre.

Piensa en pequeño

Claro, las calorías en exceso llevan a exceso de peso. Sin embargo, cómo y cuándo comes es tan importante como lo que comes. Hacer comidas abundantes, por ejemplo, en realidad puede estirar hacia fuera tus músculos abdominales. Atragántate con regularidad y tus músculos abdominales se estirarán tanto que perderán su habilidad para contener tu barriga. Ésa es otra razón por la cual hacer muchas comidas pequeñas es mejor que hacer pocas y abundantes.

Busca tiempo con flexibilidad

Cuando estés sentado en el coche o frente a tu escritorio, tensa tu sección media como lo harías al inicio de una abdominal. Siéntate derecho y sume el abdomen durante 60 segundos cada vez, por lo menos una vez cada hora. Si en algún momento del día sientes que tu abdomen se está aflojando, vuélvelo a apretar.

Párate derecho

Al caminar, para asegurar una excelente postura, párate derecho e imagina que llevas una capa sobre los hombros, al estilo Superman. Una postura más erguida te dará la apariencia de ser más delgado, al tiempo que entrenará tus músculos abdominales para permanecer firmes y tensos. Otro buen truco es pensar que tu espalda es como una pared y que tu barriga es un mueble empujado en contra de ésta para impedir que se pandee.

Cuidado con la espalda

Contrario a la creencia popular, tus músculos abdominales no se encuentran justo alrededor de tu ombligo. Son un intrincado sistema de músculos que se conectan a tus costillas, a tu cadera e incluso a tu columna vertebral. Para tener músculos abdominales fuertes, no sólo necesitas ejercicios para la panza sino también fuerza y ejercicios en la parte de la espalda baja para los oblicuos (los músculos abdominales que corren a lo largo de los lados de tu torso).

Sintonízate según los músculos

Tal vez has escuchado sobre la “memoria muscular”: la forma en que tu cuerpo aprende a hacer una actividad física (como andar en bicicleta) y que nunca olvida. Bueno, tus músculos abdominales también tienen memoria. Si, de manera consciente, mantienes firmes tus músculos abdominales a lo largo del día, tenderán a permanecer firmes cuando estés relajado.

Antepón los ejercicios

La investigación sugiere que la mejor manera de comer menos en una comida es hacer ejercicio justo antes. Esto funciona en varias formas: Primero, sientes menos hambre cuando tu metabolismo está acelerado, como justo después de hacer ejercicio. Segundo, tienes más sed, de modo que tomas más agua, la cual ocupa espacio en tu estómago y alivia el hambre. Tercero, con tu metabolismo acelerado, las calorías que comes tu cuerpo las quema para obtener energía, no se almacenan como grasa.

Evita la palabra de cinco letras

Cuando bajas de peso en una "dieta", el músculo es la primera cosa que se va. A tu cuerpo le cuesta más caro retener músculo que grasa, así que, cuando andas bajo en el consumo de calorías, tu cuerpo desecha masa muscular y la convierte en energía. Cuando dejas la dieta, comienzas a recuperar los kilos, pero, como ahora tienes menos músculo para quemar grasa, el peso que aumentas es grasa. Al hacer dieta, de manera efectiva habrás convertido el músculo en grasa.

Enfócate en pasar menos tiempo en el gimnasio. El Programa de Ejercicios de la dieta para el abdomen emplea dos conceptos sencillos para maximizar el crecimiento de músculo y la quema de grasa, y para minimizar el tiempo que pasas haciendo ejercicio.

Entrenamiento en circuito. Este término se refiere a la práctica de llevar a cabo diferentes ejercicios uno detrás de otro. Por ejemplo, te haremos hacer una serie de ejercicios para las piernas seguidos inmediatamente por una serie de ejercicios para la parte superior del cuerpo, hasta que hagas de 8 a 10 ejercicios seguidos. Hay dos razones por las que funciona el entrenamiento en circuito. La primera es que al mantener tu cuerpo en movimiento y al reducir los periodos de descanso entre los ejercicios, el entrenamiento en circuito mantiene elevada tu taza cardiaca a lo largo de la sesión de entrenamiento, maximizando tu quema de grasa al tiempo que te proporciona excelentes beneficios cardiovasculares. La segunda es que el entrenamiento en circuito hace que tu sesión de ejercicio sea breve, no desperdiciarás tiempo descansando entre las series de un ejercicio, lo que significa que puedes seguir adelante con el resto de tu ocupada vida.

Ejercicios compuestos. Otra parte clave del programa de entrenamiento de fuerza son los ejercicios compuestos, es decir, ejercicios que ponen en acción a múltiples grupos musculares en vez de enfocarse sólo en uno. Por ejemplo, con el Programa de Ejercicios de la dieta para el abdomen, no queremos que ejercites tu pecho y luego tus hombros y luego tu tríceps y luego tus antebrazos. Queremos que trabajes muchos músculos al mismo tiempo y que luego salgas del gimnasio. Un estudio demostró que puedes aumentar 2.7 kilos de músculo y perder 6.7 de grasa en 6 semanas al seguir un programa de ejercicios durante sólo 20 minutos tres veces a la semana. Los ejercicios compuestos no sólo hacen que tu sesión sea más divertida y desafiante, también aumentarán las exigencias hechas a tus músculos, aunque en realidad no estés haciendo más trabajo. (Por ejemplo, ¡las sentadillas hacen funcionar la impresionante cantidad de 256 músculos con un solo movimiento!) Una mayor demanda muscular hace que tu cuerpo produzca más hormona del crecimiento humano... un potente elemento para quemar grasa.

Si el único peso que has levantado se encuentra alrededor de tu abdomen y no en el gimnasio, no te preocupes por no estar familiarizado con el ejercicio con pesas. Puedes empezar levantando la cantidad de peso con la que te sientas cómodo, ya sea un par de pesas ligeras o un par de latas de frijoles. Aun si empiezas por algo pequeño, te irás haciendo más fuerte, comenzarás a conformar músculo y mantendrás acelerado tu metabolismo. A medida que progreses, conformarás más músculo y quemarás más grasa.

Enfócate en la intensidad. Piensa de nuevo en el chico con quien yo trabajaba. Corría 6 veces a la semana, pero corría tan lento como la catsup del fondo de la botella. Su intensidad nunca se elevó y, debido a eso, nunca quemó mucha grasa. Una y otra vez, la investigación ha demostrado que sesiones de ejercicio de mayor intensidad favorecen mejor la pérdida de peso que actividades menos exigentes. En un estudio canadiense de la Universidad Laval, los investigadores midieron diferencias en pérdida de grasa entre dos grupos de personas que hacían ejercicio siguiendo dos programas diferentes. El primer grupo hizo bicicleta estacionaria cuatro o cinco veces a la semana y quemó de 300 a 400 calorías por cada sesión de 30 a 45 minutos. El segundo grupo hizo lo mismo, pero sólo una o dos veces a la semana y llenó el resto de sus sesiones con breves intervalos de bicicleta de alta intensidad. Saltaban en sus bicicletas estacionarias y pedaleaban lo más rápido posible durante 30 a 90 segundos, descansaban y luego repetían el proceso varias veces cada sesión de ejercicio. Como resultado, quemaron de 225 a 250 calorías al estar pedaleando, pero al final del estudio habían quemado más grasa que los del primer grupo. De hecho, aunque hicieron menos ejercicio, su pérdida de grasa fue nueve veces mayor. Los investigadores dicen que la mayor parte de la quema de grasa tuvo lugar después de la sesión de ejercicio.

El Programa de Ejercicios de la dieta para el abdomen recomienda que agregues una sesión de ejercicios sencilla como intervalo para complementar tu entrenamiento con pesas. Se trata de sesiones de ejercicio cardiovascular tradicional (correr, nadar, hacer bicicleta) que alternes entre periodos de alta intensidad y periodos de descanso. (En el siguiente capítulo, explicaré más sobre cómo crear una sesión de ejercicio de intervalo.)

SI TODAVÍA NO HACES EJERCICIO

La mejor parte del Programa de Ejercicios de la dieta para el abdomen de 6 semanas es que, durante por lo menos las primeras 2 semanas, en realidad no tienes que hacer ejercicio. Si justo en este momento no estás haciendo nada, no es vital que empieces de inmediato. En cambio, quiero que te concentres en aclimatar tu cuerpo y tu horario a la dieta para el abdomen.

Por otro lado, ¿por qué esperar para acelerar tus mecanismos de quema de grasa? Si quieres comenzar un programa ligero de entrenamiento con pesas, sigue este plan de ejercicio tres veces por semana: Alterna entre tres series de lagartijas y tres series de sentadillas sin peso. Ambos ejercicios usan tu peso corporal como resistencia y harán que tu cuerpo se acostumbre a un programa de entrenamiento con pesas. Haz de 8 a 10 repeticiones de lagartijas, seguidas de 15 a 20 repeticiones de sentadillas. Cuando eso sea demasiado fácil, aumenta las repeticiones de lagartijas y usa algún tipo de peso (las pesas ligeras son lo mejor) mientras haces sentadillas. Este ligero ejercicio, en especial en combinación con 30 minutos de caminata vigorosa, realmente acelerará tus quemadores de grasa.

SI YA TIENES EL HÁBITO DEL EJERCICIO

Tal vez levantas pesas una o dos veces a la semana. Tal vez trotas algunos kilómetros todas las mañanas. Tal vez eres el favorito para ganar el oro en el decatlón este verano. Ni idea. Lo que sé es que sin importar qué ejercicio hagas en este momento, probablemente vas a conformar más músculo y a quemar más grasa si lo cambias por el Programa de Ejercicios de la dieta para el abdomen.

Incluso si tu programa de ejercicio actual te ha funcionado bien, los expertos están de acuerdo en que el mezclar tu programa de ejercicios aproximadamente cada mes es la mejor forma de maximizar tus resultados. Eso se debe a que los aumentos en fuerza y en el estado físico general vienen de desafiar a tu cuerpo para que se desempeñe en formas en las que no solía hacerlo. Llevar a cabo el mismo programa de ejercicios una y otra vez no entrena a tu cuerpo para alcanzar su potencial; sólo entrena a tu cuerpo a ser muy, muy bueno en su desempeño en ese programa de ejercicios. Así que quiero que consideres cambiar tu plan de ejercicios por el de la dieta para el abdomen, por lo menos unas semanas. Te garantizo que los resultados que verás serán sorprendentes.

EL PROGRAMA DE EJERCICIOS DE LA DIETA PARA EL ABDOMEN: HORARIO SEMANAL SUGERIDO

Puedes mezclar y empatar los diferentes ejercicios según las necesidades de tu estilo de vida. Cuando planees tu horario, asegúrate de:

- Dejar por lo menos 48 horas entre los ejercicios con pesas para las mismas partes del cuerpo. Tus músculos necesitan tiempo para recuperarse y repararse después de un entrenamiento.
- Tomar 1 día cada semana para descansar sin ejercicio formal.
- Calentar durante 5 minutos antes de empezar el ejercicio, ya sea trotando levemente, haciendo bicicleta estacionaria, saltando la cuerda o dando pequeños saltos.

Los tres componentes de tu horario semanal incluyen:

1. Entrenamiento con pesas: tres veces a la semana. Se trata de ejercicios para todo el cuerpo con un entrenamiento que pone énfasis adicional en tus piernas.
2. Ejercicio cardiovascular adicional. Opcional, en los días que no hagas entrenamiento con pesas. Algunos ejemplos son el ciclismo, correr, nadar, caminar y usar máquinas de ejercicio cardiovascular. Un entrenamiento intervalo se recomienda para un día a la semana y el ejercicio cardiovascular ligero, como caminar, se recomienda para 2 de tus 3 días libres.
3. Ejercicios para los músculos abdominales. Dos veces a la semana. Recomiendo hacerlos antes de tu entrenamiento con pesas o tus ejercicios de intervalo (más información sobre esto en el capítulo 13).

CAPÍTULO 12

PROGRAMA DE EJERCICIOS DE LA DIETA PARA EL ABDOMEN

El programa de ejercicios más sencillo y más efectivo que haya existido

En el gimnasio ves a todo tipo de personas. El tipo que no tiene grasa. El tipo que no tiene cuello. El tipo que tiene demasiados cuellos. Y parece que todos llegan ahí de diferente manera. Sé que los chicos tienen tantas filosofías del ejercicio como archivos MP3 piratas, pero al único chico a quien realmente sé que puedo ayudar es al hombre con sobrepeso que en una esquina está trabajando los músculos de sus antebrazos haciendo pesas. Es como el chico cuyo auto ha sido declarado pérdida total y quiere que primero le reparen el radio. No tiene sentido trabajar en los puntos más sutiles hasta que te hayas encargado de asuntos más importantes.

Por esta razón es que he construido un programa de ejercicios de entrenamiento con pesas para todo el cuerpo: con el fin de aumentar tu masa muscular magra lo más eficazmente posible. Es simple: para que tus músculos abdominales se puedan ver, tienes que quemar grasa. Para quemar grasa, tienes que conformar músculo. Recuerda que agregar tan solo medio kilo de músculo obligará a tu cuerpo a quemar 50 calorías adicionales al día, todos los días.

Este plan de ejercicios enfatiza los grupos musculares más grandes de tu cuerpo: pecho, espalda y piernas. En una sesión de ejercicio de la semana, pondrás atención adicional a tus piernas. Sé lo que estás pensando: mis músculos abdominales están aquí arriba. ¿Por qué preocuparme por trabajar lo que está allá abajo? Porque la mayor parte del músculo de tu cuerpo se encuentra debajo de tu ombligo. La parte inferior de tu cuerpo es el lugar donde conformarás la mayor cantidad de músculo en la menor cantidad de tiempo; trabajar esa masa muscular gigante detona la liberación de grandes cantidades de hormonas del crecimiento, la cual, a su vez, estimula el crecimiento de músculo a lo largo de todo tu cuerpo, acelera al máximo tus quemadores de grasa y te da el abdomen de lavadero que quieres... en poco tiempo. De hecho, los ejercicios para las piernas son la clave para la fuerza de todo el cuerpo: en un estudio noruego, los hombres que se enfocaron en trabajar la parte inferior de su cuerpo ganaron más fuerza en la parte superior del cuerpo que quienes hicieron énfasis en ejercicios para la parte superior del cuerpo. Sin embargo, eso no significa que vayas a ignorar por completo la parte superior de tu cuerpo. Con el programa de ejercicio para la parte superior del cuerpo, también trabajarás tus músculos más grandes (tu pecho, espalda y hombros) para quemar más grasa. Si sigues este programa, notarás más crecimiento y definición en todo tu cuerpo —incluso en tus antebrazos, tus hombros y, sí, tus músculos abdominales— y empezarás a redefinir tu figura.

Aquí vas a hacer un entrenamiento de circuito para optimizar tu potencial de conformación de músculo, es decir, llevarás a cabo una serie de un ejercicio y luego pasarás inmediatamente al siguiente, con sólo 30 segundos de descanso. Sigue el orden de los ejercicios que he enlistado en las siguientes páginas; eso te permitirá trabajar diferentes partes del cuerpo de una serie a otra. (En la página 252 inicia una serie completa de descripciones de ejercicios y fotos.) Al alternar las partes del cuerpo, mantendrás a tu cuerpo en modo de trabajo constante y serás capaz de llevar a cabo los movimientos sin descansar. La razón por la que el entrenamiento de circuito funciona tan bien es la siguiente: al alternar los grupos musculares, ahorrarás tiempo porque reducirás la cantidad de descanso que necesitas. Y, lo más importante, mantendrás elevada tu tasa cardiaca a lo largo de toda la sesión de ejercicio, de modo que quemarás aún más grasa al estar haciendo ejercicio, ya sea en el gimnasio o en la sala de tu casa.

En las primeras dos semanas del programa, haz el circuito dos veces. Pasa de un ejercicio a otro máximo con 30 segundos de descanso intermedio. Cuando completes un circuito, descansa durante uno o dos minutos, luego completa el segundo circuito. Después de las primeras dos semanas, cuando hayas logrado sentirte cómodo haciendo dos circuitos completos durante una sesión de ejercicio, incrementa tu carga de trabajo a tres circuitos por sesión. En todos los ejercicios, usa una pesa que puedas manejar cómodamente para el número de repeticiones indicadas. Cuando eso se vuelva demasiado fácil, incrementa el peso en cada serie en 10 por ciento o menos. A continuación hay una muestra de cómo puedes disponer tus sesiones de ejercicio.

Lunes:

Programa de ejercicio de entrenamiento con pesas para todo el cuerpo con énfasis en los músculos abdominales

Completa una serie de cada ejercicio abdominal*, luego completa el resto del circuito dos veces.

Ejercicio	Repeticiones	Descanso	Series
Abdominales tradicionales*	12-15	ninguno	1
Elevación de rodilla con pierna doblada*	12-15	ninguno	1
Elevación de oblicuo*	10 de cada lado	ninguno	1
Puente*	1 ó 2	ninguno	1
Extensiones de espalda*	12-15	ninguno	1
Sentadillas	10-12	30 segundos	2
Press en banca	10	30 segundos	2
Pulldown	10	30 segundos	2
Press militar	10	30 segundos	2
Remo hacia arriba	10	30 segundos	2
Pushdown de tríceps	10-12	30 segundos	2
Extensión de pierna	10-12	30 segundos	2
Flexión de bíceps	10	30 segundos	2
Flexión de pierna	10-12	30 segundos	2

Martes (opcional):

Ejercicio cardiovascular ligero como caminar (intenta con 30 minutos a un ritmo vigoroso).

Miércoles:

Programa de ejercicio de entrenamiento con pesas para todo el cuerpo con énfasis en los músculos abdominales

Completa una serie de cada ejercicio abdominal* una vez, luego completa el resto del circuito dos veces.

EJERCICIO	REPETICIONES	DESCANSO	SERIES
Abdominales de pie*	12-15	ninguno	1
*Pulse Up**	12	ninguno	1
Flexión lateral*	6-10 de cada lado	ninguno	1
Puente lateral*	1-2 de cada lado	ninguno	1
Extensiones de espalda*	12-15	ninguno	1
Sentadillas	10-12	30 segundos	2
Press en banca	10	30 segundos	2
Pulldown	10	30 segundos	2
Press militar	10	30 segundos	2
Remo hacia arriba	10	30 segundos	2
Pushdown de tríceps	10-12	30 segundos	2
Extensión de pierna	10-12	30 segundos	2
Flexión de bíceps	10	30 segundos	2
Flexión de pierna	10-12	30 segundos	2

Jueves (opcional):

Ejercicio cardiovascular ligero como caminar (Intenta con 30-45 minutos a un ritmo vigoroso)

Viernes:

Programa de ejercicio de entrenamiento con pesas, con énfasis en las piernas

Repite el circuito completo dos veces.

Ejercicio	Repeticiones	Descanso	Series
Sentadillas	10-12	30 segundos	2
Press en banca	10	30 segundos	2
Pulldown	10	30 segundos	2
Levantamiento con desplazamiento	10-12 cada pierna	30 segundos	2
Press militar	10	30 segundos	2
Remo hacia arriba	10	30 segundos	2
Step	10-12 cada pierna	30 segundos	2
Pushdown de tríceps	10-12	30 segundos	2
Extensión de pierna	10-12	30 segundos	2
Flexión de bíceps	10	30 segundos	2
Flexión de pierna	10-12	30 segundos	2

Sábado (opcional):

Programa de ejercicios para el abdomen más ejercicio de intervalo

Completa una serie de cada ejercicio abdominal, luego elige un ejercicio de intervalo de la selección en las páginas 274, 275 y 276.

Ejercicio	Repeticiones	Descanso	Series
Abdominales tradicionales	12-15	Ninguno	1
Elevación de rodilla con pierna doblada	12	Ninguno	1
Elevación de oblicuo	6-10 cada lado	Ninguno	1
Puente	1-2	Ninguno	1
Extensión de espalda	12-15	Ninguno	1

Domingo: día de descanso

TODO SOBRE LAS PESAS

En lo que respecta a versatilidad, facilidad de uso y efectividad pura, ninguna parte del equipo es más efectiva para conformar músculo que un par de pesas. En un nivel práctico, son económicas (hay de varios precios), prácticamente indestructibles y, si haces ejercicio en casa, bastante compactas. (¡Nada más trata de meter debajo de la cama un aparato de ejercicios como el Soloflex!) Sin embargo, eso es sólo lo más obvio. A continuación hay ocho razones por las cuales las personas inteligentes se rodean de pesas.

1. *Las pesas te dan una sesión de ejercicio más completa*. Puede ser que pienses en las pesas sólo en términos de flexión de brazos, pero son efectivas para trabajar también tus piernas (estiramientos, levantamiento de pantorrillas), espalda (peso muerto) y abdominales (flexión lateral, abdominales con pesas).

2. *Las pesas desafían aún más a tus músculos*. Uno de los mayores retos para quienes levantan pesas es un fenómeno llamado meseta. Cuando tu cuerpo se acostumbra a un programa de ejercicios, deja de verse desafiado y tus músculos dejan de crecer. Como hay cientos de ejercicios diferentes que puedes hacer con pesas, sigues cambiando y poniendo al día tu programa de ejercicios, de modo que tus músculos siguen viéndose desafiados... y siguen creciendo. Por ejemplo, hay 15 o 20 variantes de flexiones de brazo que puedes hacer con pesas, en oposición a sólo unas cuantas que puedes hacer con una barra de pesas y sólo una o dos máximo en una máquina de ejercicio.

3. *Las pesas conforman mayor fuerza*. Como permiten un mayor rango de movimiento durante el ejercicio, las pesas desafían a tus músculos en formas en las que otros equipos no pueden. Por ejemplo, una barra de pesas limita durante un *press* en banca porque sólo puedes bajar el peso hasta el punto en el que aparece tu pecho. Sin embargo, cuando está sosteniendo una pesa en cada mano, puedes bajar más el peso durante cada repetición, haciendo que actúe más fibra muscular y estimulando más crecimiento.

4. *Las pesas crean fuerza más rápido.* El entrenamiento de resistencia negativo se refiere a la fuerza que pones en tus músculos durante la fase negativa de un ejercicio, es decir, cuando bajas el peso. Y la resistencia negativa puede hacer que el músculo crezca de manera más efectiva que en la fase positiva, o de levantamiento, de un ejercicio. Con las pesas, puedes agregar resistencia negativa adicional a tu sesión de ejercicio. Digamos que has hecho 10 flexiones de bíceps con la mano izquierda y que ya no puedes levantar el peso una vez más. Ahora puedes hacer trampa, usando tu mano derecha para ayudarte a levantar el peso una vez más y simplemente bajar la pesa usando únicamente tu mano izquierda. Hacer esto te ayudará a exprimir ese último beneficio de tu sesión de ejercicio.

5. *Las pesas te pueden dar un corazón más saludable.* Muchos estudios han demostrado que el entrenamiento con pesas reduce la presión sanguínea y, de manera indirecta, fortalece el corazón. Más recientemente, los investigadores han demostrado que un entrenamiento con pesas puede proporcionar beneficios adicionales, incluyendo un perfil de lípidos más bajos (menos goma en tus arterias) y un mayor consumo de oxígeno. Las pesas hacen un mejor trabajo en este tipo de ejercicio de la parte interna del cuerpo que otros tipos de entrenamiento con pesas, una vez más debido al mayor rango de movimiento que permiten.

6. *Las pesas te hacen más listo.* Músculos, al fin y al cabo. Las pesas te hacen trabajar en tres dimensiones: No te limitan a los movimientos estáticos de arriba a abajo y de un lado al otro como ocurre con las máquinas de ejercicio. Eso significa que tus músculos aprenden a funcionar en la vida real tan bien como en el gimnasio. Y eso es importante ya sea que estés atrapando el pase ganador en el Súper Tazón o atrapando a los niños antes de que se caigan de los columpios.

7. *Las pesas mantienen tu cuerpo en equilibrio.* Al obligar a cada brazo a levantar su parte, las pesas ayudan a identificar inmediatamente desequilibrios de fuerza que se hayan desarrollado a causa del deporte, de actividades sencillas como manejar o cargar una maleta o de hacer levantamientos con barras de pesas y máquinas de ejercicio. Por ejemplo, al levantar y bajar una barra de pesas por encima de tu cabeza, puedes compensar el hecho de tener un brazo izquierdo más débil empujando más con el derecho, lo cual sólo empeora el desequilibrio. Sin embargo, cuando estás usando dos pesas sobre la cabeza, cada lado de tu cuerpo tiene que trabajar de manera independiente y cada lado obtiene la misma cantidad de ejercicio.

8. *Las pesas ayudan a prevenir lesiones.* Las máquinas de ejercicio están calibradas para enfocarse a trabajar un músculo exclusivamente, con el fin de maximizar el crecimiento. Esto está bien si tu única actividad diaria es flexionar, pero, en un nivel práctico, es importante fortalecer los pequeños músculos, ligamentos y tendones que actúan para estabilizar las articulaciones. Las máquinas pueden no llegar hasta esos músculos secundarios y tejidos de apoyo, lo cual te puede hacer propenso a sufrir una lesión. Por otro lado, las pesas fortalecen todas las partes de tu cuerpo y lo protegen de daños.

EJERCICIOS BÁSICOS

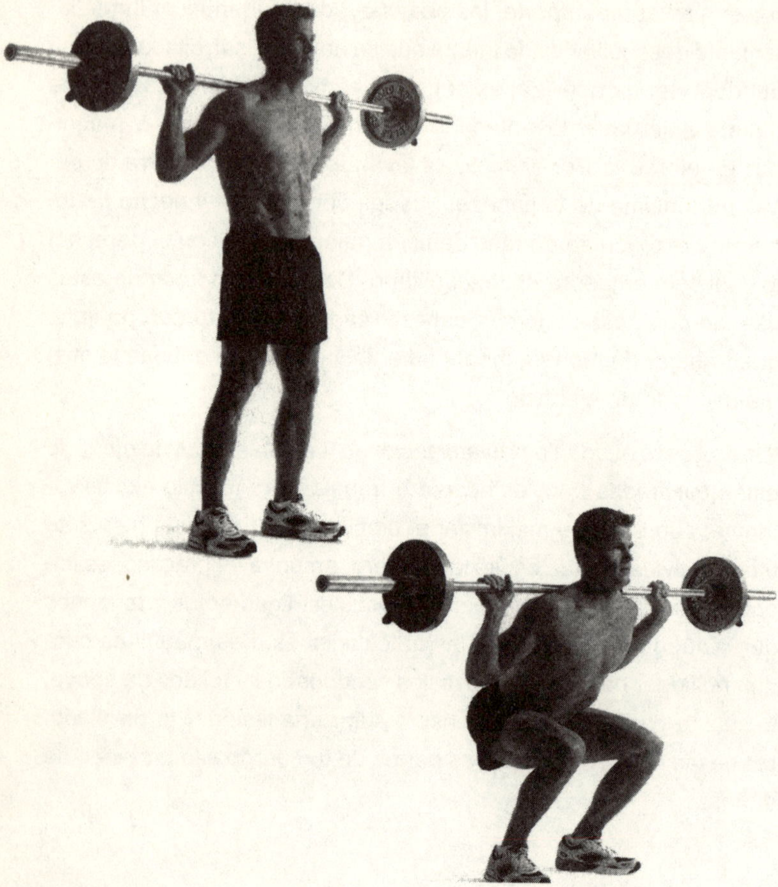

Sentadilla

Sostén una barra de pesas con los nudillos hacia arriba de manera que se apoye cómodamente sobre la parte superior de tu espalda. Coloca los pies al mismo nivel que tus hombros y mantén las rodillas ligeramente dobladas, con la espalda estirada y la mirada al frente. Lentamente, baja el cuerpo como si te estuvieras sentando en una silla, manteniendo la espalda en su alineación natural y la parte inferior de tus piernas casi perpendiculares al piso. Cuando tus muslos estén paralelos al piso, haz una pausa, luego regresa a la posición inicial.

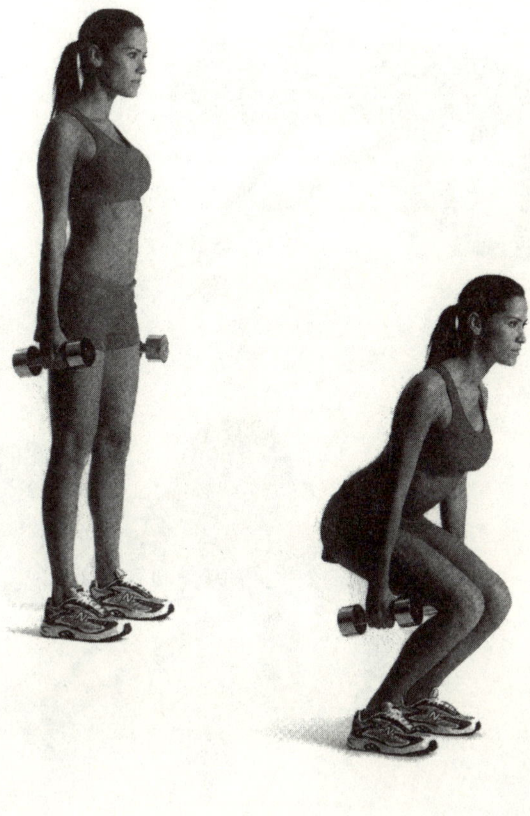

Variante para casa: Lo mismo, salvo que usarás una pesa en cada mano, con las palmas viendo hacia la parte externa de tus muslos.

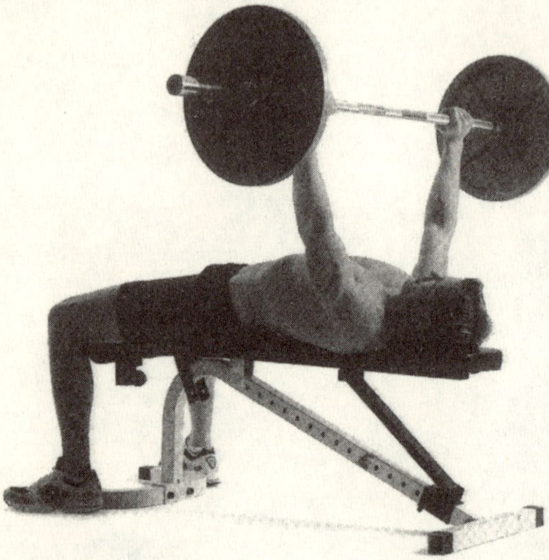

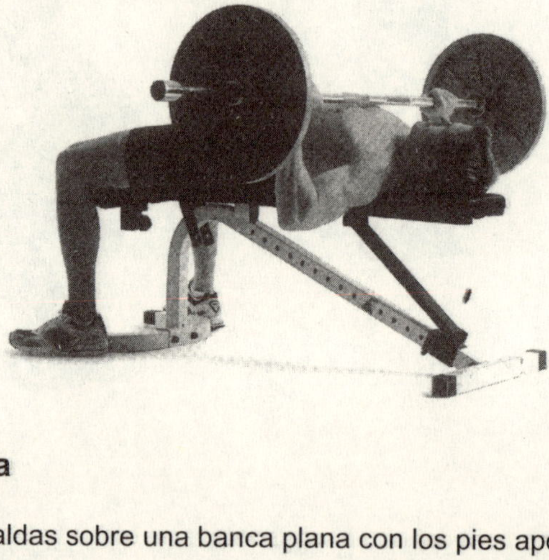

Press en banca

Acuéstate de espaldas sobre una banca plana con los pies apoyados en el piso. Toma la barra con pesas con los nudillos hacia arriba y las manos colocadas a la distancia de tus hombros. Levanta la barra de tus muslos y sostenla sobre tu pecho con los brazos del todo estirados. Lentamente, baja la barra a tu pecho. Haz una pausa, luego empuja la barra de regreso a la posición inicial.

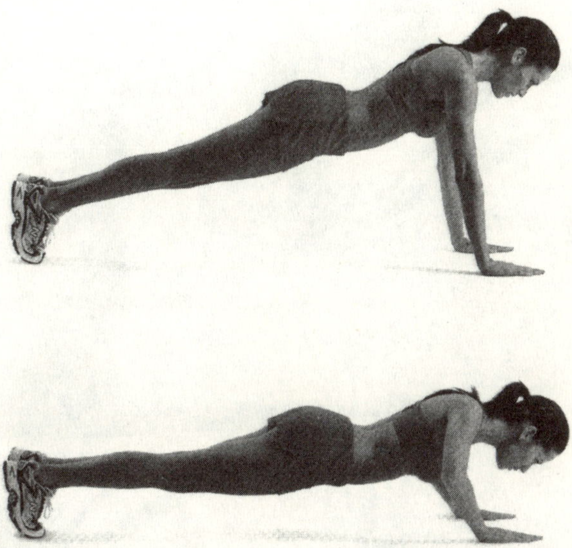

Variante para casa: Simplemente haz lagartijas normales. Colócate en posición para hacer lagartijas con las manos separadas a la altura de los hombros. Dobla los codos manteniendo la espalda derecha, hasta que tu barbilla casi toque el piso, luego empuja para regresar a la posición inicial.

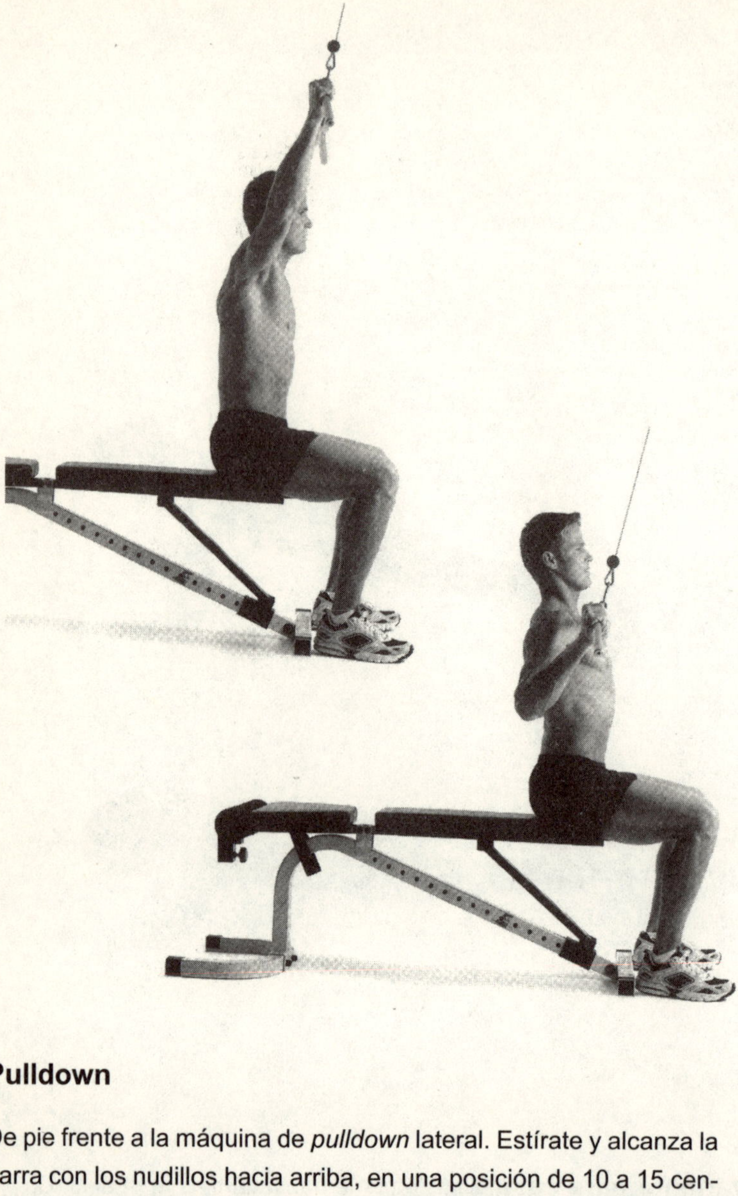

Pulldown

De pie frente a la máquina de *pulldown* lateral. Estírate y alcanza la barra con los nudillos hacia arriba, en una posición de 10 a 15 centímetros más abierta que tus hombros. Siéntate, permitiendo que la resistencia de la barra extienda tus brazos por encima de tu cabeza. Cuando estés en posición, jala la barra hacia abajo hasta que toque la parte superior de tu pecho. Sostén esta posición durante un segundo, luego regresa a la posición inicial.

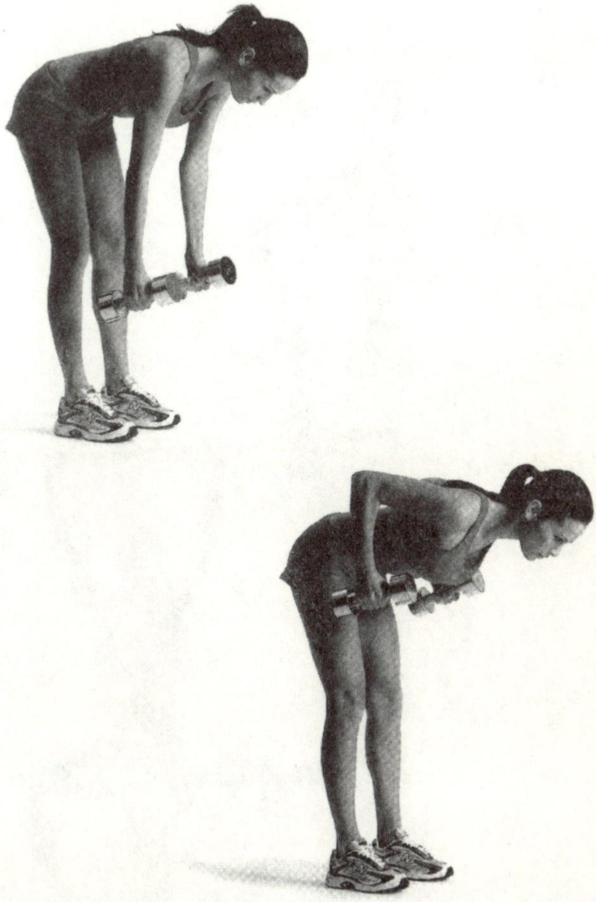

Variante para casa: Dóblate hacia abajo. Párate con las rodillas ligeramente dobladas y colocadas a la misma distancia que tus hombros. Dóblate de modo que tu espalda esté casi paralela al piso. Sosteniendo una pesa en cada mano, permite que tus brazos cuelguen hacia el piso. Con las palmas hacia adentro, jala las pesas hacia tu cuerpo hasta que toquen la parte superior de tu pecho. Haz una pausa, luego regresa a la posición inicial.

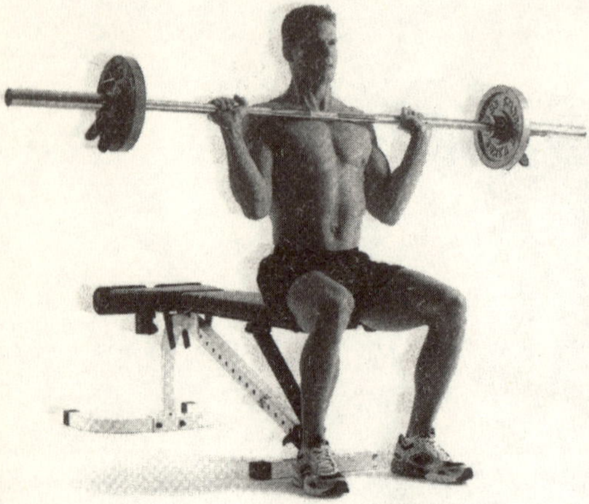

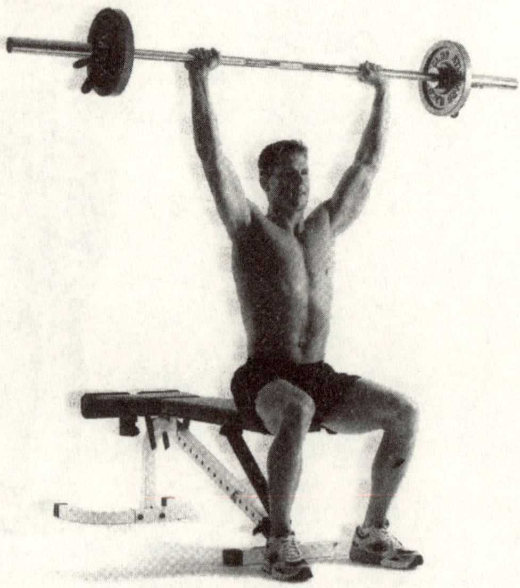

Press militar

Sentado en una banca de ejercicio, sostén una barra con pesas a la altura de los hombros con las manos colocadas a la misma distancia que éstos. Levanta la pesa por encima de tu cabeza de manera que tus brazos estén casi completamente extendidos, sostén durante una cuenta de uno y luego bájala al frente de tus hombros. Repite.

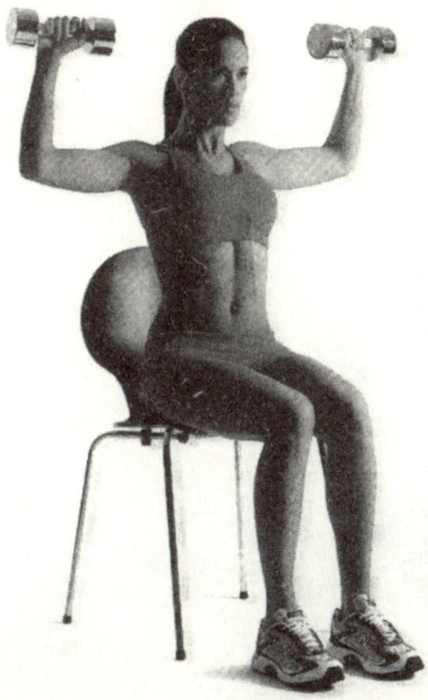

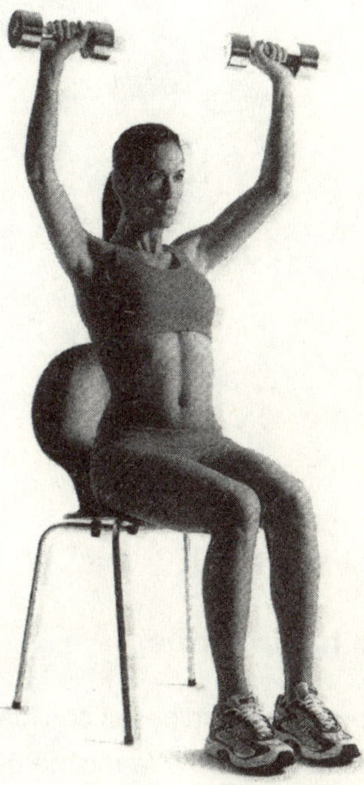

Variante para casa: Sentado en una silla fija en lugar de una banca, sostén una pesa en cada mano, casi al mismo nivel que tus orejas. Levanta las pesas por encima de tu cabeza de manera que tus brazos estén casi completamente extendidos, sostén durante la cuenta de uno, luego regresa a la posición inicial. Repite.

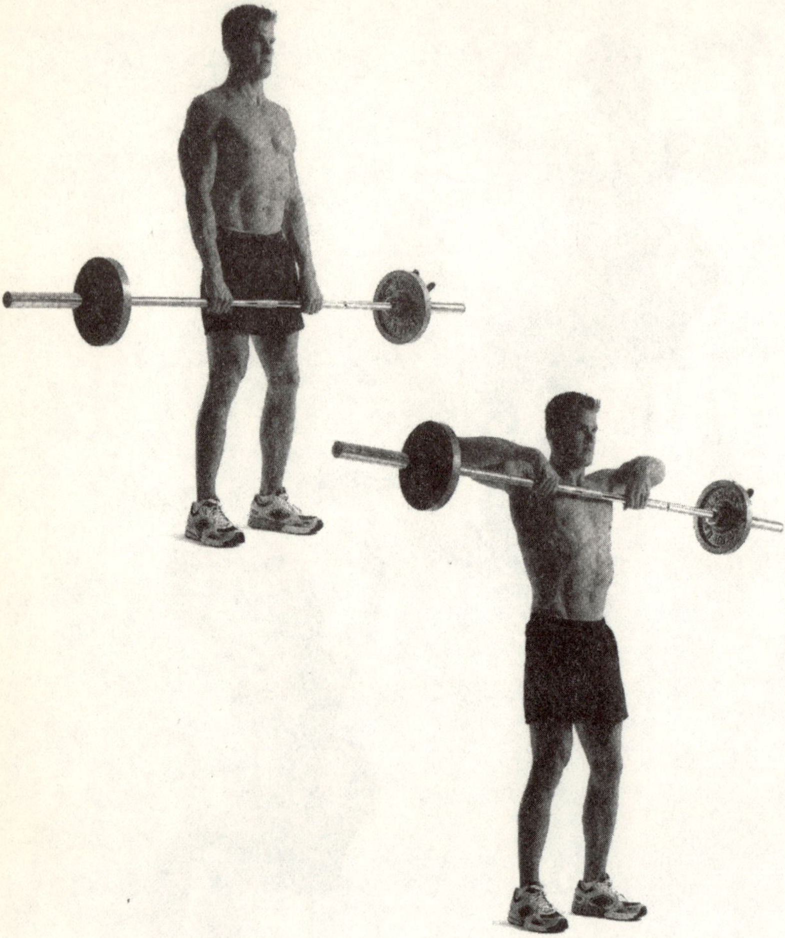

Remo hacia arriba

Toma una barra con pesas con los nudillos hacia arriba y párate con los pies separados a la misma distancia que tus hombros con las rodillas ligeramente dobladas. Permite que la barra con pesas cuelgue a la altura de tus brazos sobre la parte superior de tus muslos, con los pulgares viéndose entre sí. Doblando los brazos, levanta la parte superior de éstos hacia los lados y jala la barra con pesas hacia arriba hasta que la parte superior de tus brazos esté paralela al piso y la barra se encuentre justo debajo del nivel de la barbilla. Haz una pausa, luego regresa a la posición inicial.

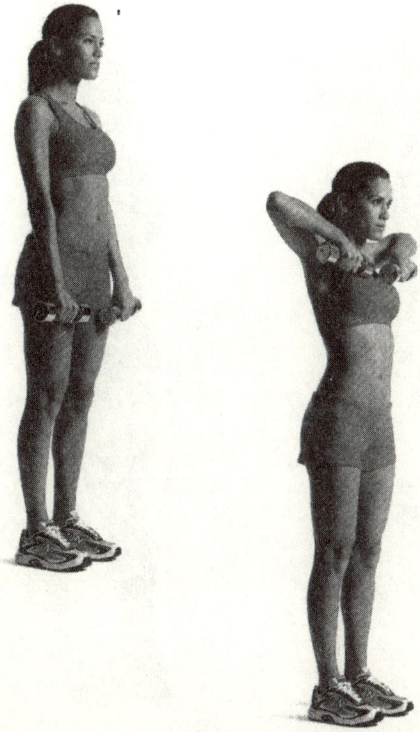

Variante para casa: Lo mismo, usando una pesa en cada mano.

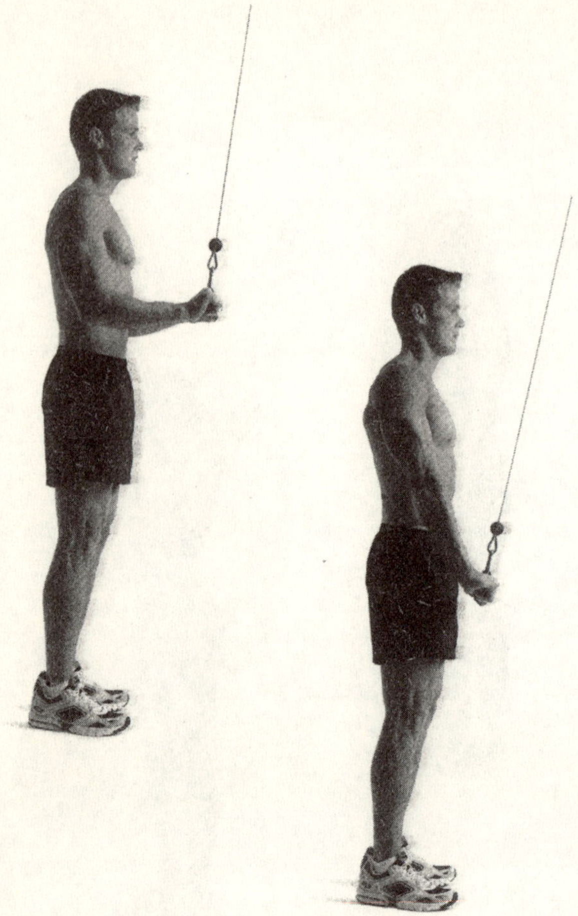

Pushdown de tríceps

De pie, toma una barra pegada al extremo de un cable o máquina para trabajar laterales con las manos separadas a 15 centímetros de distancia. Con los codos pegados a los lados de tu cuerpo, baja la barra hasta que esté directamente frente a ti. Con los antebrazos paralelos al piso (posición inicial), jala la barra hacia abajo hasta que tus brazos estén extendidos con la barra cerca de los muslos. No bloquees los codos. Regresa a la posición inicial.

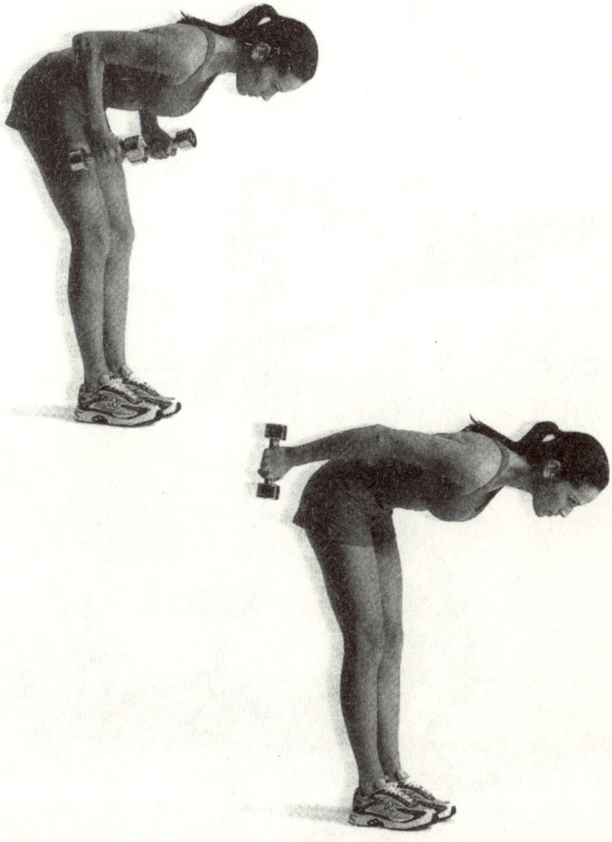

Variante para casa: *Estirón de tríceps*. Párate con las rodillas ligeramente dobladas y separadas a la distancia de los hombros. Dóblate de manera que tu espalda esté casi paralela al piso. Dobla los codos en un ángulo de 90º, levantándolos justo por encima del nivel de tu espalda. Ésa es la posición inicial. Extiende tus antebrazos hacia atrás, manteniendo inmóvil la parte superior de los brazos. Cuando estén completamente extendidos, tus brazos deben estar paralelos al piso. Haz una pausa, luego regresa a la posición inicial.

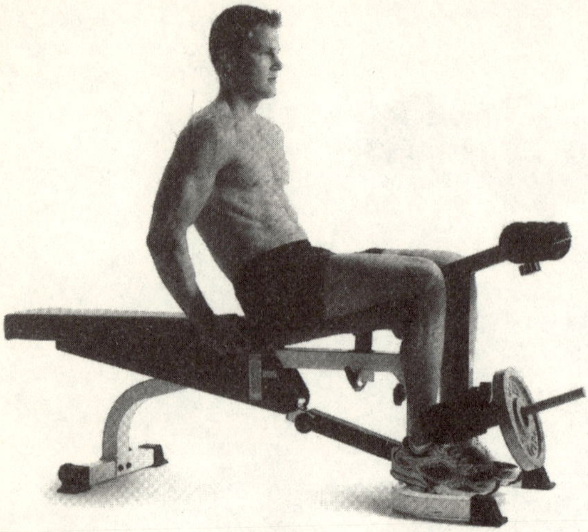

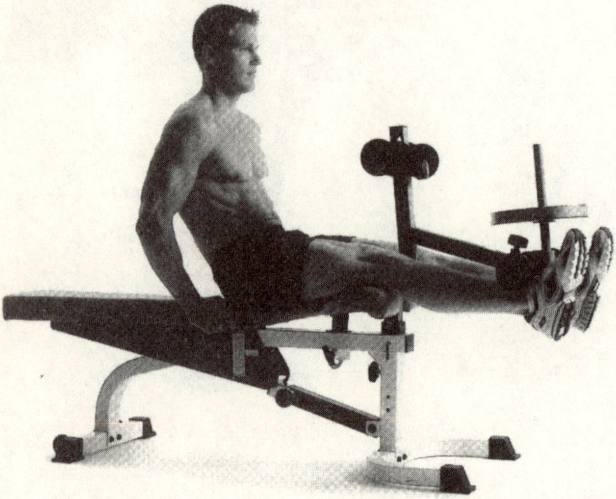

Extensión de piernas

Siéntate en una máquina de extensión para piernas con los pies colocados debajo de las almohadillas para los pies, inclina ligeramente la espalda hacia atrás y levanta las almohadillas con los pies hasta que tus piernas estén extendidas.

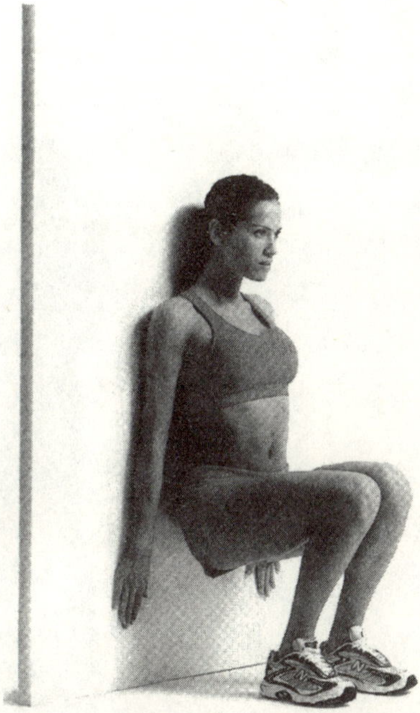

Variante para casa: Sentadilla contra la pared. Párate con la espalda apoyada en la pared. Haz una sentadilla hacia abajo de manera que tus muslos estén paralelos al piso. Sostén esa posición el mayor tiempo que puedas. Eso es una serie. Intenta 20 segundos para empezar y trabaja hasta llegar a 45 segundos.

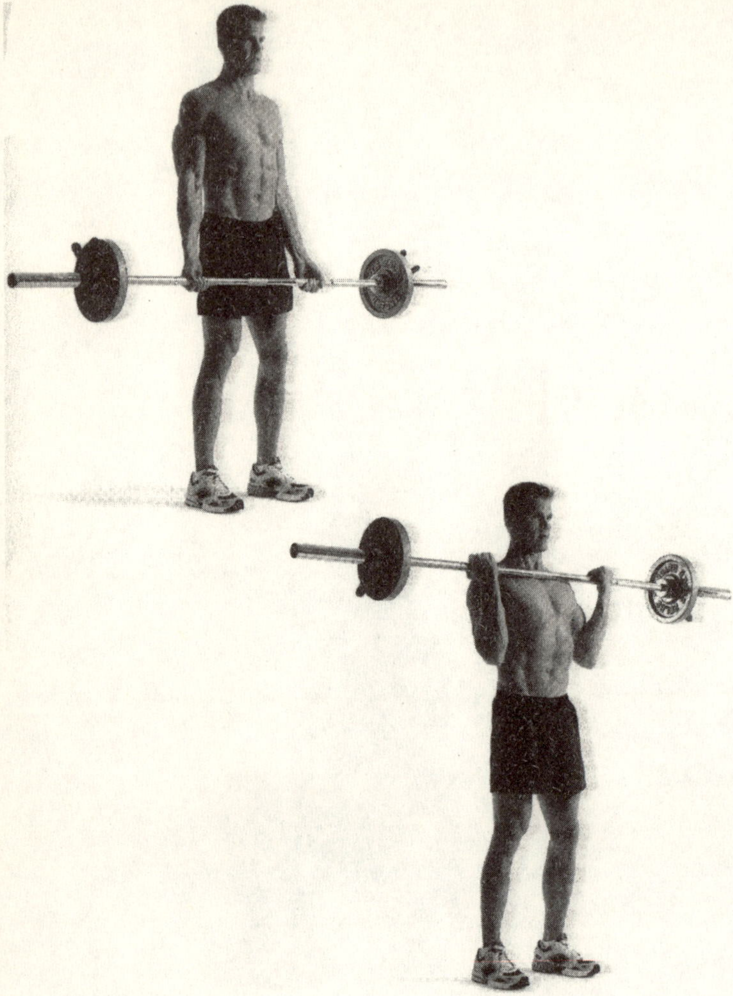

Flexión de bíceps

Párate sosteniendo frente a ti una barra con pesas, con las palmas viendo hacia fuera y las manos colocadas a la altura de los hombros y los brazos colgando frente a ti. Flexiona el peso hacia tus hombros, sostén durante un segundo, luego regresa a la posición inicial.

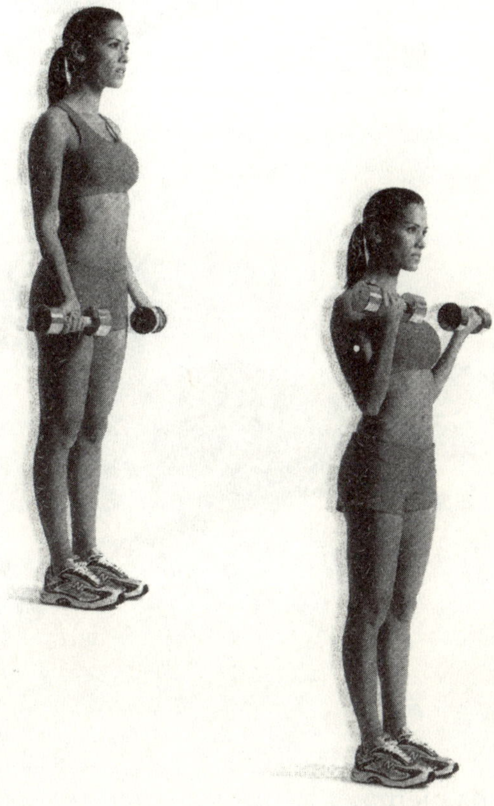

Variante para casa: Lo mismo, sólo que con un juego de pesas.

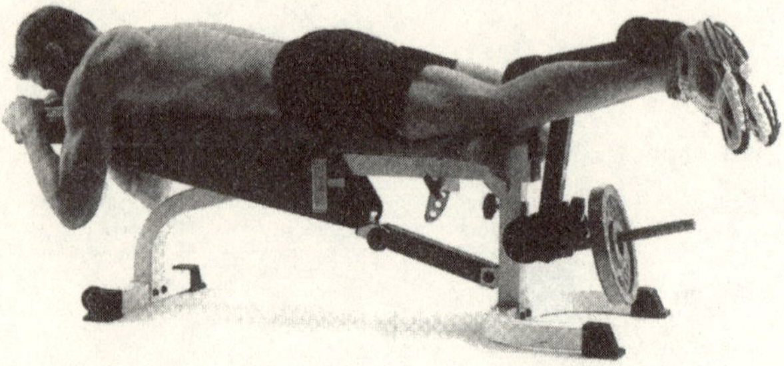

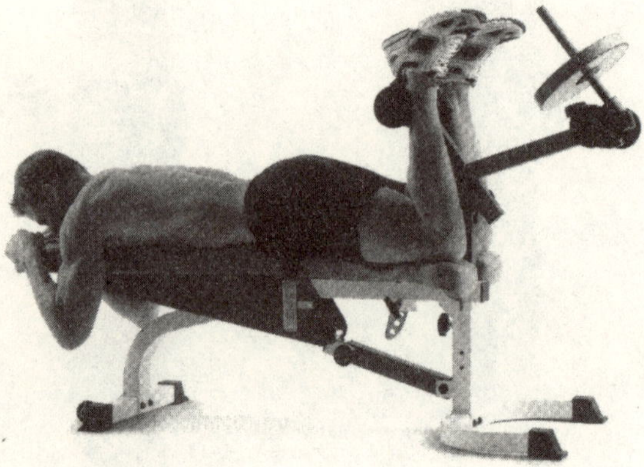

Flexión de pierna

Acuéstate boca abajo en una máquina para flexión de pierna y atora los tobillos bajo la barra acolchonada. Manteniendo tu estómago y pelvis contra la banca, levanta lentamente los pies hacia tus nalgas, flexionando el peso. Levántate de modo que tus pies casi toquen tus nalgas y regresa lentamente a la posición inicial.

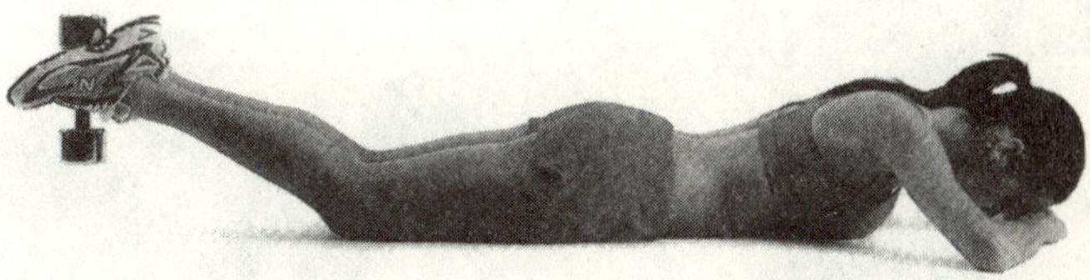

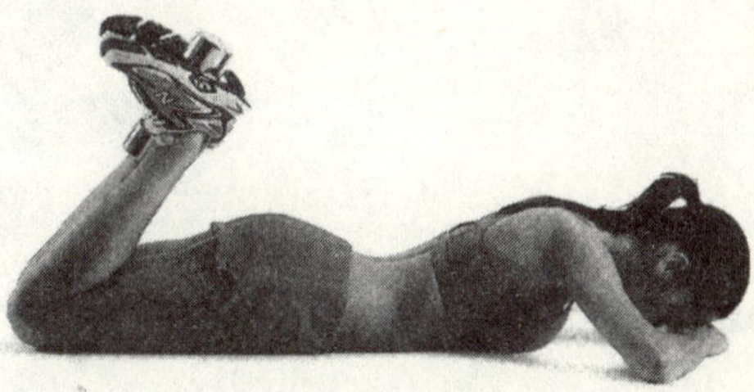

Variante para casa: Acuéstate con el estómago sobre el piso. Coloca una pesa ligera entre tus pies (de manera que el extremo superior de la pesa se apoye en la parte de abajo de tus pies). Aprieta los pies juntos y dóblalos hacia tus nalgas.

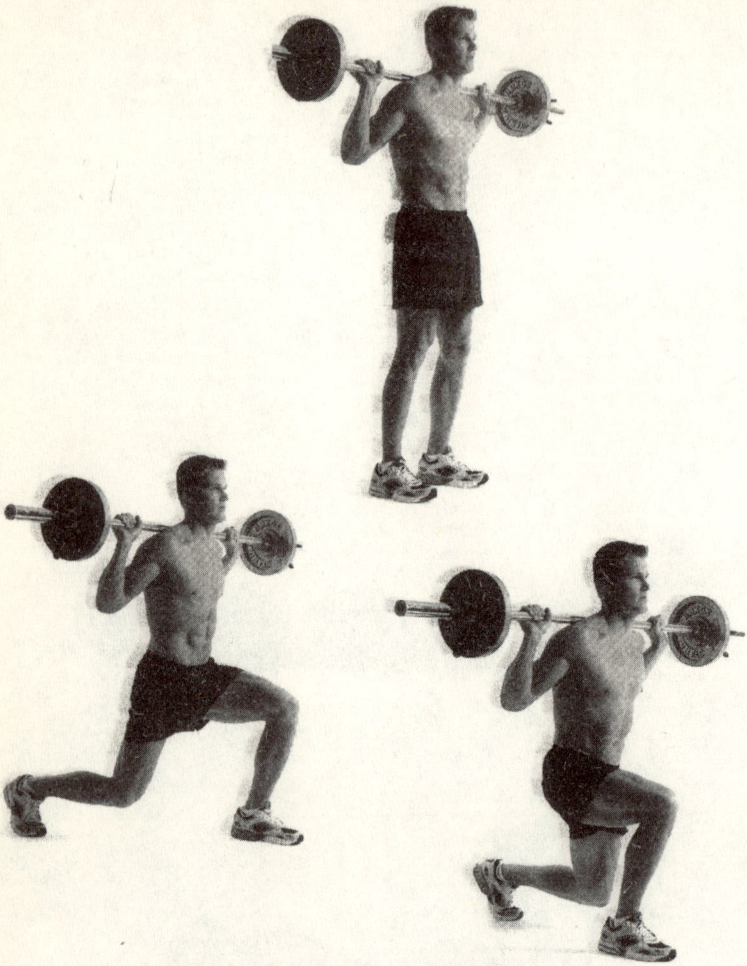

Levantamiento con desplazamiento

Apoya una barra con pesas encima de la parte superior de tu espalda. Párate con los pies separados a la altura de tu cadera en un extremo del cuarto; necesitas espacio para dar 20 pasos. Da un paso hacia delante con tu pie izquierdo y baja tu cuerpo de manera que tu muslo izquierdo quede paralelo al piso y tu muslo derecho quede perpendicular al piso (tu rodilla derecha debería doblarse y casi tocar el piso). Párate y levanta tu pie derecho cerca del izquierdo, luego repite con la pierna derecha hacia delante.

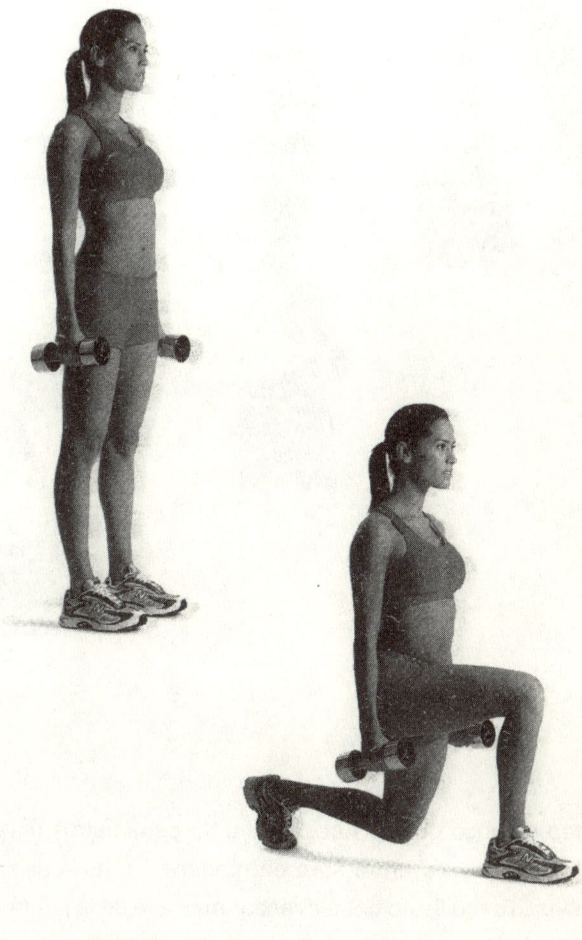

Variante para casa: Usa pesas. Sostén una en cada mano con los brazos a los lados. Si no tienes suficiente espacio, haz el movimiento en un lugar que te permita dar unos pasos, alterna cada movimiento el pie que debe ir adelante.

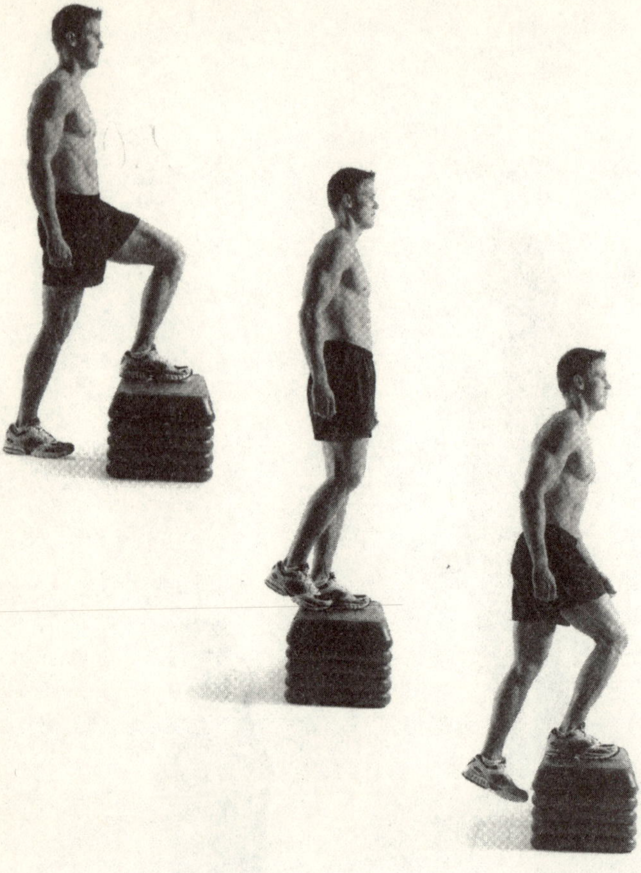

Step

Usa un *step* o banco que se encuentre a 45 centímetros del piso. Coloca el pie izquierdo en el *step* de manera que tu rodilla esté doblada a 90°. Tu rodilla no debe avanzar más allá de la punta de tu pie izquierdo. Impúlsate con tu pie izquierdo y pon el pie derecho en el *step*, manteniendo recta la espalda. Ahora baja con el pie izquierdo, seguido por el derecho. Alterna el pie que guía o haz todas las repeticiones guiando con un pie y luego alternando. Cuando estés cómodo con el ejercicio, agrega pesas.

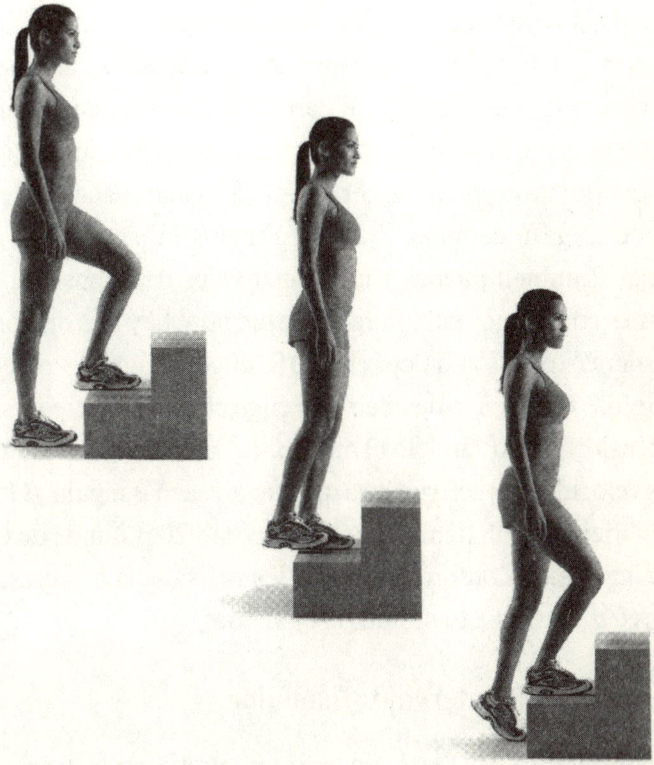

Variante para casa: Lo mismo, sólo que usa una escalera en lugar de un *step* (si no tienes).

EL EJERCICIO DE INTERVALO

Dicen que el lento y constante gana la carrera. Sin embargo, la clave cardiovascular para quemar grasa es usar ejercicios de intervalo, ejercicios que alternan niveles de alta intensidad con esfuerzo de baja intensidad. Como mencioné antes, esa fórmula mantiene a tu cuerpo quemando calorías mucho después de que has dejado de hacer ejercicio. Los ejercicios de intervalo imitan deportes: movimientos que inician y se detienen combinados con periodos de velocidades de carrera o casi carrera seguidos por trote ligero o descanso. Puedes usar los ejercicios de intervalo como quieras: correr, hacer bicicleta, nadar, hacer series elípticas o incluso caminar si alternas una caminata rápida con una lenta. También puedes variar los niveles de intensidad en diferentes combinaciones. Para empezar, aquí hay tres opciones para disponer tu sesión de ejercicio. (Si eliges máquinas de ejercicio, no elijas el ejercicio de intervalo; elige el manual y crea tus propias intensidades ajustándolo tú mismo. Te dará un mayor control sobre las velocidades y te ayudará a quemar grasa más rápido.) Obtendrás beneficios en un tiempo tan breve como 20 minutos de ejercicio de intervalo. Conforme desarrolles resistencia y fuerza, puedes agregar tiempo a tu sesión de ejercicio.

Variante I de intervalo: Estándar

El siguiente es un ejercicio de intervalo típico. Alternas el mismo periodo de baja intensidad con el mismo periodo de alta densidad.

3-5 minutos de calentamiento (trote ligero, baja intensidad, incrementando gradualmente al final del periodo de calentamiento).

1 minuto de ejercicio moderado o de alta intensidad seguido por 1 minuto de baja intensidad (repite 6-8 veces).

3-5 minutos de enfriamiento (trote ligero, baja intensidad, disminuyendo gradualmente al final del periodo de enfriamiento).

Variante II de intervalo: Pirámide

Esta estructura de pirámide te permite comenzar con breves estallidos de velocidad y luego llegar a la mayor oleada de energía en medio de tu sesión de ejercicio antes de volver a bajar.

3-5 minutos de calentamiento.

30 segundos de alta intensidad.

1 minuto de baja intensidad.

45 segundos de alta intensidad.

1 minuto de baja intensidad.

60 segundos de alta intensidad.

1 minuto de baja intensidad.

90 segundos de alta intensidad.

1 minuto de baja intensidad.

60 segundos de alta intensidad.

1 minuto de baja intensidad.

45 segundos de alta intensidad.

1 minuto de baja intensidad.

30 segundos de alta intensidad.

3-5 minutos de enfriamiento.

Variante III de intervalo: Deportes de acondicionamiento

Los deportes son impredecibles. Este intervalo simula algunas de las cuestiones impredecibles al hacerte tener diferentes ritmos y diferentes intensidades. Puedes mezclar y combinar las órdenes y repeticiones cuanto quieras. Descansa más tiempo después de los periodos en los que uses más energía.

3-5 minutos de calentamiento.

2 minutos a intensidad moderada o alta seguidos por 2 minutos de baja intensidad (repetir una vez).

30 segundos de alta intensidad seguidos por 30 segundos de baja intensidad (repetir cuatro veces).

carrera a gran velocidad de 54.5 metros (o 10 segundos si no estás corriendo) seguidos por 90 segundos de descanso (repetir 6-10 veces).

3-5 minutos de enfriamiento.

Capítulo 13

Atendiendo tus músculos abdominales

"Abdomen de lavadero" a través de 50 ejercicios

Cuando estaba en la universidad, tenía un amigo que decía conocer la clave para tener un abdomen de lavadero: "Lo único que tienes que hacer es 1 000 abdominales diarias durante un mes." Lo decía en una forma que te hacía creerle... que si sólo fueras lo bastante disciplinado como para invertir el tiempo diario para concentrarte en tus músculos abdominales, al final lograrías cincelar un abdomen de piedra. Su teoría era que todo se resumía a volumen y disciplina. Seguía diciendo que el ejercicio abdominal por excelencia haría más que sólo conformar músculos abdominales, que también era la solución para todos los problemas de peso, que las abdominales simplemente se llevarían años de comer en exceso pizza, alitas de pollo y fiestas de beber toda la noche.

En muchas formas (de hecho en un montonal de formas), mi amigo estaba equivocado. En primer lugar, hacer abdominales no quema grasa. Y no desarrollarás músculos abdominales haciendo el mismo ejercicio una y otra vez, por no mencionar que se trata del mismo ejercicio todos los días. ¿Y 1 000 repeticiones? No manches... Sólo hay una cosa que la mayoría de nosotros haríamos 1 000 veces al día si fuera físicamente posible y no sería una abdominal. Sin embargo, tenía razón en un sentido: si quieres músculos abdominales que te hagan más fuerte, más sano y más atractivo, tienes que trabajar en ellos. Y eso necesita disciplina, pero no tanta como podrías pensar.

Aunque tu sección abdominal funciona como una parte unificada, sí resulta útil concebir en regiones tu centro abdominal. Para crear músculos abdominales fuertes, necesitas trabajar la región completa. Las tres regiones visibles consisten en la región abdominal superior, la región abdominal inferior y los oblicuos (los músculos que se encuentran a los lados del torso). Sin embargo, también hay varios músculos de apoyo que, cuando se desarrollan, añaden fuerza a los abdominales: tu espalda baja y el transverso del abdomen, músculos que corren debajo del abdomen en sentido horizontal para dar soporte a toda tu sección abdominal.

VUÉLVETE A FAMILIARIZAR CON TUS MÚSCULOS ABDOMINALES

Tus músculos abdominales se parecen mucho a un grupo de empleados calificados. Entre más trabajan, mejor te hacen lucir y viceversa.

Esto se debe a que usas tus músculos abdominales prácticamente en todo movimiento importante. Levantar, correr, saltar, reproducir (se necesita mucha estabilidad de la sección abdominal para estar de pie frente a la fotocopiadora, en especial cuando está imprimiendo por los dos lados de la página.) Así que entre más fuertes son, tu podrás estar en el juego con más fuerza y por más tiempo. El siguiente es un curso rápido sobre la anatomía de tus músculos abdominales.

Recto del abdomen. Es el músculo con forma de lavadero que ayuda a la parte superior de tu cuerpo a doblarse (como al hacer abdominales) y también ayuda a mantener una buena postura. Es el músculo en el que piensa la gente cuando piensa en músculos abdominales.

Oblicuos externos. Estos músculos empiezan en las caderas y se extienden diagonalmente hacia abajo por los lados de tu cintura. Si ocurre un movimiento a la altura de tu cintura, los oblicuos externos están involucrados. La rotación del torso que es clave para el golf, el tenis y el jockey es en su mayoría una función de los oblicuos externos. Incluso el movimiento básico que ocurre al hacer abdominales, atribuido al recto del abdomen (el músculo de lavadero), no sería posible sin una fuerte contracción de los oblicuos externos para estabilizar el torso.

Oblicuos internos. Estos músculos se encuentran entre la caja de las costillas y los oblicuos externos y también se extienden diagonalmente hacia abajo por los lados de tu cintura. De manera similar a los oblicuos externos, los internos están involucrados en la rotación del torso. Usas estos músculos cuando respiras profundo.

Transverso del abdomen. Es un músculo delgado que corre de manera horizontal, rodeando tu abdomen. También es conocido como "la faja" porque funciona como un compresor del abdomen, manteniendo todo en su lugar.

Ya tienes todos esos músculos; sólo necesitas hacerlos surgir. Por eso tus prioridades tienen que girar en torno a los primeros dos componentes: los principios de nutrición y el ejercicio de quema de grasa. Una vez que te deshagas de la grasa, tus músculos abdominales podrán crecer y dejarse ver. A diferencia de lo que decía mi amigo, no lograrás tener un abdomen de lavadero trabajando tus músculos abdominales todos los días. En cambio, sigue los lineamientos para añadir el componente final.

Trabaja tu abdomen 2 o 3 veces a la semana. Los músculos abdominales son como cualquier otro músculo del cuerpo. Crecerán cuando estén en descanso, no cuando los estés trabajando. Así que trabajarlos todos los días no les da oportunidad de crecer y hacerse fuertes. Desarrollarás músculos abdominales si trabajas en ellos dos o tres veces a la semana. Yo recomiendo agregar el circuito abdominal al comienzo de tu sesión de ejercicio. Guardarlos para el final de la sesión significa que hay más posibilidad de que escatimes y tomes atajos.

Atiende la región completa. Tienes cinco regiones en el abdomen que vas a trabajar. Para cada sesión de ejercicio, elige un ejercicio por región para asegurarte de estar atendiendo todas las áreas.

Elige ejercicios diferentes cada sesión. Te estamos ofreciendo 56 ejercicios diferentes para tus músculos abdominales, pero necesitas elegir sólo cinco para cada sesión. La clave es la variedad: cambiar tu rutina no permite que tus músculos abdominales se sientan cómodos, así que seguirán creciendo después de cada sesión.

Haz un circuito. En la primera semana de ejercicios, sólo haz una serie de cada ejercicio (10 a 15 repeticiones, dependiendo de cada ejercicio). En la segunda y tercera semanas, si quieres haz dos series, pero hazlas en un circuito de manera que estés haciendo cada ejercicio una vez antes de repetirlo. Después de eso, puedes hacer tres circuitos. Incluso entonces, tus ejercicios para los músculos del abdomen no deberían tomar más de 5 minutos.

Ve lento. Cada repetición de un ejercicio abdominal dura ligeramente más de lo que duraste la noche de tu baile de graduación: 4 a 6 segundos. Si lo haces más rápido corres el riesgo de dejar que el impulso haga el trabajo. Entre más lento vayas, mayor es la intensidad. Entre mayor sea la intensidad, más fuerte es tu estómago.

En este capítulo, encontrarás 56 ejercicios para lograr un abdomen de lavadero, para que nunca más te aburras y trabajes tus músculos abdominales de la manera más eficiente posible. Recuerda que esta parte del ejercicio es lo que hará que tus músculos abdominales salgan espectacularmente de tu piel de la misma forma en que Janet Jackson sale espectacularmente de su vestidor. Piensa en la parte de ejercicio abdominal del plan como el juguete que se encuentra en el fondo de la caja de cereal, como el pago al final de la semana, como la meta al final del maratón. Es la motivación. Es la recompensa. Es la meta que ninguna báscula será capaz de mostrar.

CÓMO HACER LOS EJERCICIOS

Elige un ejercicio de cada grupo de la siguiente lista y hazlo el número especificado de repeticiones. Haz una serie de cada ejercicio y luego repite el circuito.

Nota: muchos de estos ejercicios se dirigen a diferentes regiones de los músculos abdominales durante el mismo movimiento, pero están agrupados con base en las áreas en las que se enfocan principalmente. También han sido agrupados por niveles de dificultad de modo que puedas cambiar tus sesiones de ejercicio a medida que te hagas más fuerte. Para cada ejercicio, haz una pausa al final del movimiento y regresa a la posición inicial. Eso cuenta como una repetición, a menos de que se indique algo diferente.

Circuito abdominal

- Parte superior del abdomen
- Parte inferior del abdomen
- Oblicuos
- Transverso del abdomen
- Parte baja de la espalda

PARTE SUPERIOR DEL ABDOMEN

Abdominales tradicionales

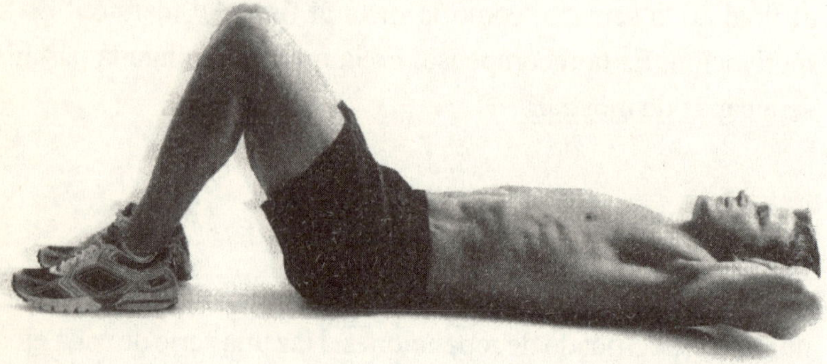

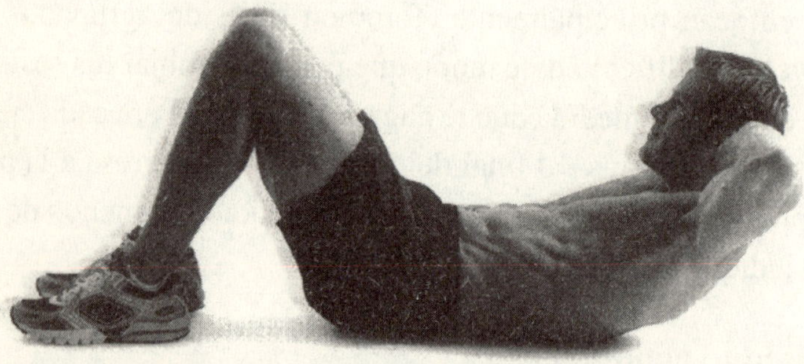

Acuéstate de espaldas con las rodillas dobladas y con las manos detrás de las orejas. Lentamente, comienza a levantarte, despegando del piso los omóplatos.

12-15 repeticiones [*Principiante*]

PARTE SUPERIOR DEL ABDOMEN

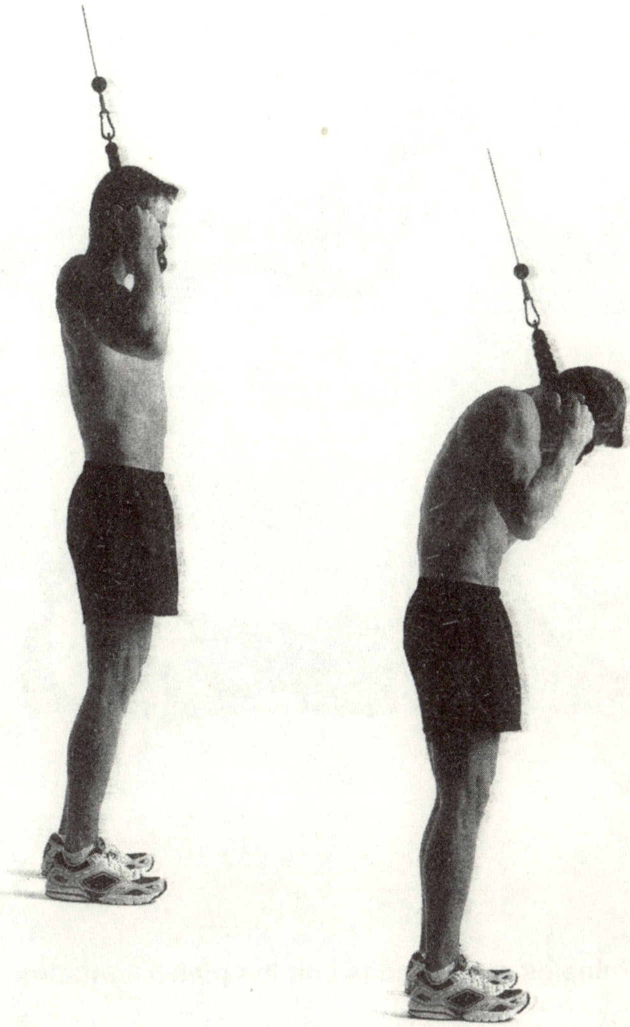

Abdominales de pie

Coloca una manija de cuerda en un cable de polea. Párate dándole la espalda a la pesa y sostén el final de la cuerda detrás de tu cabeza. Haz el movimiento propio de la abdominal.

12-15 repeticiones [*Principiante*]

PARTE SUPERIOR DEL ABDOMEN

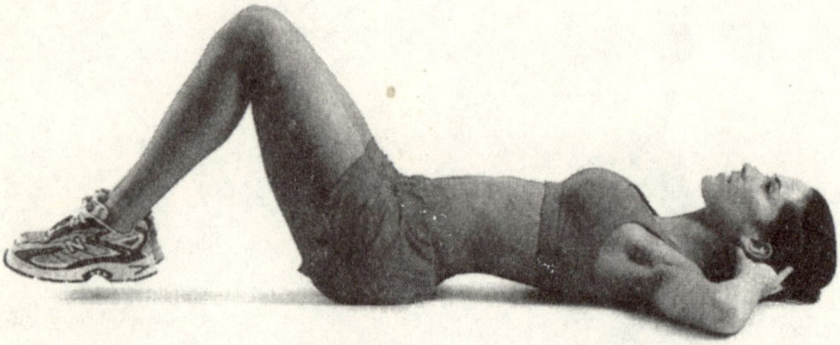

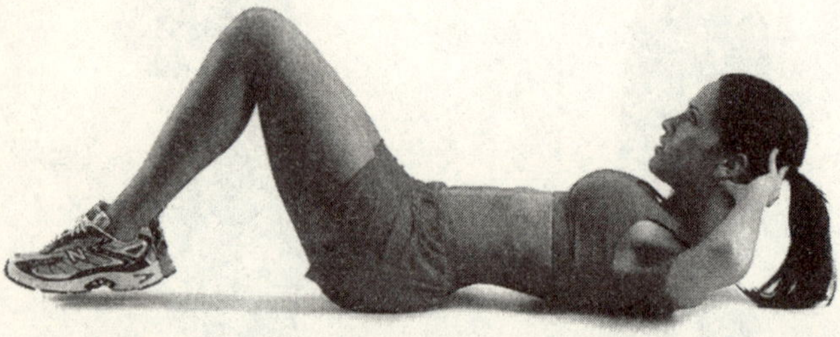

Abdominales modificadas con los pies levantados

Acuéstate de espaldas con las rodillas dobladas y las manos detrás de las orejas. Levanta los pies unos cuantos centímetros del piso y mantenlos ahí. Haz el movimiento propio de las abdominales, luego baja tu torso al piso, manteniendo los pies levantados a lo largo de todo el movimiento.

12-15 repeticiones [*Principiante a intermedio*]

PARTE SUPERIOR DEL ABDOMEN

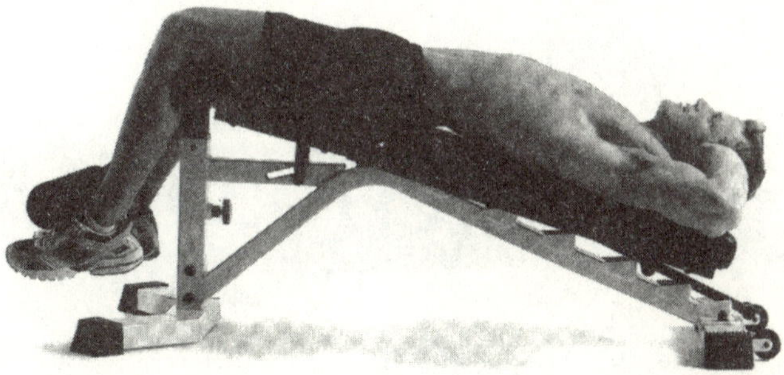

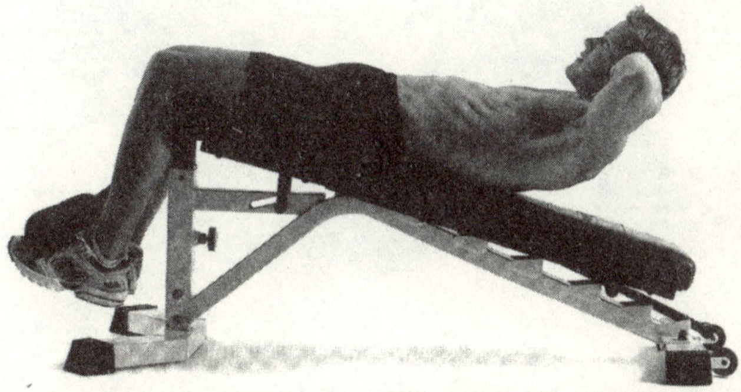

Abdominales inclinadas

Acuéstate de espaldas en una tabla inclinada, con los tobillos sujetos bajo las barras de soporte acojinadas y con las puntas de los dedos detrás de las orejas. Levanta los omóplatos de la banca, manteniendo plana la parte inferior de tu cuerpo. No dejes que tu cuerpo se mueva con el impulso. Sostén la contracción durante un segundo.

12-15 repeticiones [*Principiante a intermedio*]

PARTE SUPERIOR DEL ABDOMEN

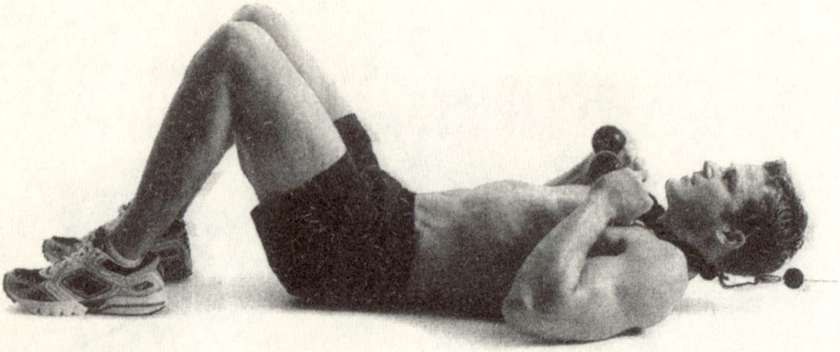

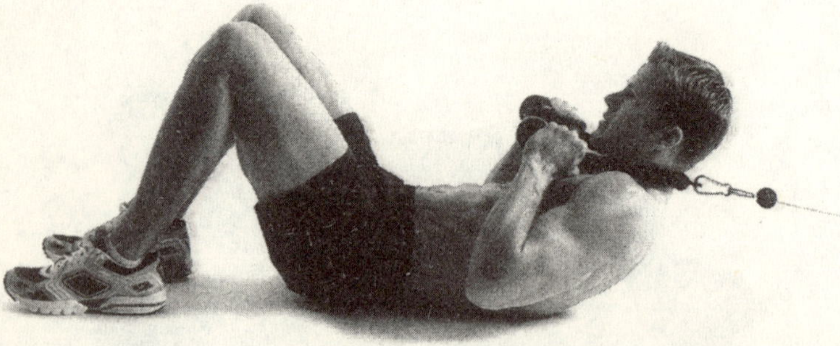

Abdominales en el piso con cable

Coloca una manija de cuerda en un cable de polea. Acuéstate en el piso con la cabeza cerca de la parte baja de la polea, con las rodillas dobladas y los pies planos sobre el piso. Sostén la manija por encima de tu pecho de manera que la punta de la parte donde está sujeta la cuerda quede en la base de tu cuello. Comprime tus costillas hacia la pelvis, levantando los omóplatos unos centímetros del piso.

12-15 repeticiones [*Intermedio a avanzado*]

PARTE SUPERIOR DEL ABDOMEN

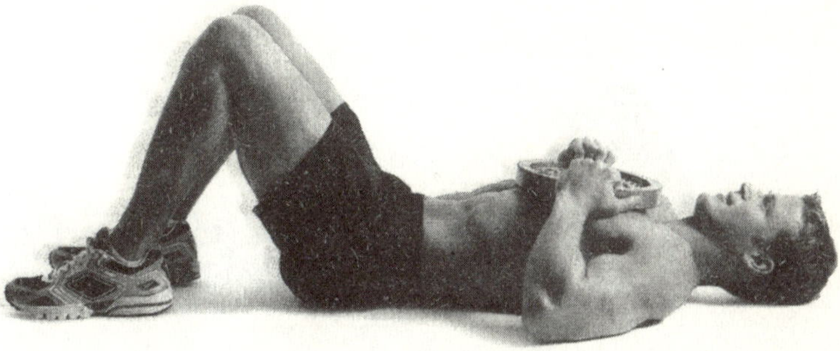

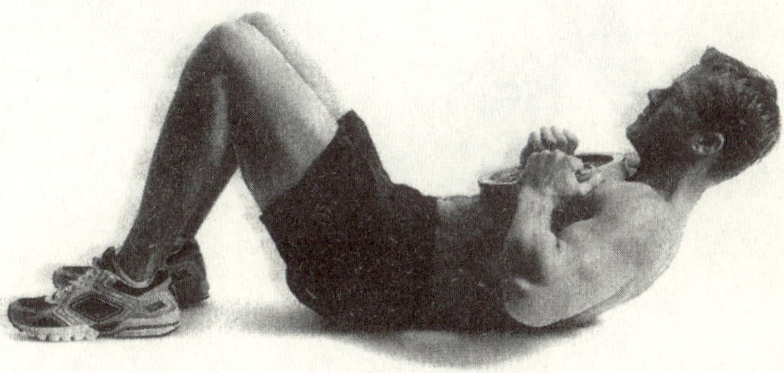

Abdominal con peso

Acuéstate de espaldas con las rodillas dobladas, sosteniendo una pesa de disco o una pesa de mano sobre el pecho. Lentamente, haz el movimiento propio de las abdominales, levantando del piso los omóplatos. De manera progresiva, usa pesas más pesadas.

12-15 repeticiones [*Intermedio a avanzado*]

PARTE SUPERIOR DEL ABDOMEN

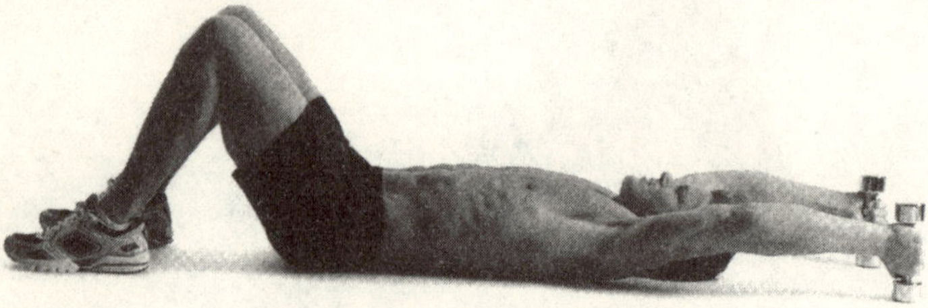

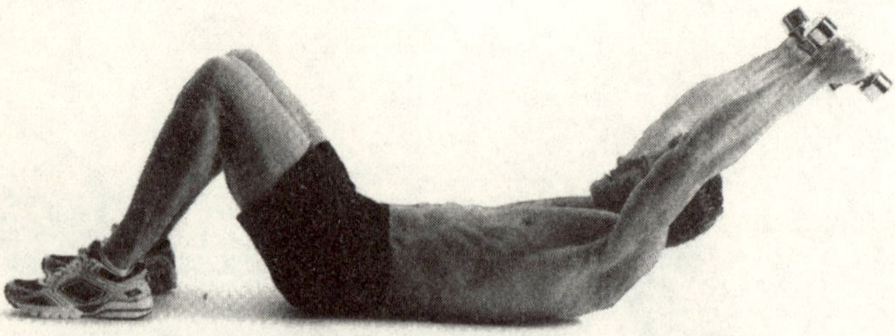

Abdominales con peso y brazo largo

Acuéstate de espaldas con las rodillas dobladas. Sostén una pesa ligera en cada mano y estira los brazos justo detrás de ti. Comprime las costillas hacia la pelvis. No generes impulso con los brazos.

12-15 repeticiones [*Intermedio a avanzado*]

PARTE SUPERIOR DEL ABDOMEN

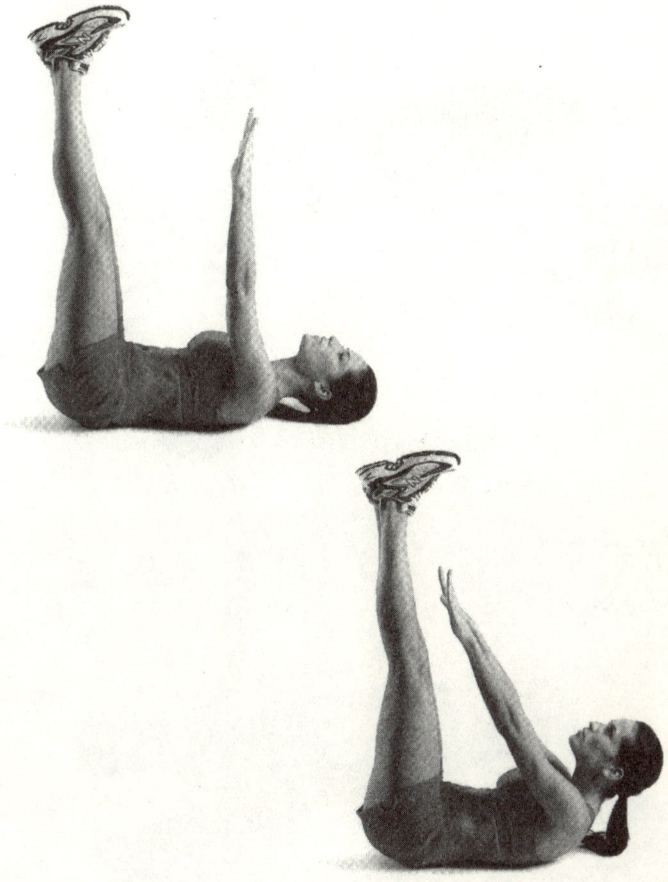

Tocar las puntas

Acuéstate de espaldas con las piernas levantadas directamente sobre tus caderas; tus rodillas deberían estar ligeramente dobladas. Levanta los brazos hacia arriba, señalando hacia las puntas y relaja la cabeza y el cuello. Usa tus músculos abdominales superiores para levantar las costillas hacia la pelvis, levanta tus omóplatos del piso y estírate para alcanzar las puntas. Baja los hombros al piso y repite.

12-15 repeticiones [*Intermedio a avanzado*]

PARTE SUPERIOR DEL ABDOMEN

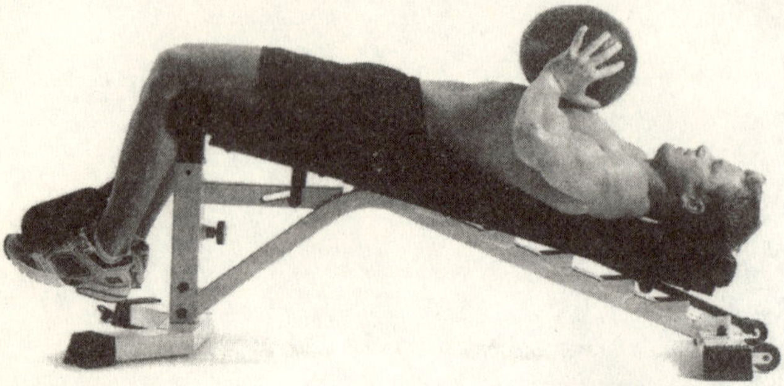

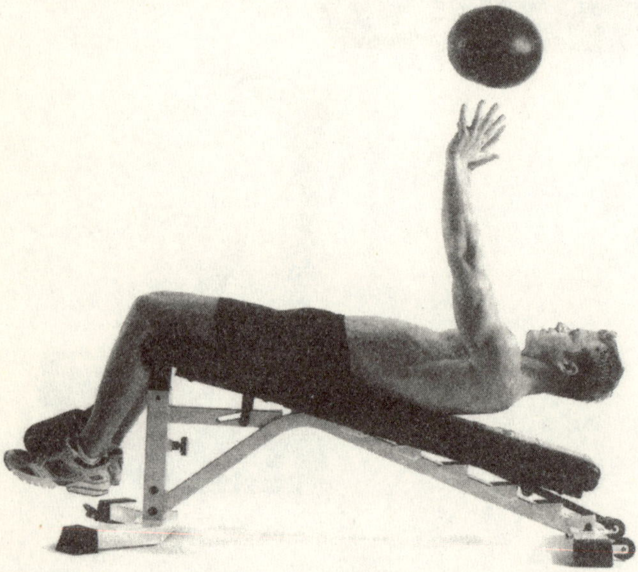

Ejercicio con pelota medicinal

Coloca una banca ajustable para ejercicios abdominales a un ángulo de 45º. Acuéstate con la cabeza hacia el piso y engancha los pies debajo de las barras de soporte acolchonadas. Sostén una pelota medicinal a la altura del pecho mientras bajas el cuerpo. Conforme vayas subiendo, lanza la pelota hacia arriba a la altura del pecho. Atrápala en lo alto, baja el cuerpo y repite.

12-15 repeticiones [*Avanzado*]

PARTE SUPERIOR DEL ABDOMEN

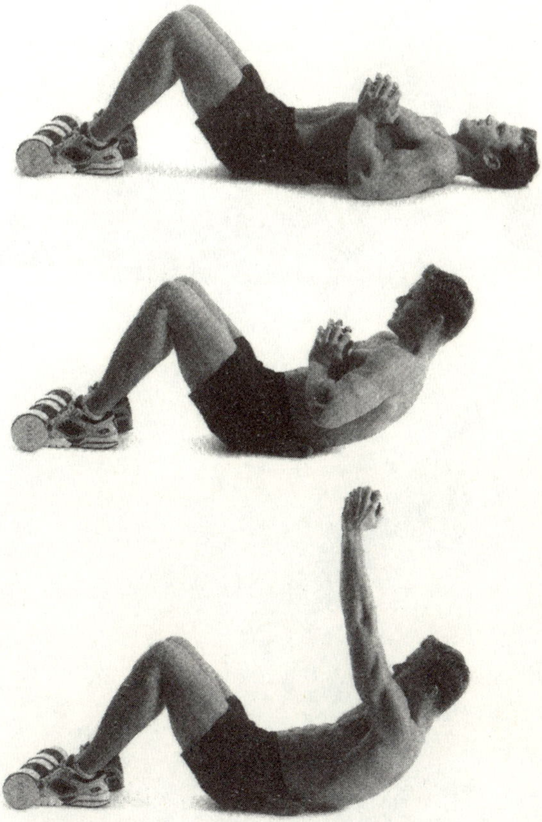

Abdominales sicilianas

Coloca los pies debajo de las agarraderas de pesas pesadas. Coloca una toalla enrollada debajo de tu espalda baja y sostén una pesa redonda a la altura del pecho. Levanta la parte superior de tu cuerpo lo más que puedas comprimiendo las costillas hacia la pelvis. En lo más alto del movimiento, estira los brazos y levanta la pesa por encima de tu cabeza. Mantén la pesa en esa posición y toma 4 segundos para bajar tu cuerpo a la posición inicial.

10 repeticiones [*Avanzado*]

PARTE BAJA DEL ABDOMEN

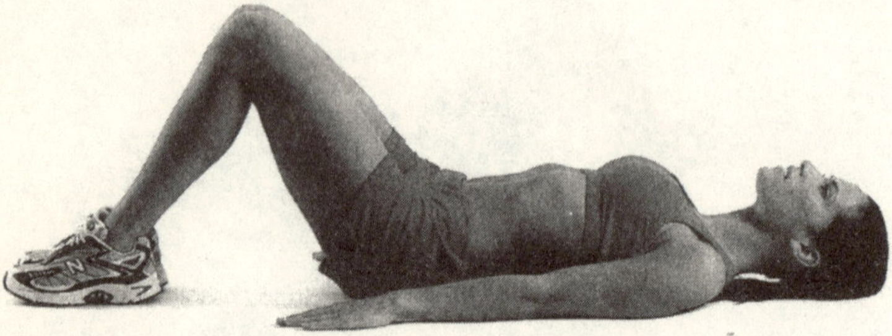

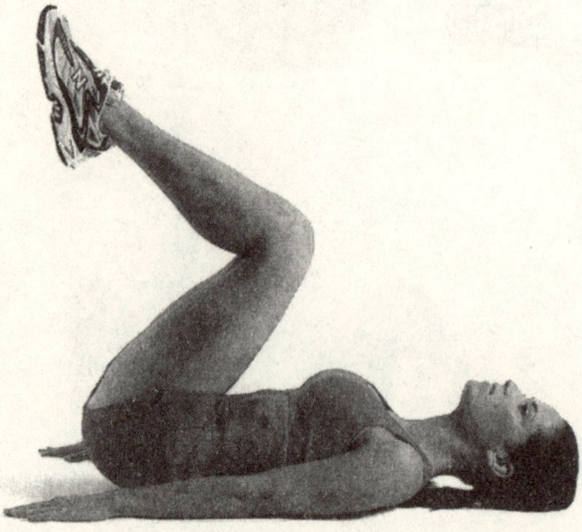

Elevación de rodillas con piernas dobladas

Acuéstate de espaldas con la cabeza y el cuello relajados y con las manos sobre el piso cerca de tus nalgas. Tus pies deberían estar apoyados sobre el piso. Usa los músculos de la parte baja del abdomen para levantar las rodillas por encima de tus costillas, luego baja lentamente los pies hacia la posición inicial. Cuando tus pies toquen ligeramente el piso, repite.

12 repeticiones [*Principiante*]

PARTE BAJA DEL ABDOMEN

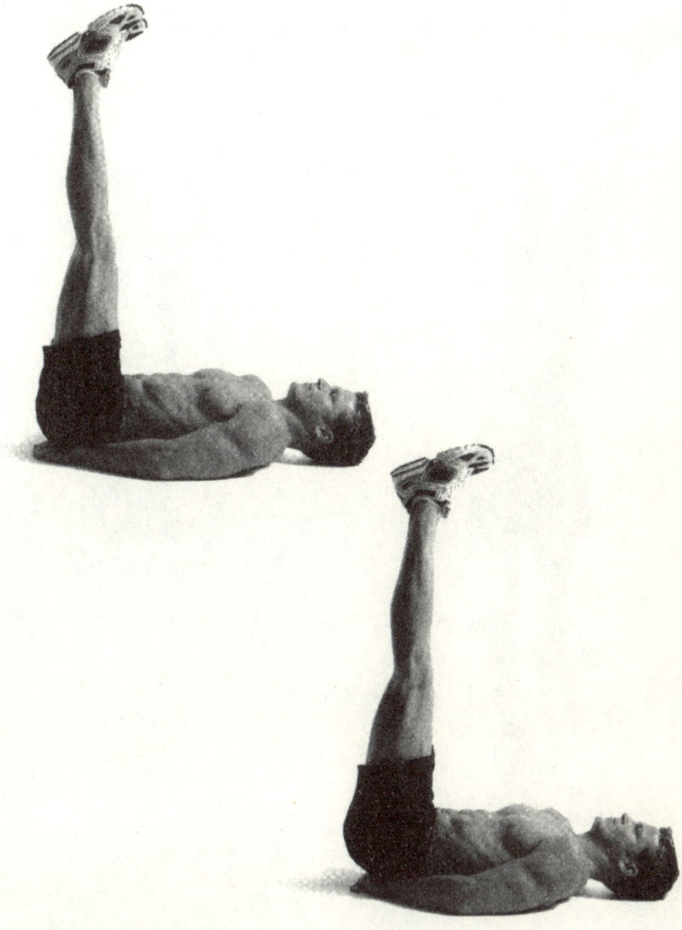

Impulso hacia arriba

Acuéstate con las manos debajo del cóccix y con las piernas levantadas señalando hacia el techo, perpendiculares al torso. Sume el ombligo y flexiona los glúteos a medida que levantes la cadera unos centímetros del piso. Luego, baja la cadera.

12 repeticiones [*Principiante*]

PARTE BAJA DEL ABDOMEN

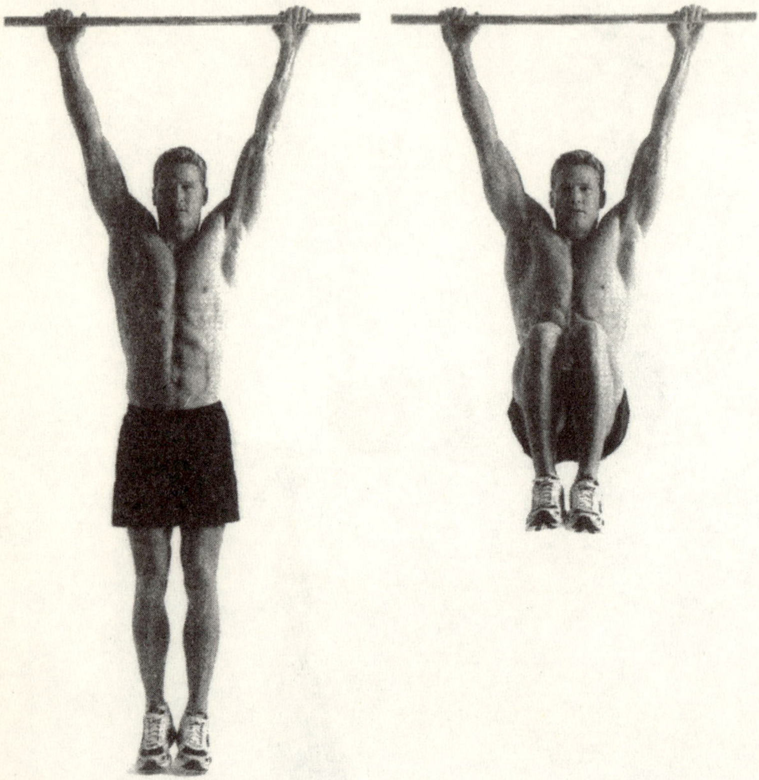

Elevación de rodillas con tubo

Cuélgate extendido de una barra para hacer flexiones, con las palmas viendo hacia fuera y las manos un poco más separadas que los hombros. (Tus pies pueden tocar levemente el piso.) Levanta las rodillas a la altura del pecho, curveando la pelvis hacia arriba al final. Cuando seas capaz de hacer 12 repeticiones, aumenta la dificultad del ejercicio manteniendo estiradas las piernas en lugar de doblar las rodillas o sosteniendo una pelota medicinal entre las rodillas.

12 repeticiones [*Principiante a intermedio*]

PARTE BAJA DEL ABDOMEN

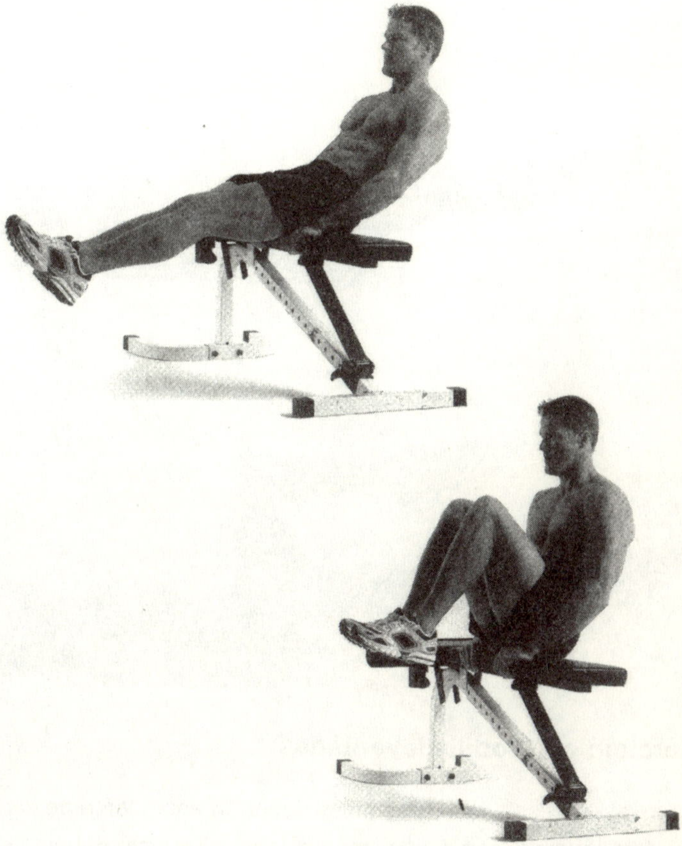

Abdominales sentado

Siéntate en la orilla de una silla fija o banca. Coloca las manos frente a tus nalgas y agarra los lados del asiento. Inclínate hacia atrás ligeramente y extiende las piernas hacia abajo y hacia afuera, manteniendo los talones a 10 o 15 centímetros del piso. Para comenzar el ejercicio, dobla las rodillas y levanta las piernas lentamente hacia tu pecho. Al mismo tiempo, inclínate hacia delante con la parte superior del cuerpo, permitiendo que tu pecho se acerque a tus muslos.

12 repeticiones [*Principiante a intermedio*]

PARTE BAJA DEL ABDOMEN

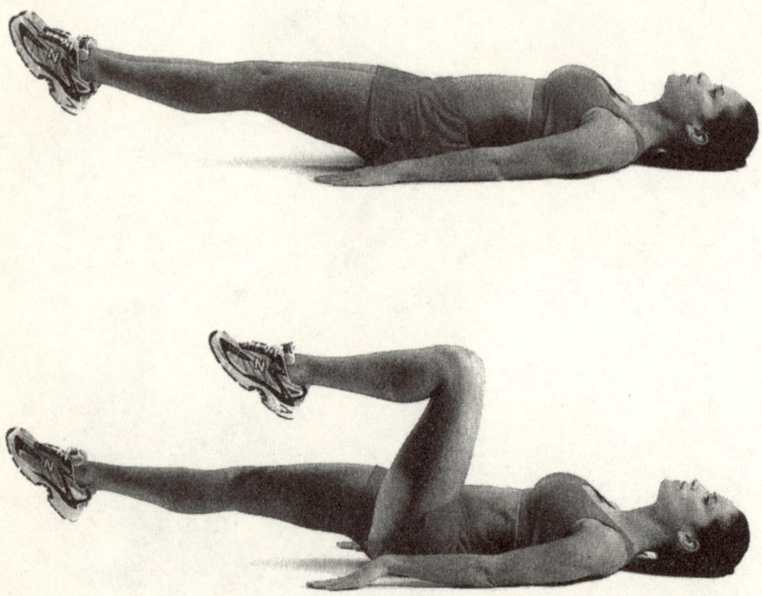

Ejercicio con rodilla levantada

Acuéstate de espaldas. Tus brazos deberían estar cerca de los lados de tu cuerpo, con las palmas hacia abajo y justo debajo de tu espalda baja y tus nalgas. Presiona la espalda contra el piso y extiende las piernas hacia fuera, con los talones a aproximadamente 7.5 centímetros del piso. Manteniendo tu espalda baja contra el piso, levanta tu rodilla izquierda hacia el pecho. Tu pierna derecha debe permanecer sin tocar el piso. Sostén, luego estira la pierna izquierda para alcanzar la posición inicial y repite con la pierna derecha. A lo largo de todo el ejercicio mantén el abdomen firme.

8-12 repeticiones de cada lado [*Intermedio*]

PARTE BAJA DEL ABDOMEN

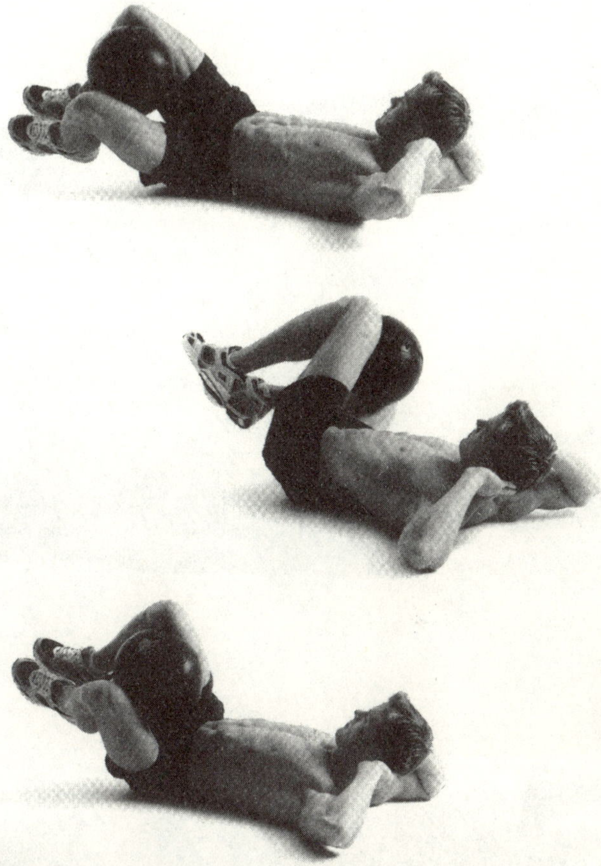

Abdominal figura 8

Acuéstate de espaldas con las rodillas dobladas en un ángulo de 90º y con los pies apoyados sobre el piso. Firmemente, oprime una pelota medicinal liviana entre las rodillas. Coloca tus manos tocando ligeramente las orejas, luego, poco a poco, levanta del piso la cabeza, los hombros y los pies. Mueve las rodillas en un amplio movimiento de figura 8. Haz 3 repeticiones en una dirección, luego revierte el movimiento durante 3 repeticiones.

6 repeticiones [*Intermedio*]

PARTE BAJA DEL ABDOMEN

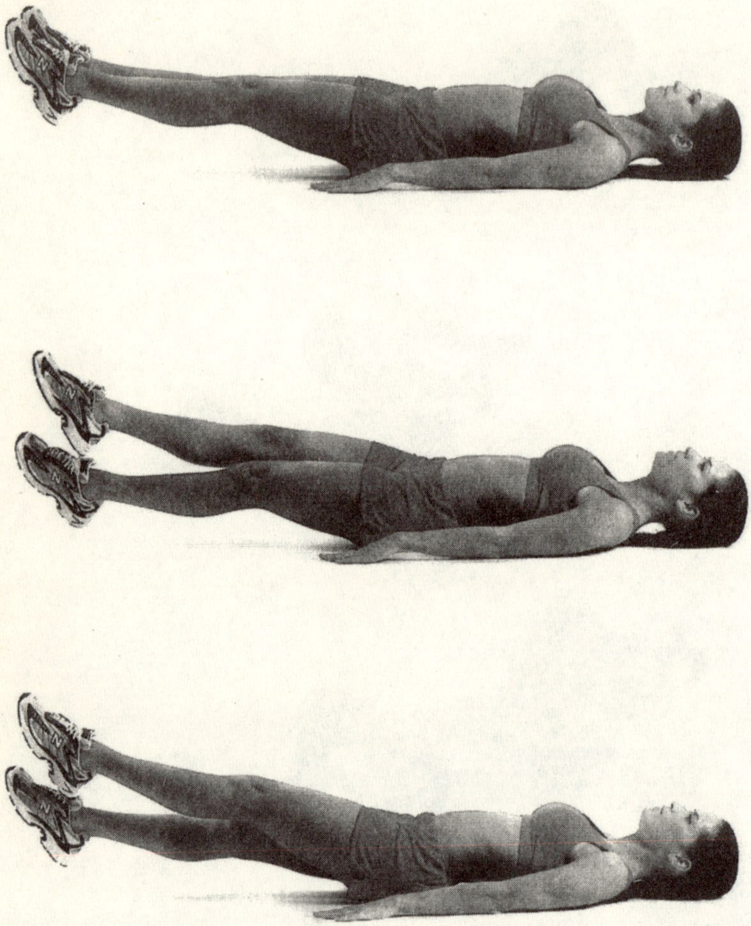

Patadas tipo tijera

Acuéstate de espaldas, levanta los dos pies a aproximadamente 30 centímetros del piso e imita el movimiento de unas tijeras colocando las piernas una sobre la otra de manera alternada.

20 repeticiones [*Intermedio*]

PARTE BAJA DEL ABDOMEN

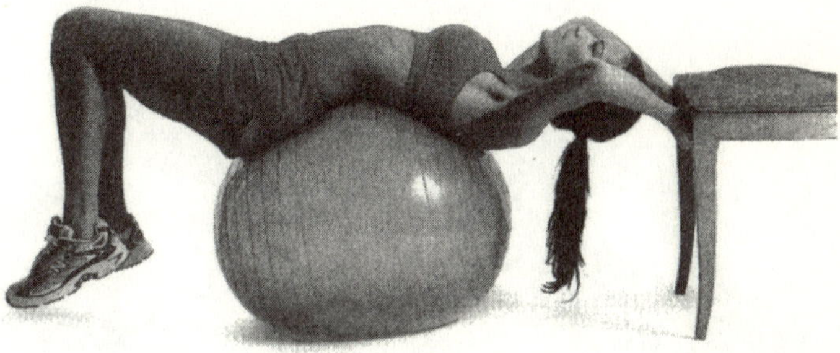

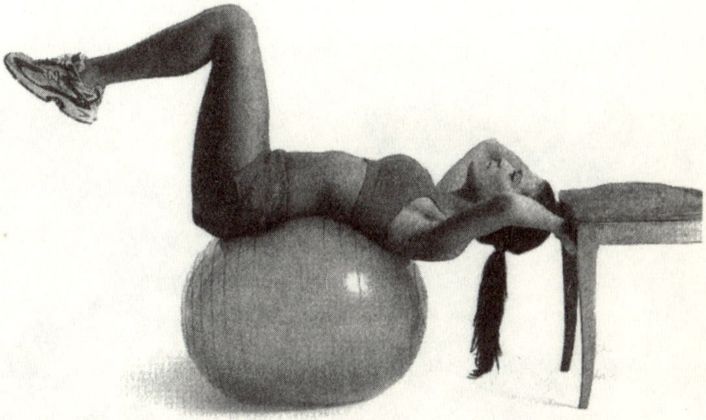

Elevación de rodilla sobre pelota suiza

Acuéstate de espaldas sobre una pelota suiza, con la cadera más baja que los hombros. Estírate hacia atrás y agárrate de algo que no se vaya a mover, como una banca o escritorio. Levanta y dobla las piernas de manera que tus pies se despeguen del piso y que la parte baja de tus piernas señale hacia el frente. (Para hacerlo más difícil, sostén las piernas estiradas.) Haz un ejercicio con rodilla levantada estándar, usando los músculos abdominales y los flexores de la cadera para doblar las rodillas hacia el pecho.

12 repeticiones [*Intermedio a avanzado*]

Parte baja del abdomen

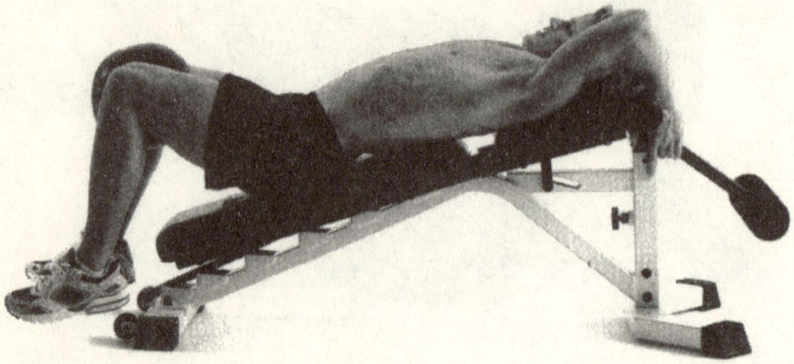

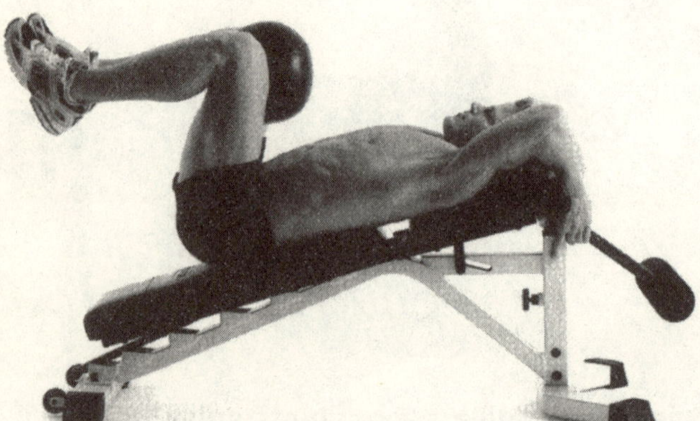

Abdominales en reversa sosteniendo pelota medicinal

Acuéstate sobre una tabla inclinada con la cadera más baja que la cabeza. Para apoyarte, sostén la barra que está detrás de tu cabeza. Dobla la cadera y las rodillas en ángulos de 90° y sostén una pelota medicinal pequeña entre las rodillas. Comienza con las nalgas apoyadas a la tabla. Jala hacia arriba la cadera en dirección a tus costillas. Dóblala lo más alto que puedas sin levantar los hombros de la tabla y mantén la cadera y las rodillas en ángulos de 90°.

12 repeticiones [*Intermedio a avanzado*]

PARTE BAJA DEL ABDOMEN

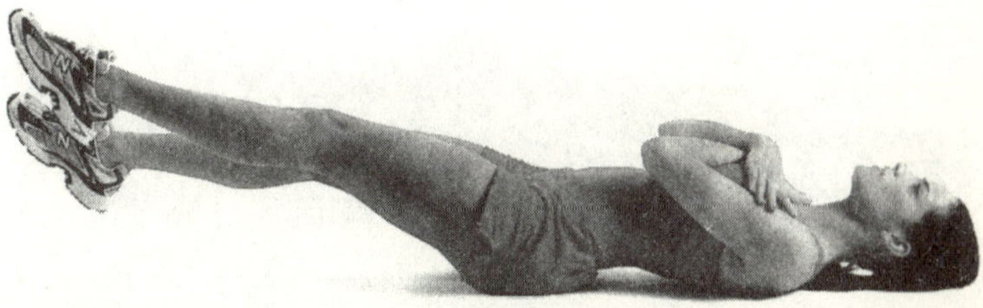

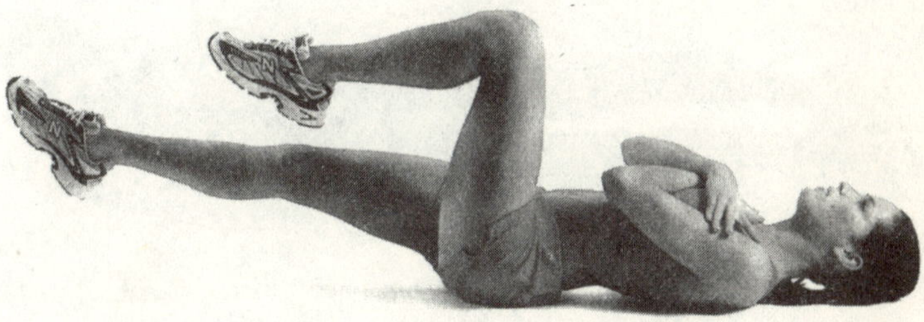

Extensión de piernas

Acuéstate de espaldas con las manos sobre el pecho, las piernas extendidas y los pies levantados separados del piso. De manera alternada, lleva cada rodilla en dirección a tu cabeza, luego, con fuerza, patea hacia fuera. No dejes que tus pies toquen el piso.(Si sientes alguna molestia en la espalda baja al llevar a cabo este ejercicio, intenta levantar la cabeza y oprimir la barbilla contra el pecho.)

10 repeticiones de cada lado [*Intermedio a avanzado*]

OBLICUOS

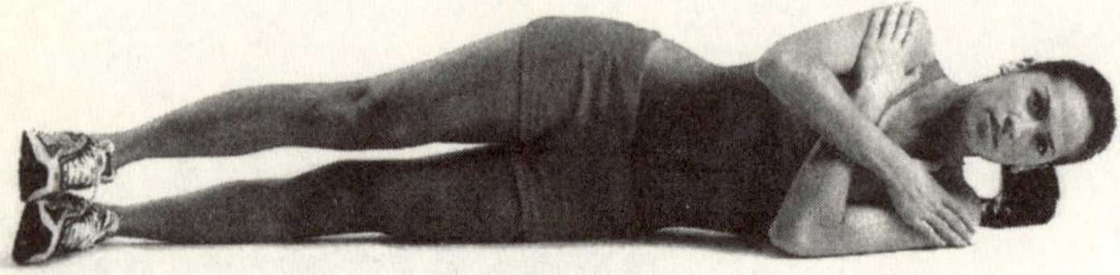

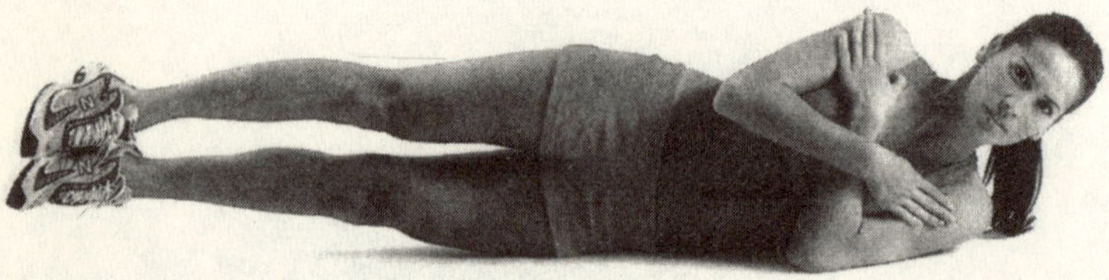

Elevación de oblicuo

Acuéstate sobre uno de los lados de tu cuerpo en una línea recta. Dobla los brazos sobre el pecho. Manteniendo juntas las piernas, levántalas del piso al mismo tiempo que levantas el codo hacia la cadera. El rango de movimiento es corto, pero debes sentir una intensa contracción en tus oblicuos.

10 repeticiones de cada lado [*Principiante*]

OBLICUOS

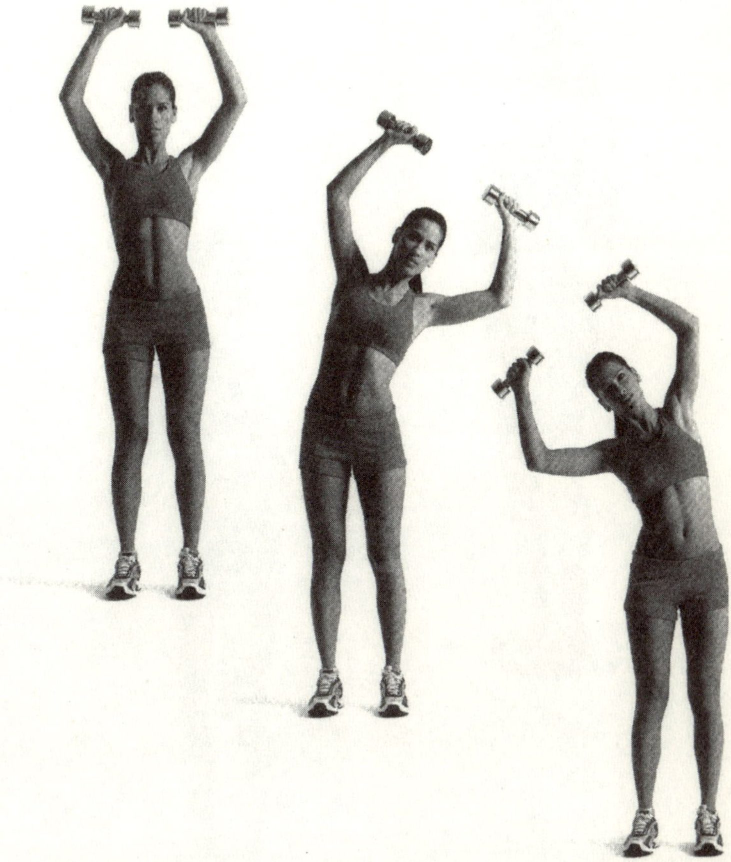

Flexión lateral

Sostén un par de pesas ligeras sobre tu cabeza, en línea con los hombros, con los codos ligeramente doblados. Mantén la espalda recta y lentamente dóblate hacia tu lado izquierdo lo más que puedas sin girar la parte superior de tu cuerpo. Haz una pausa, regresa a una posición erguida y dobla tu lado derecho lo más que puedas.

6-10 repeticiones de cada lado [*Principiante a intermedio*]

OBLICUOS

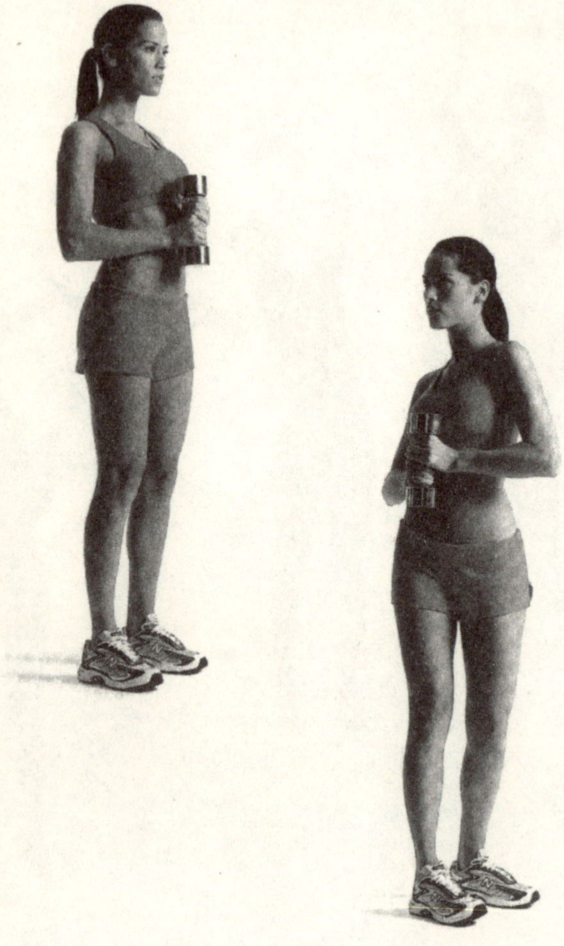

Rotación con velocidad

Párate sosteniendo una pesa con ambas manos frente a la sección media de tu cuerpo. Gira 90º a la derecha, luego 180 º a la izquierda. Mantén el abdomen firme y muévete rápido. Regresa al centro. Alterna el lado con el que empiezas.

10 repeticiones de cada lado [*Intermedio*]

OBLICUOS

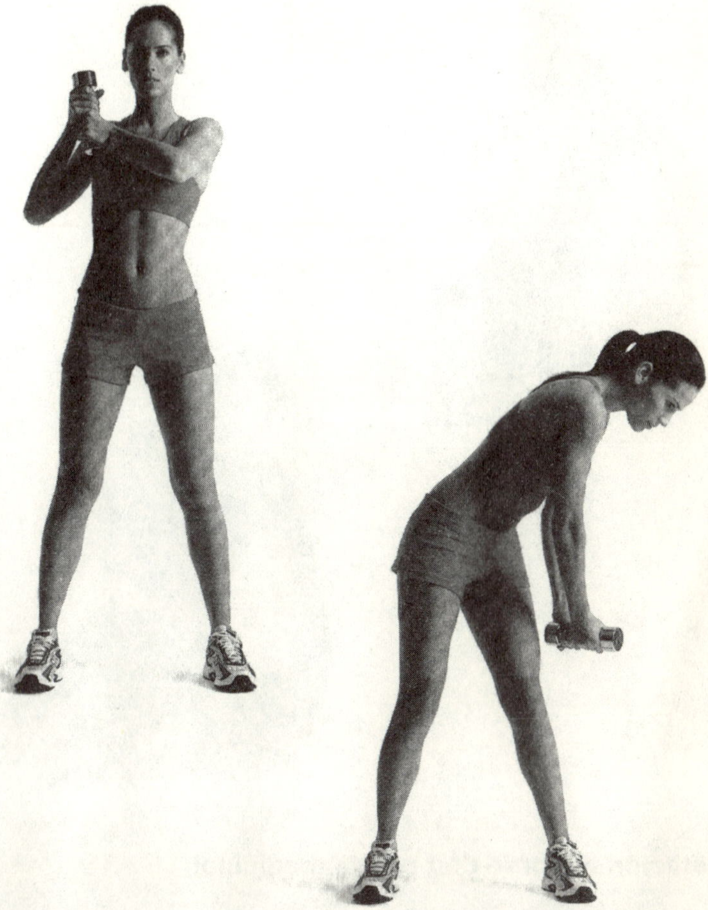

Movimiento con las dos manos similar a cortar madera

Párate sosteniendo una pesa, con las dos manos junto a tu oreja derecha. Flexiona el abdomen y rota el torso hacia la izquierda conforme extiendes los brazos y bajas la pesa hacia la parte externa de tu rodilla izquierda. Vuelve a levantarla, termina la serie y repite del otro lado.

10 repeticiones de cada lado [*Intermedio*]

OBLICUOS

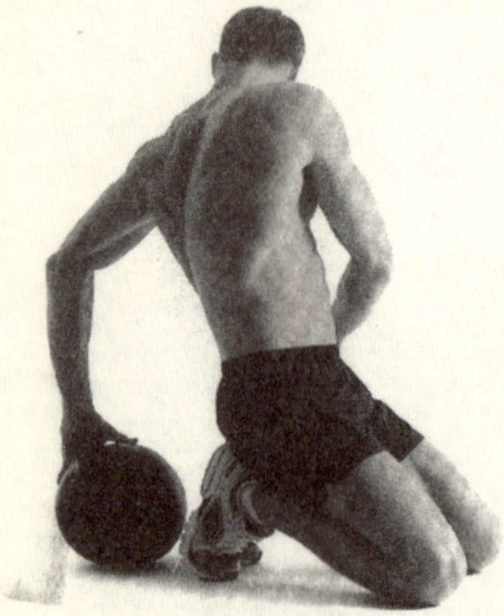

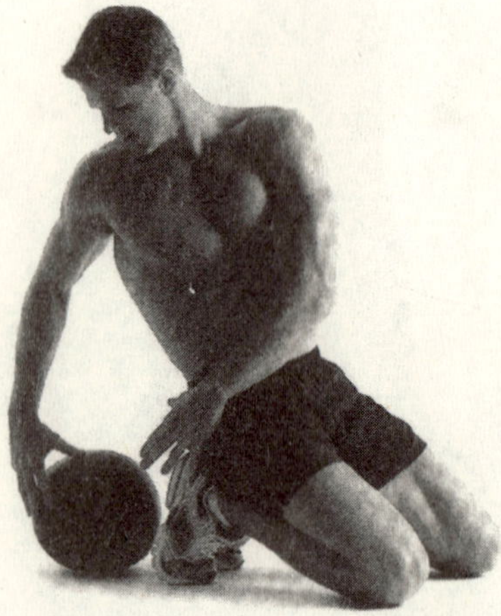

Rotación de torso con pelota medicinal

Sostén una pelota medicinal o una pelota de basquetbol frente a ti. Siéntate con las rodillas dobladas y los pies en el piso. Rápidamente, gira hacia la izquierda y coloca la pelota detrás de tu espalda. Gira hacia la derecha y recoge la pelota. Gira la pelota hacia tu izquierda y vuelve a ponerla en el piso. Repite. Haz el mismo número de repeticiones empezando el giro hacia la derecha y luego hacia la izquierda.

10 repeticiones de cada lado [*Intermedio a avanzado*]

OBLICUOS

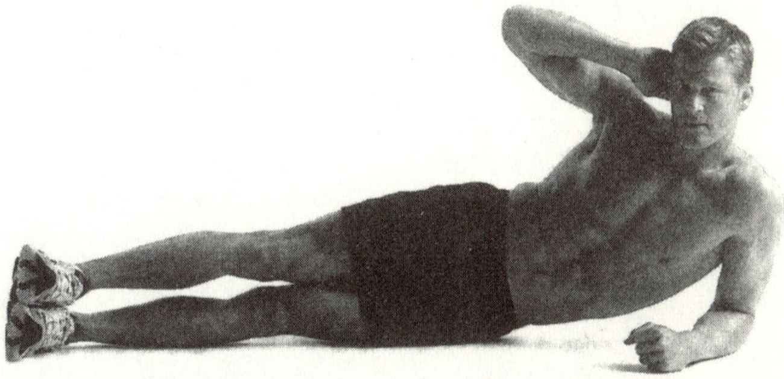

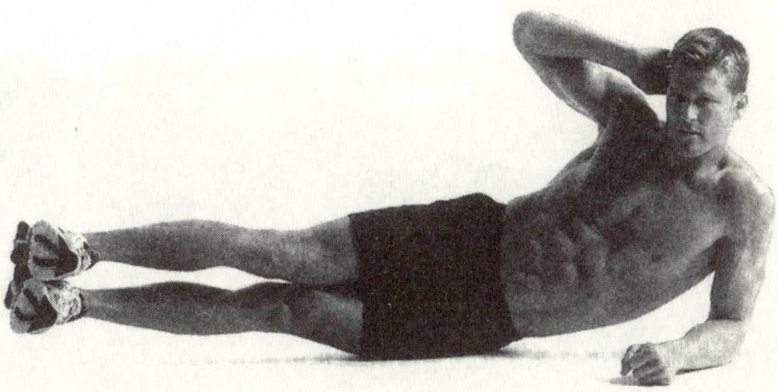

Cuchillo lateral

Acuéstate sobre el lado izquierdo de tu cadera, con las piernas casi estiradas y ligeramente levantadas del piso. También levanta del piso el torso, equilibrándote con el antebrazo izquierdo apoyado sobre el piso. Sostén tu otra mano detrás de tu oreja derecha, con el codo señalando hacia tus pies. Levanta las piernas hacia tu torso manteniéndolo fijo. Haz una pausa para sentir la contracción en el lado derecho de tu cintura. Luego, lentamente baja las piernas y repite. Termina la serie en ese lado, luego acuéstate sobre el lado derecho de tu cadera y haz el mismo número de repeticiones.

10 repeticiones de cada lado [*Intermedio a avanzado*]

TRANSVERSO DEL ABDOMEN

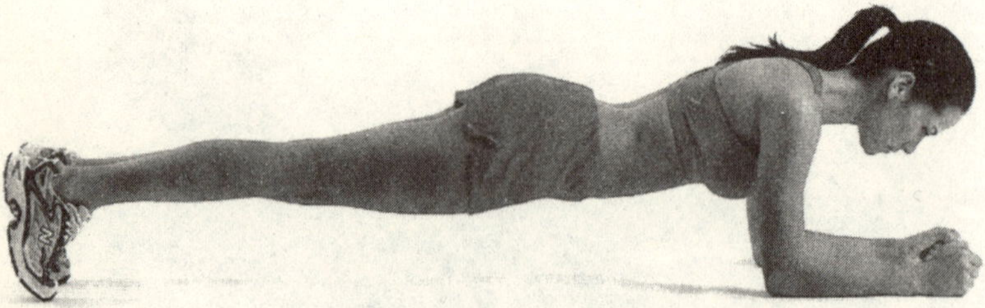

Puente

Comienza en posición de lagartijas, pero dobla los codos y descansa el peso sobre tus antebrazos en lugar de sobre tus manos. Tu cuerpo debe formar una línea recta de tus hombros a tus tobillos. Sume el abdomen; imagina que estás tratando de mover tu ombligo al lugar de tu columna vertebral. Sostén durante 20 segundos, respirando de manera uniforme. Conforme te vuelvas más resistente, puedes hacer una serie de 60 segundos.

1-2 repeticiones [*Principiante*]

TRANSVERSO DEL ABDOMEN

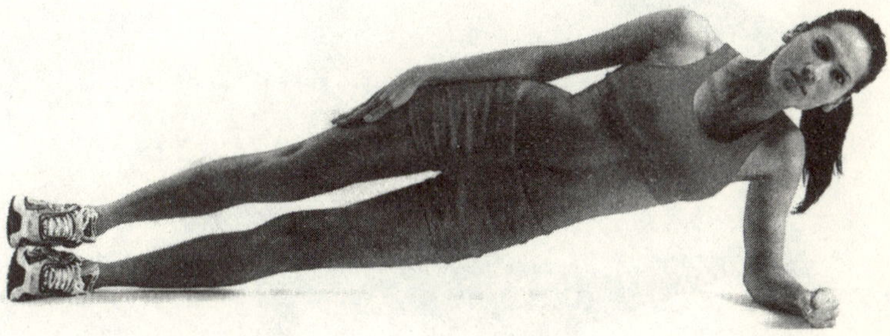

Puente lateral

Acuéstate sobre tu lado no dominante. Apoya tu peso con ese antebrazo y con la parte externa de ese pie. Tu cuerpo debe formar una línea recta de la cabeza a los tobillos. Sume el abdomen lo más que puedas y sostén esa posición durante 10 a 30 segundos, respirando de manera uniforme. Relaja. Si eres capaz de hacerlo durante 30 segundos, haz una repetición. Si no, intenta cualquier combinación de repeticiones que te mantenga arriba durante 30 segundos. Repite con el otro lado.

1–2 repeticiones de cada lado [*Principiante a intermedio*]

Transverso del abdomen

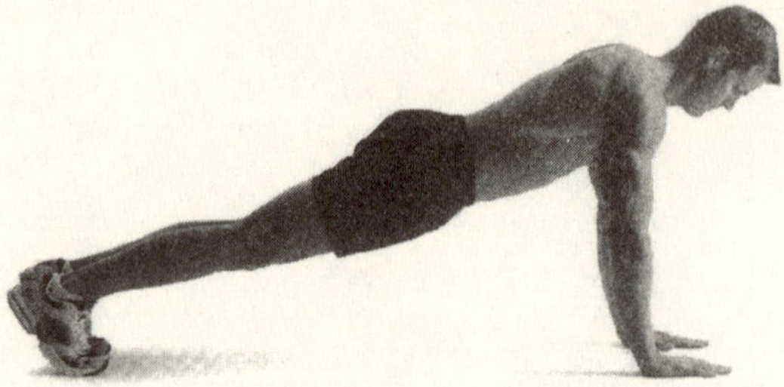

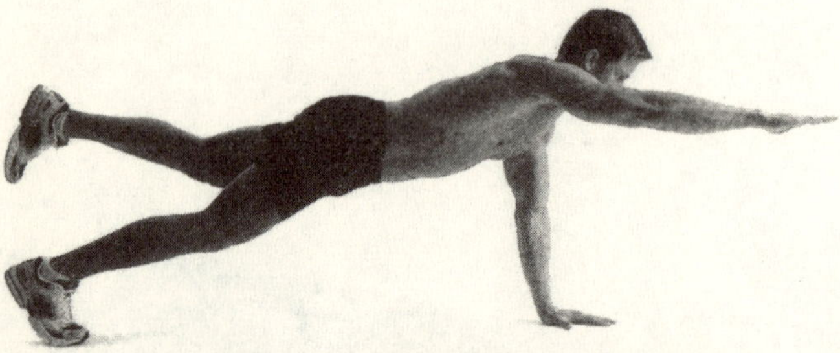

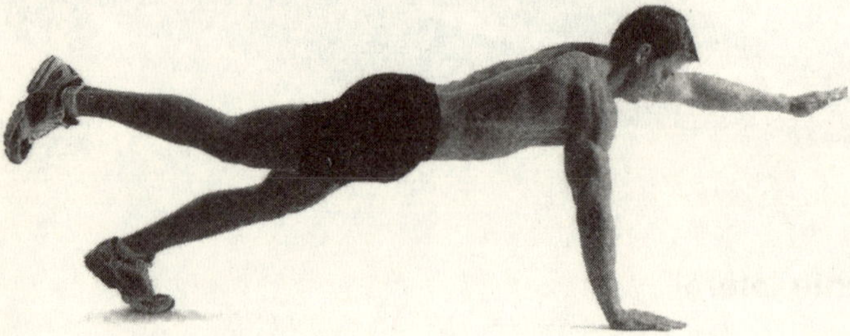

Puente con dos puntos

Colócate en la posición estándar de las lagartijas. Levanta del piso el brazo derecho y la pierna izquierda al mismo tiempo. Sostén de 3 a 5 segundos. Ésa es una repetición. Regresa a la posición inicial, luego repite, esta vez levantando tu brazo izquierdo y tu pierna derecha.

6–10 repeticiones de cada lado [*Intermedio*]

Transverso del abdomen

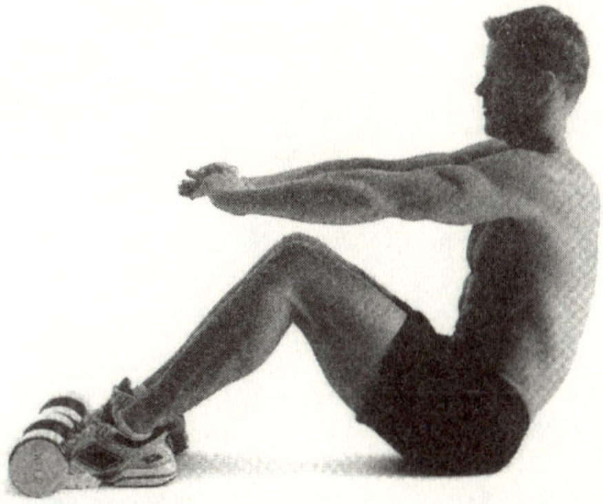

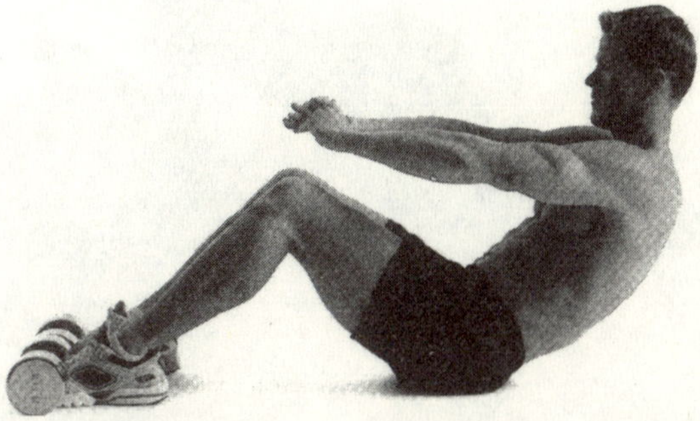

Abdominales negativas

Siéntate en el piso con las rodillas dobladas y los pies apoyados sobre el piso separados a la misma distancia que los hombros. Extiende los brazos con los dedos entrelazados, con las palmas viendo hacia las rodillas. Comienza con la parte superior del cuerpo a un ángulo ligeramente menor a 90º del piso. Baja el cuerpo hacia el piso, doblando el torso hacia delante, curveando la espalda baja y manteniendo contraídos los músculos abdominales. Cuando tu cuerpo alcance un ángulo de 45º con relación al piso, regresa a la posición inicial. (*Nota*: Es probable que necesites sujetar tus pies debajo de una serie de pesas para ayudarte a conservar el equilibrio a lo largo del ejercicio.)

10 repeticiones [*Intermedio*]

TRANSVERSO DEL ABDOMEN

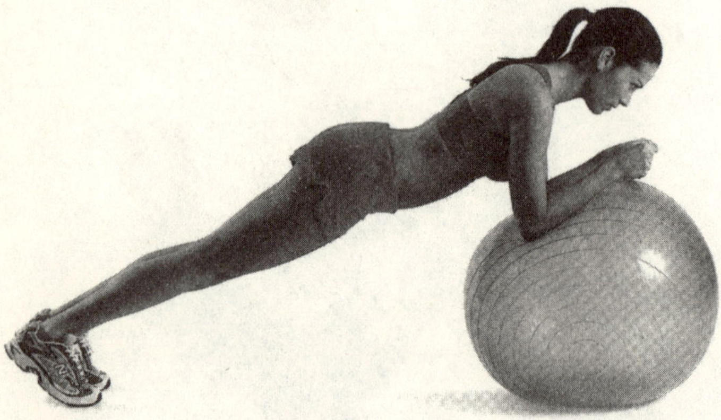

Puente con pelota suiza

Descansa los antebrazos sobre la pelota y las puntas de los pies sobre el piso, con el cuerpo en una línea recta. Sume el estómago, tratando de llevar el ombligo hacia la columna vertebral. Sostén durante 20 segundos, respirando de manera uniforme. Conforme aumente tu resistencia, puedes hacer una serie de 60 segundos.

1–2 repeticiones [*Intermedio a avanzado*]

TRANSVERSO DEL ABDOMEN

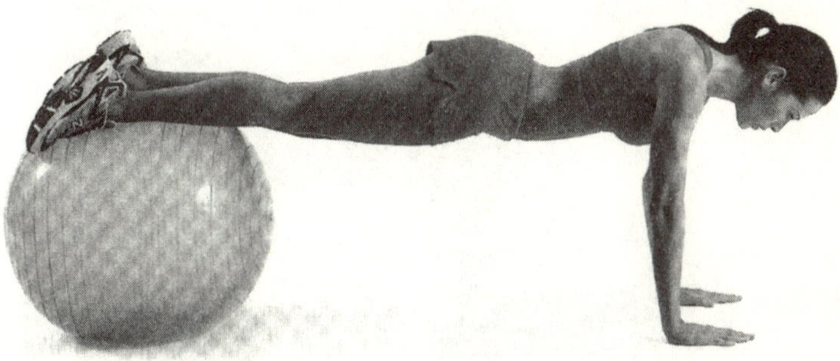

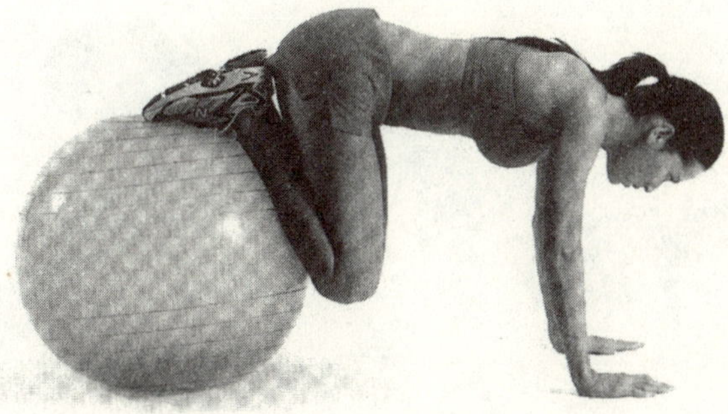

Flexión del cuerpo con pelota suiza

Colócate en posición de lagartijas, con las manos colocadas más abiertas y en línea con tus hombros, pero, en vez de colocar los pies sobre el piso, descansa tus espinillas sobre una pelota suiza. Con los brazos estirados y la espalda plana, tu cuerpo debe formar una línea recta de los hombros a los tobillos. Gira la pelota suiza hacia tu pecho. Haz una pausa, luego regrésala a la posición inicial extendiendo tus piernas a la posición inicial y girando la pelota hacia atrás.

5–10 repeticiones [*Intermedio a avanzado*]

TRANSVERSO DEL ABDOMEN

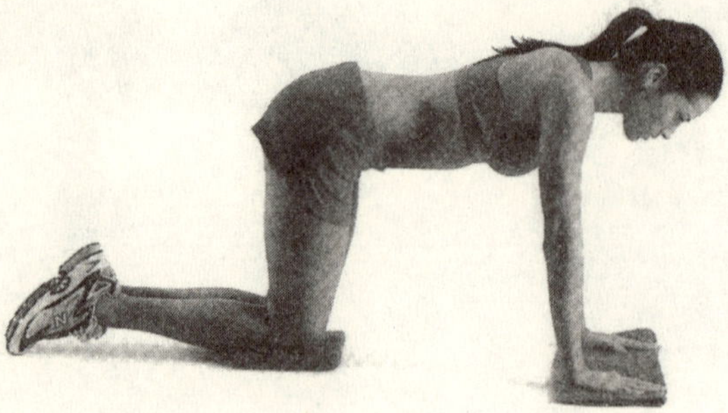

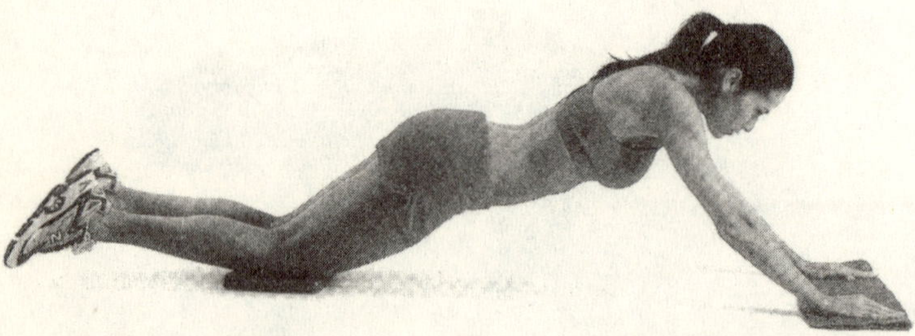

Deslizamiento con toalla

Arrodíllate sobre una toalla o colchoneta sobre un piso de azulejo o madera. Coloca una toalla en el piso frente a ti y pon las manos encima. Desliza la toalla por el piso hasta que tu cuerpo esté completamente extendido. Tu cuerpo debe verse como si estuvieras en posición de buceo. Lentamente deslízate de regreso.

5–10 repeticiones [*Avanzado*]

TRANSVERSO DEL ABDOMEN

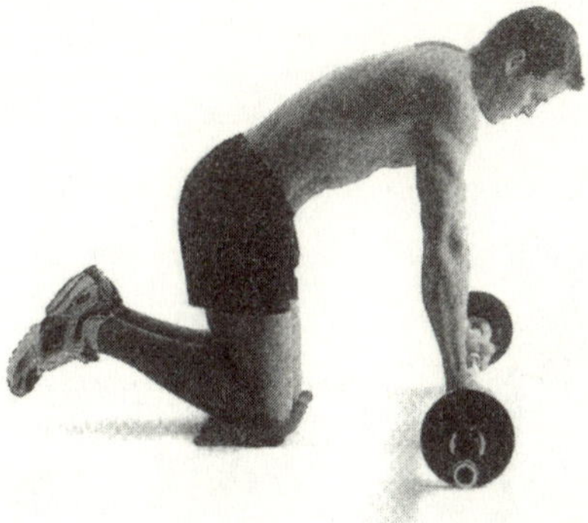

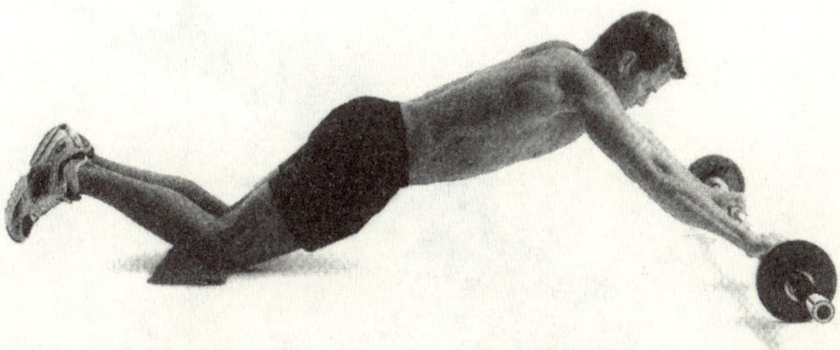

Deslizamiento de barra con pesas

Carga un par de platos de aproximadamente 2.5 kilos en una barra para pesas. Arrodíllate sobre una colchoneta para ejercicio o sobre una toalla, con los hombros directamente sobre la barra. Toma la barra con los nudillos hacia arriba colocando las manos a la altura de los hombros. Comienza con la espalda en una posición ligeramente redondeada, permitiéndole extenderse a una posición más neutral a medida que lleves a cabo el movimiento. Rueda la barra hacia el frente, manteniendo las rodillas en su lugar a medida que tu cadera, torso y brazos avanzan. Manteniendo firmes los brazos, avanza lo más lejos que puedas sin arquear la espalda ni tocar el piso con nada por encima de tus rodillas. Haz una pausa de una fracción de segundo, luego, con el mismo movimiento, regresa a la posición inicial.

5–10 repeticiones [*Avanzado*]

Espalda baja

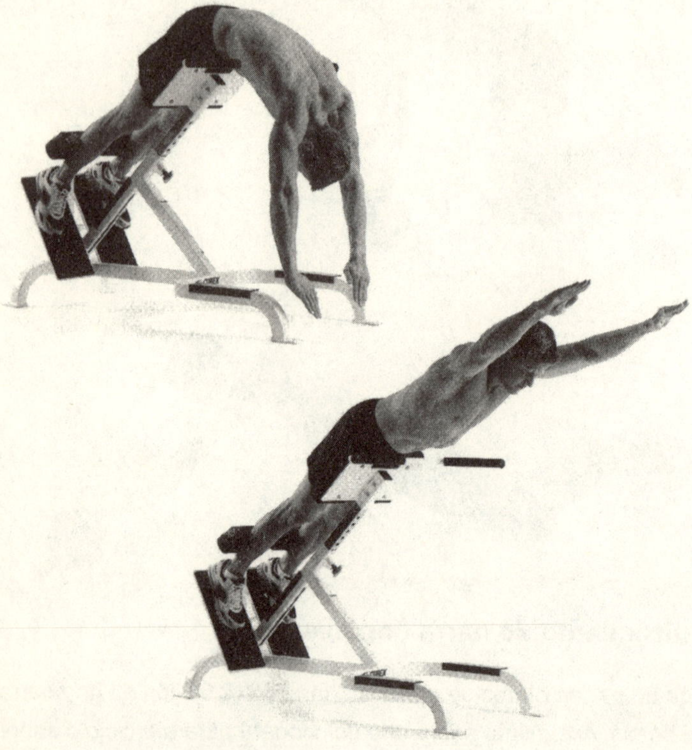

Extensión de espalda

Colócate en un aparato para extensión de espalda y engancha los pies bajo el ancla para piernas. Sostén los brazos estirados frente a ti. Tu cuerpo debe formar una línea recta de las manos a la cadera. Baja tu torso, permitiendo que tu espalda baja se encorve, hasta que esté casi perpendicular al piso. Levanta la parte superior de tu cuerpo hasta que esté ligeramente por encima de un nivel paralelo al piso. En este punto, debes tener un ligero arco en la espalda y tus omóplatos deben estar unidos. Haz una pausa durante un segundo, luego repite.

12–15 repeticiones [*Principiante a intermedio*]

ESPALDA BAJA

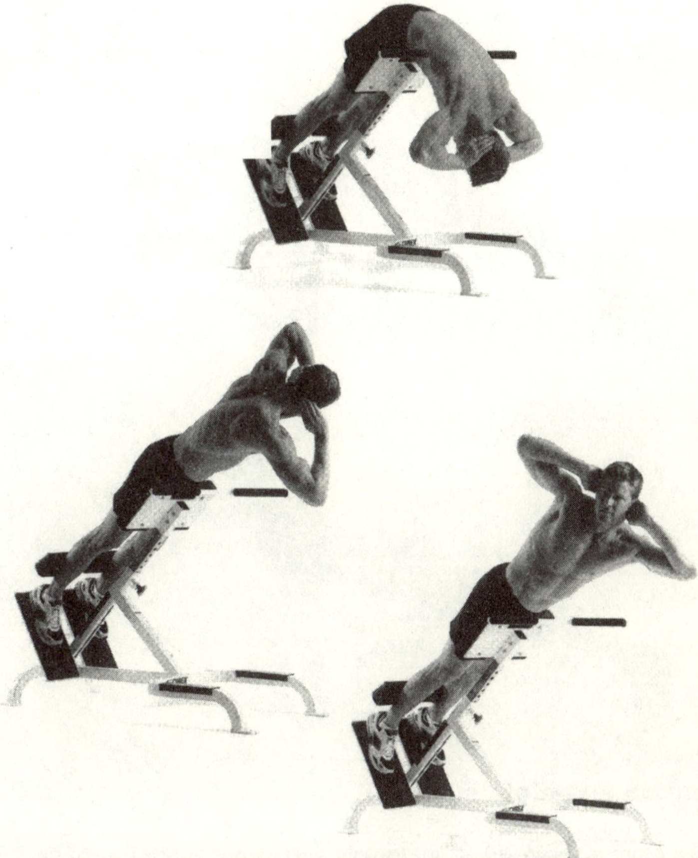

Extensión de espalda con giro

Colócate en un aparato para extensión de espalda y engancha los pies debajo del ancla para pies. Coloca tus dedos ligeramente detrás o sobre tus orejas. Baja la parte superior de tu cuerpo, permitiendo que tu espalda baja se encorve, hasta que esté casi perpendicular al piso. Levanta y gira la parte superior de tu cuerpo hacia la izquierda hasta que esté ligeramente por encima de un nivel paralelo al piso. Haz una pausa, luego baja el torso y repite, esta vez gira hacia la derecha.

12–15 repeticiones [*Intermedio*]

ESPALDA BAJA

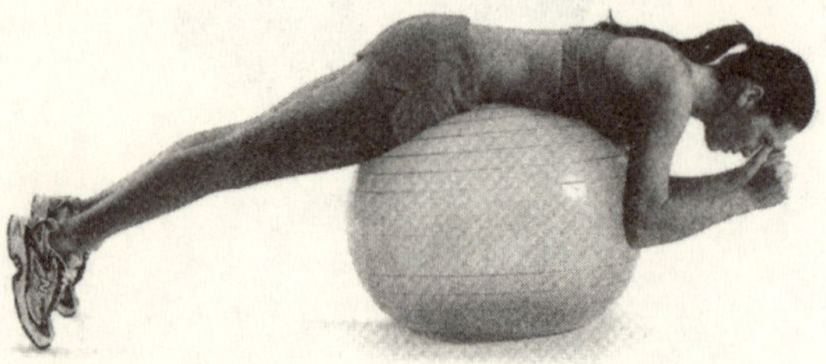

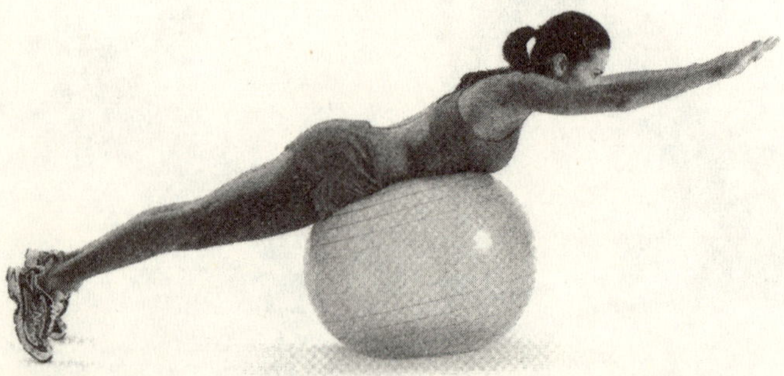

Superman en pelota suiza

Acuéstate boca abajo sobre una pelota suiza de manera que tu cadera quede presionada contra la pelota y tu torso quede sobre ella. Levanta la parte superior de tus brazos deben quedar paralelos a tu cuerpo y dobla los codos 90º tus dedos deben señalar hacia delante y tus codos hacia atrás. Lentamente, extiende tu espalda hasta que tu pecho se despegue por completo de la pelota, extiende los brazos hacia delante y sostén esa posición. Regresa los brazos a la posición inicial al tiempo que regresas el torso a la pelota.

12–15 repeticiones [*Intermedio*]

ESPALDA BAJA

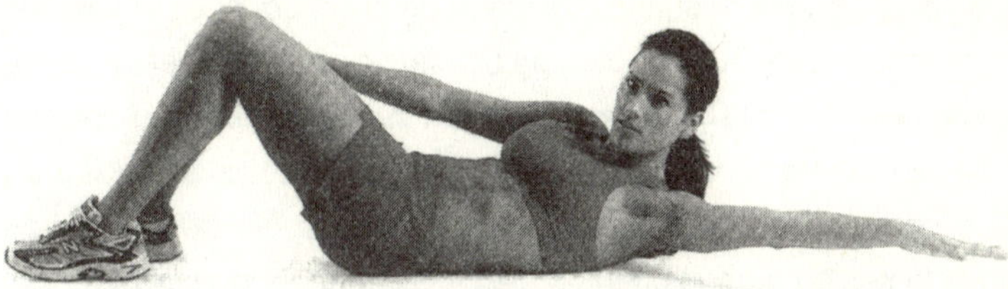

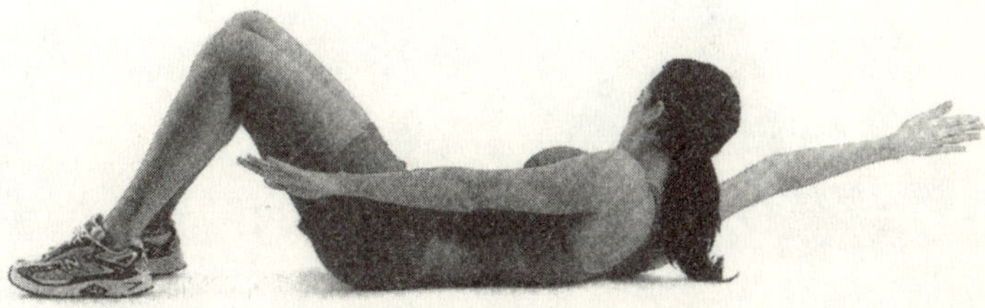

Movimiento del nadador

Acuéstate de espaldas sobre el piso, con las rodillas dobladas y los pies apoyados sobre el piso. Aplana tu espalda baja contra el piso. Ahora, flexiona el tronco hacia delante como en las abdominales y levanta los omóplatos para separarlos del piso lo más posible. Manteniendo el pecho en alto, imita el movimiento de la natación con un brazo a la vez, permitiendo que tu torso gire hacia el brazo que está extendido hacia atrás. Haz 5 repeticiones de 45 segundos cada una, alternando los brazos. Entre más alto separes el pecho del piso, mejor funcionará el ejercicio. Añade pesas ligeras cuando el movimientos se vuelva demasiado fácil.

1–5 repeticiones [*Intermedio a avanzado*]

¡EXTRA! LOS 18 EJERCICIOS PARA LA PARTE DE ARRIBA DEL CINTURÓN QUE AHORRAN TIEMPO

¿Estás buscando deshacerte de más minutos de tu sesión de ejercicio al tiempo que te deshaces de grasa de la cintura? Los siguientes 18 movimientos de nuestro plan de 50 ejercicios para tener un abdomen de lavadero en 6 semanas trabajan varias zonas de tu sección media de manera simultánea. ¡Usa cualquiera de los siguientes sustitutos para cubrir dos o tres áreas con un solo ejercicio y podrás reducir tu sesión a unos cuantos ejercicios en lugar de cinco!

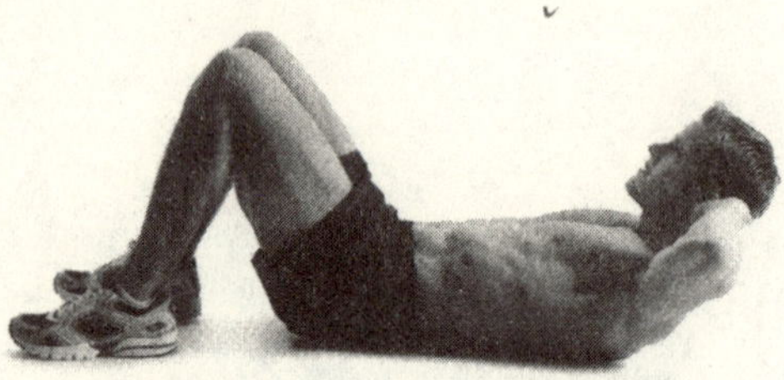

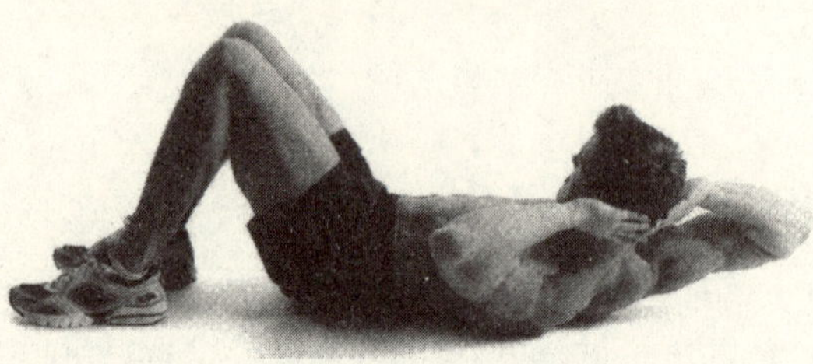

Combinación de abdominal/lateral

Se dirige tanto a la parte superior del abdomen como a los oblicuos

Acuéstate de espaldas, con las rodillas dobladas y las manos detrás de las orejas. Levántate de manera que tus omóplatos se despeguen del piso. Dóblate a la altura de la cintura hacia la izquierda apuntando la axila izquierda hacia la cadera derecha. Enderézate, luego dobla hacia la derecha.

8 repeticiones de cada lado [*Principiante*]

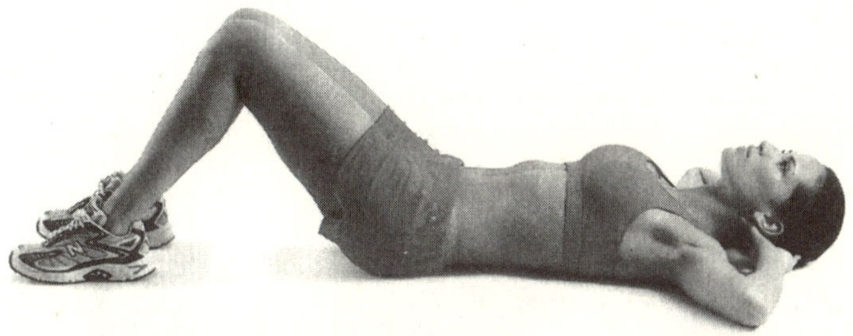

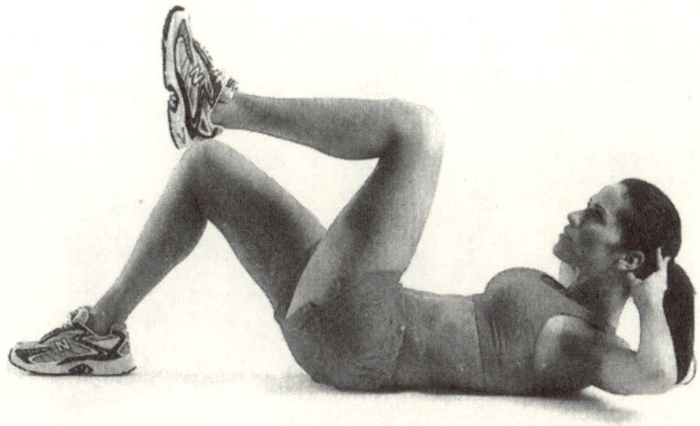

Abdominal con una sola rodilla

Se dirige a la parte superior e inferior del abdomen

Acuéstate de espaldas con la cadera doblada 90° y con los pies apoyados en el piso. Coloca los dedos a los lados de la cabeza, con los codos doblados. Despega del piso la cabeza, los hombros y las nalgas a medida que lleves hacia tu pecho la rodilla izquierda de manera simultánea. Baja el torso y la pierna y luego repite el ejercicio, esta vez, levantando la rodilla derecha mientras haces la abdominal.

10 repeticiones de cada lado [*Principiante a intermedio*]

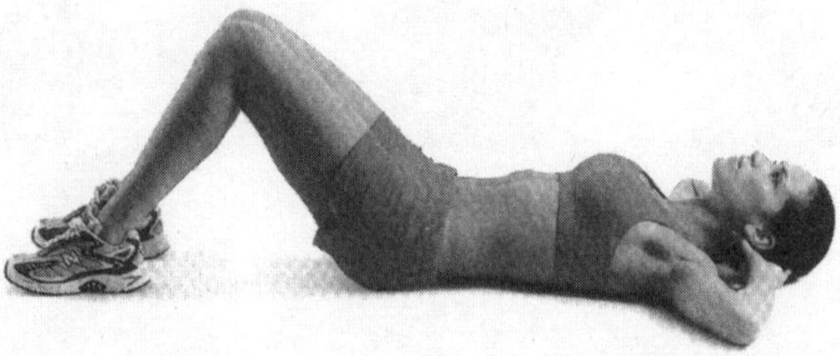

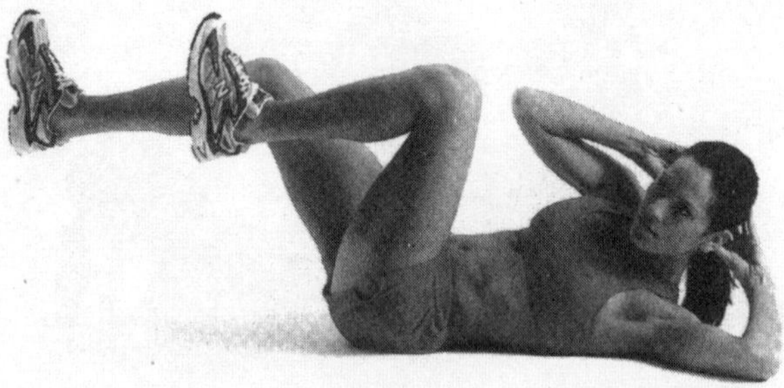

Abdominal con giro

Se dirige tanto a la parte superior del abdomen como a los oblicuos

Acuéstate de espaldas sobre el piso, con las manos detrás de las orejas y los codos hacia fuera. Cruza los tobillos, con las rodillas ligeramente dobladas y levanta las piernas hasta que tus muslos estén perpendiculares a tu cuerpo. Despega del piso tu hombro derecho mientras cruzas tu codo derecho sobre tu rodilla izquierda. Regresa a la posición inicial y repite, comenzando con el hombro izquierdo, cruzando el codo izquierdo sobre la rodilla derecha.

8 repeticiones de cada lado [*Principiante a intermedio*]

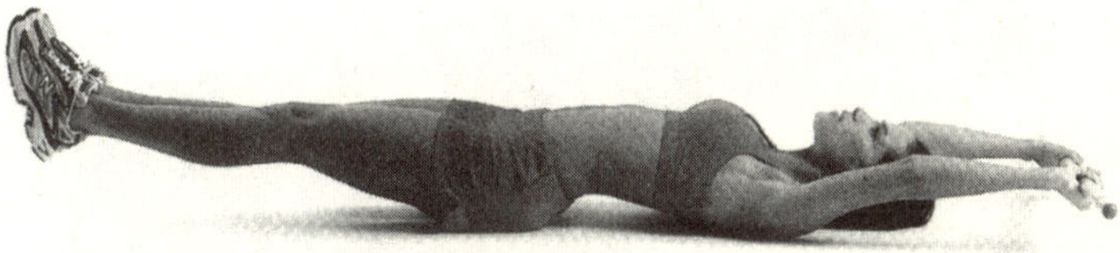

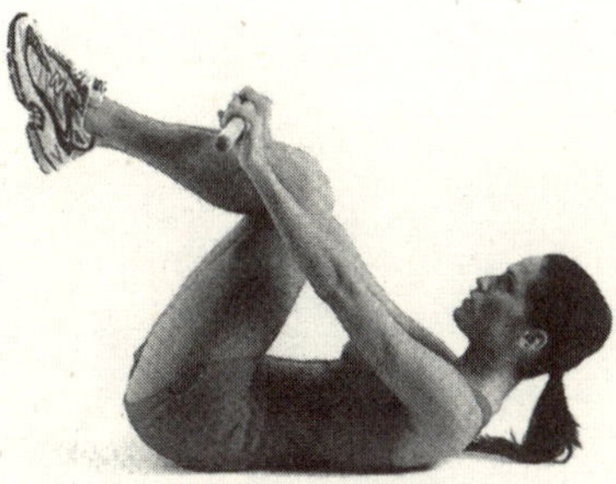

Abdominal con palo de escoba

Se dirige a la parte superior e inferior del abdomen

Acuéstate de espaldas, con los pies levantados del piso y las rodillas ligeramente dobladas. Sostén un palo de escoba detrás de tu cabeza, con los brazos extendidos y separados del piso. Dobla tu torso hacia arriba y levanta las rodillas de manera que el palo se extienda más allá de ellas. Haz una pausa, luego regresa a la posición inicial.

12 repeticiones [*Intermedio*]

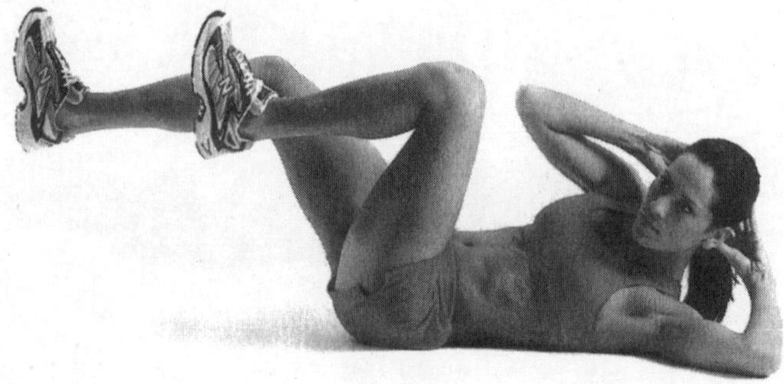

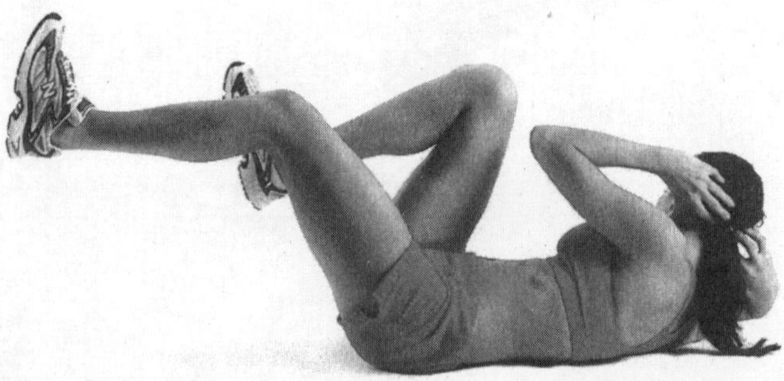

Bicicleta

Se dirige a la parte superior e inferior del abdomen

Acuéstate de espaldas con las rodillas dobladas 90º y con las manos colocadas detrás de las orejas, impulsa las piernas hacia delante y hacia atrás, al estilo bicicleta, mientras giras el torso de un lado a otro moviendo una axila (no un codo) hacia la rodilla opuesta.

20 repeticiones [*Intermedio*]

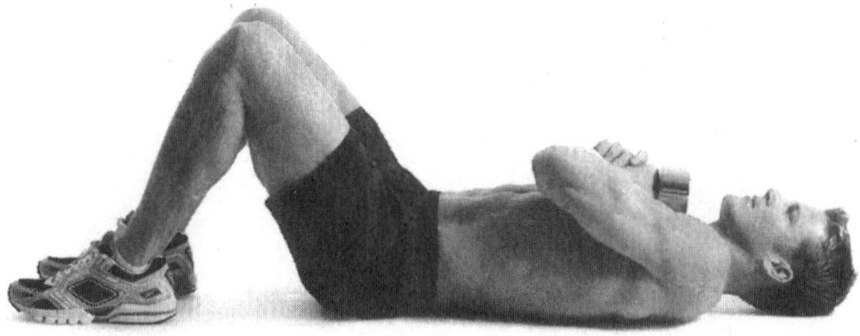

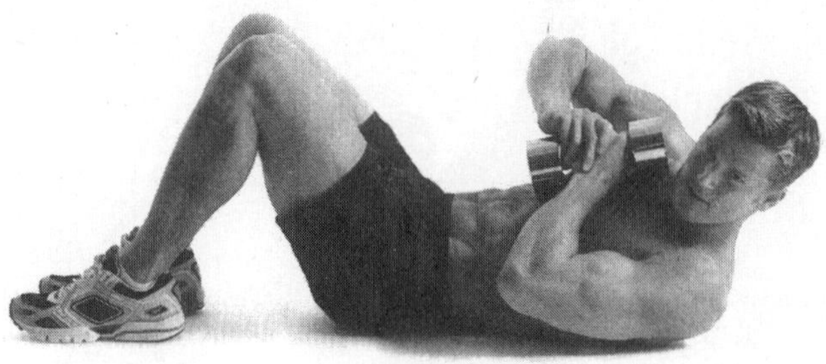

Abdominal con peso de un lado

Se dirige tanto a la parte superior del abdomen como a los oblicuos

Acuéstate con las rodillas dobladas y los pies apoyados en el piso. Sostén una pesa con las dos manos cerca de tu hombro derecho. Levanta el torso y rota a la izquierda. Bájate, termina la serie, luego repite, colocando la pesa cerca de tu hombro izquierdo.

8 repeticiones de cada lado [*Intermedio*]

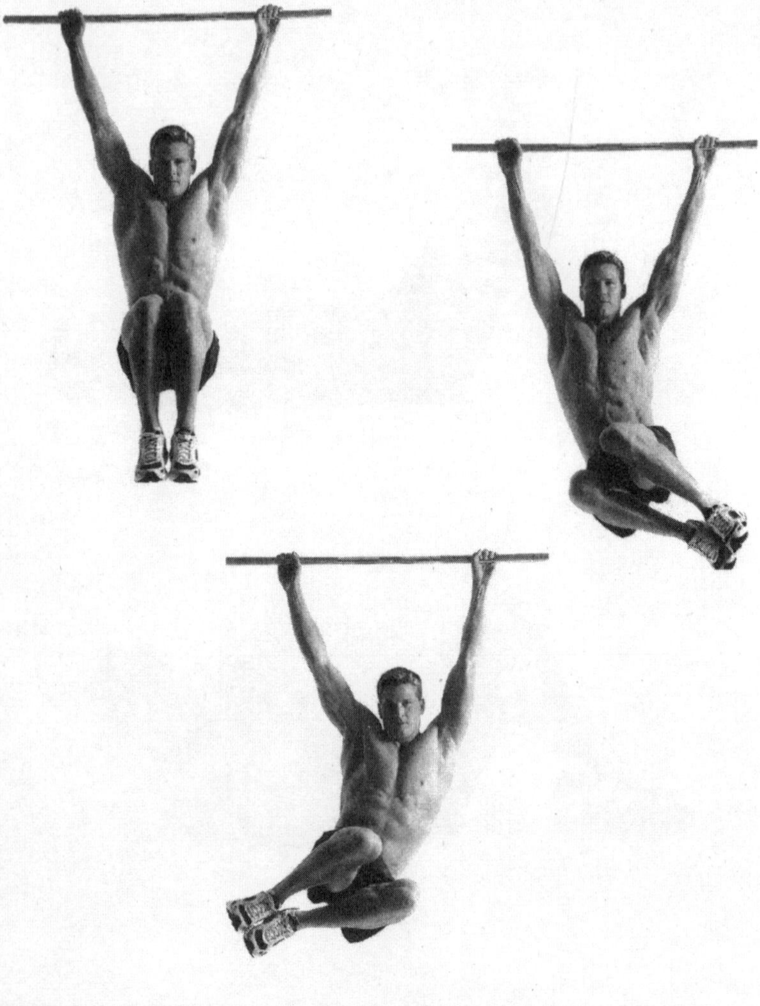

Trabajo de oblicuo con elevación de pierna en barra

Se dirige tanto a la parte inferior del abdomen como a los oblicuos

Con los nudillos hacia arriba, sujétate de una barra y cuélgate de ella con las rodillas dobladas. Mantenlas así y levanta el lado izquierdo de la cadera hacia tu axila izquierda hasta que la parte baja de tus piernas esté hacia tu axila derecha.

10 repeticiones de cada lado [*Intermedio*]

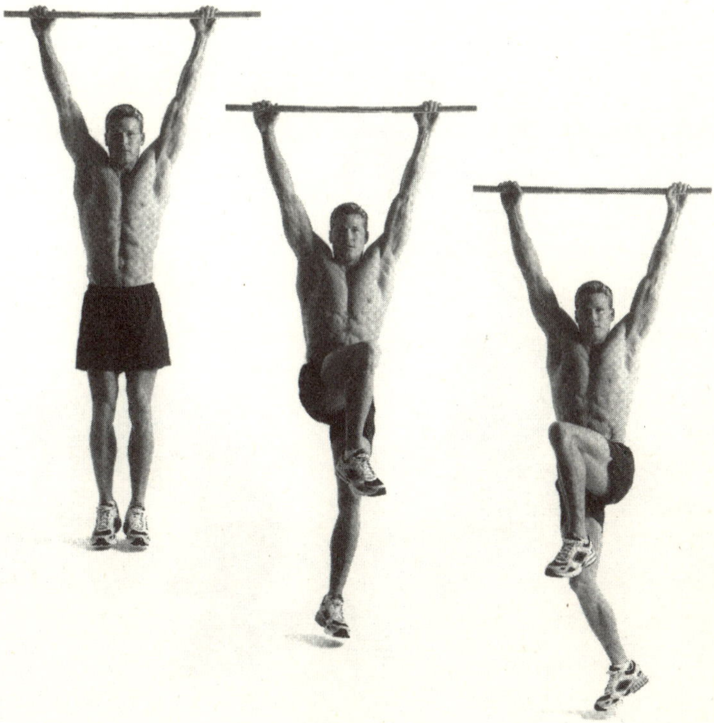

Elevación de una rodilla en barra

Se dirige tanto a la parte inferior del abdomen como a los oblicuos

Cuélgate completamente extendido de una barra, con las palmas viendo hacia fuera y las manos colocadas un poco más abiertas que a la altura de los hombros. Tus pies deben tocar el piso ligeramente. Sin mecerte para obtener impulso, levanta la rodilla derecha hacia el hombro izquierdo lo más que puedas, usando los músculos abdominales para generar el movimiento. Para ayudarte, empuja ligeramente hacia delante tu pelvis, pero no te mezas. Sostén por un segundo, luego baja a la posición inicial. Repite con la pierna izquierda, levantándola hacia el hombro derecho.

8–12 repeticiones de cada lado [*Intermedio*]

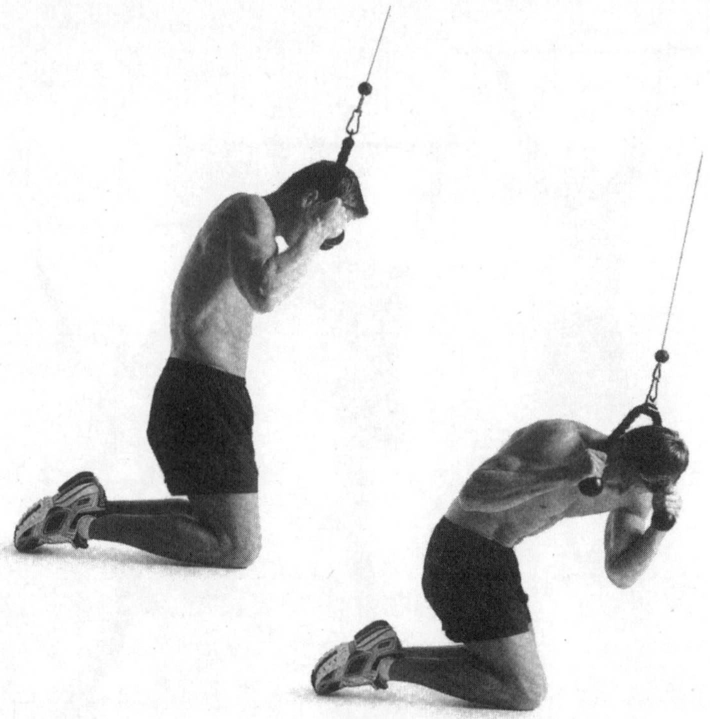

Abdominal de rodillas con cable en tres direcciones

Se dirige tanto a la parte superior del abdomen como a los oblicuos

Ata una cuerda a la manija de la polea alta. Arrodíllate viendo hacia la polea y toma los extremos de la cuerda, con las palmas viéndose entre sí. Sostén la cuerda a los lados de tu rostro, con los codos ligeramente doblados. Dóblate hacia delante a la altura de la cintura, enconchando la espalda y dirigiendo el pecho hacia la pelvis. Detente cuando sientas una contracción en los músculos abdominales. Regresa a la posición inicial, luego repite el movimiento, esta vez dirigiendo el pecho hacia la rodilla izquierda. Detente cuando sientas una contracción en los oblicuos izquierdos. Regresa y repite el movimiento hacia la derecha. Ésa es una repetición.

8 repeticiones [*Intermedio a avanzado*]

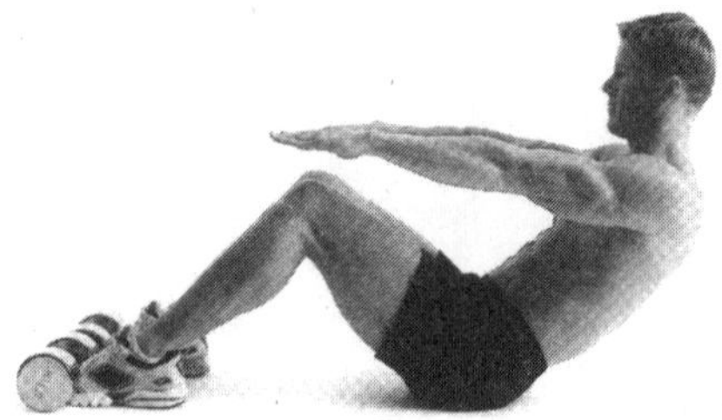

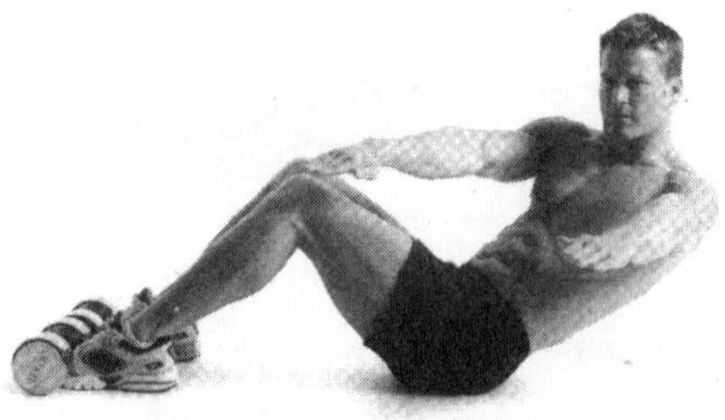

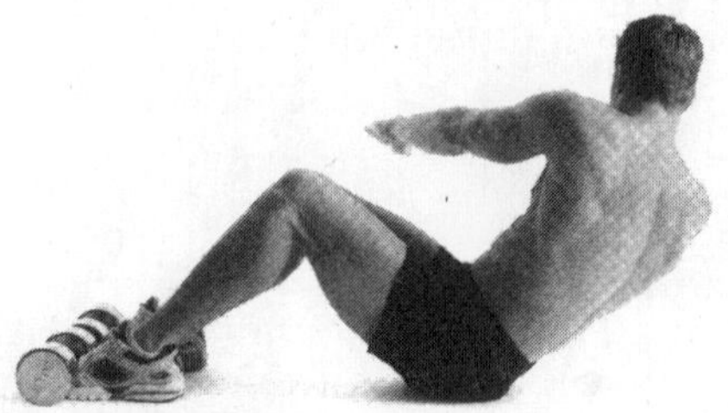

Giro ruso

Se dirige tanto a la parte superior del abdomen como a los oblicuos

Siéntate en el piso, con las rodillas dobladas y los pies sobre el piso. Estira los brazos frente al pecho, con las palmas hacia abajo. Inclínate de modo que tu torso quede a un ángulo de 45º con relación al piso. Gira hacia la izquierda lo más que puedas, haz una pausa, luego revierte el movimiento y gira hacia la derecha lo más que puedas. A medida que te vayas haciendo más fuerte, sostén una pesa ligera en las manos mientras llevas a cabo el movimiento. (*Nota*: puede ser que necesites sostener los pies debajo de una serie de pesas para ayudarte a mantener el equilibrio a lo largo de todo el ejercicio.)

10 repeticiones de cada lado [*Intermedio a avanzado*]

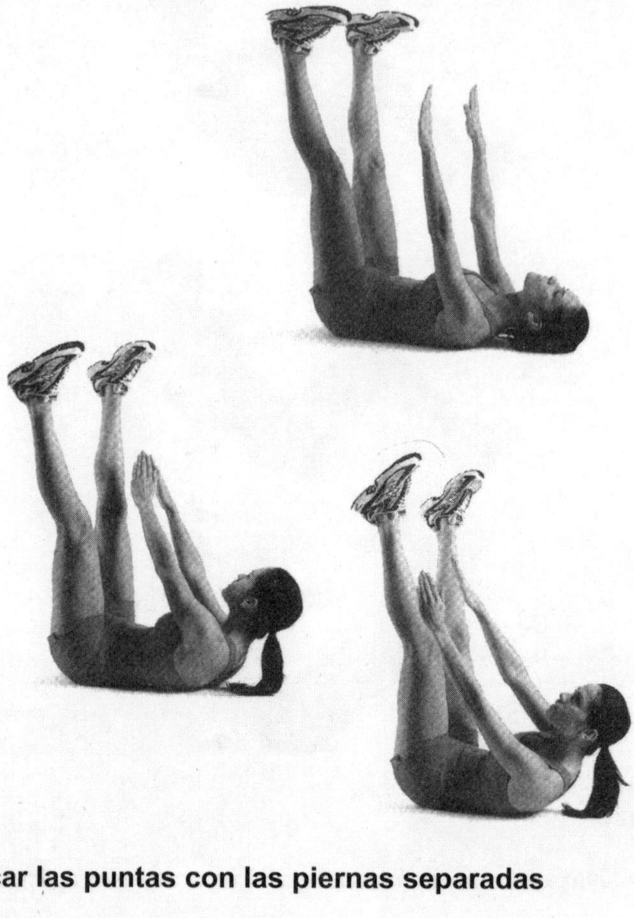

Tocar las puntas con las piernas separadas

Se dirige tanto a la parte superior del abdomen como a los oblicuos

Acuéstate de espaldas, con las piernas estiradas en posición "v" sin cerrar las rodillas. Levanta los brazos hacia el techo. Levanta los omóplatos y estírate hacia tu pie derecho con las dos manos. Sostén esa posición durante un segundo, concentrándote en tus músculos abdominales, luego baja para alcanzar la posición inicial. Repite, esta vez estirándote para alcanzar tu pie izquierdo. No hagas pausa en la posición más baja.

12–15 repeticiones [*Intermedio a avanzado*]

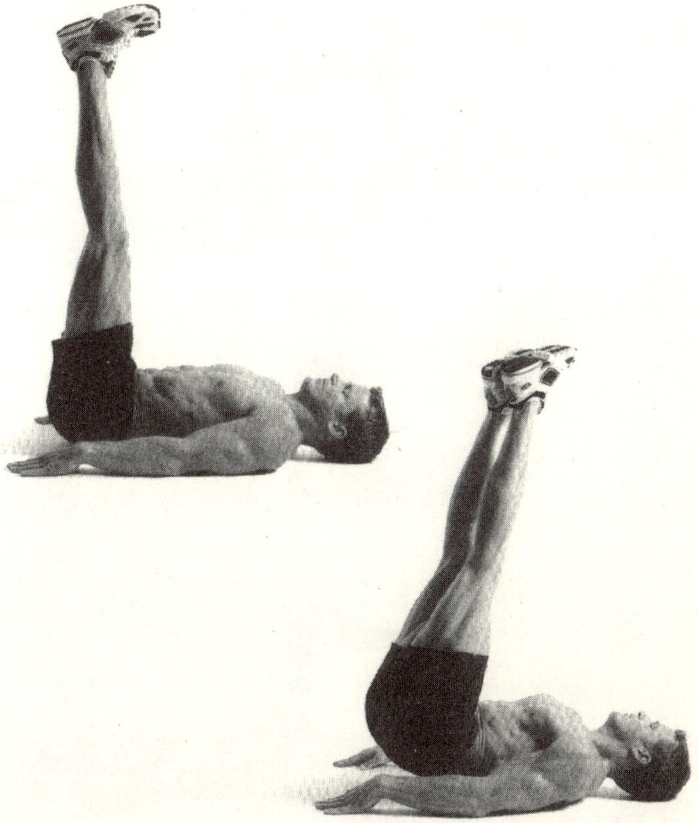

Sacacorchos

Se dirige tanto a la parte inferior del abdomen como a los oblicuos

Acuéstate de espaldas, con las piernas levantadas directamente sobre tu cadera; con las rodillas ligeramente dobladas. Coloca tus manos con las palmas hacia abajo a los lados de tu cuerpo. Usa tus músculos abdominales inferiores para levantar del piso la cadera hacia las costillas, elevándolas directamente hacia el techo. De manera simultánea, gira la cadera hacia la derecha imitando el movimiento de un sacacorchos. Sostén la posición, luego regresa a la posición inicial. Repite, girando hacia la izquierda.

10 repeticiones [*Intermedio a avanzado*]

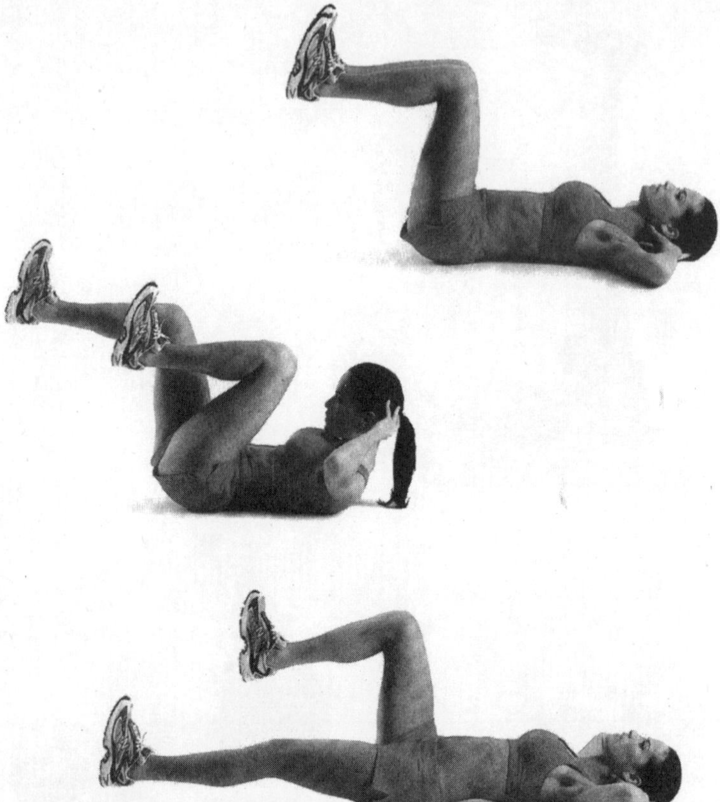

Abdominal tipo bicicleta con pierna estirada

Se dirige tanto a la parte inferior como superior del abdomen

Acuéstate de espaldas y dobla la cadera y rodillas a 90º de manera que tus pies queden en el aire. Coloca tus manos detrás de las orejas y haz una abdominal levantando del piso la cabeza y los hombros. Al mismo tiempo, levanta la pierna izquierda con dirección al pecho. Baja el torso al piso mientras estiras la pierna izquierda, manteniéndola a unos centímetros del piso. Repite el ejercicio, esta vez levantando la rodilla derecha al tiempo que haces la abdominal. Alterna de izquierda a derecha a lo largo de todo el ejercicio.

10 repeticiones de cada lado [*Avanzado*]

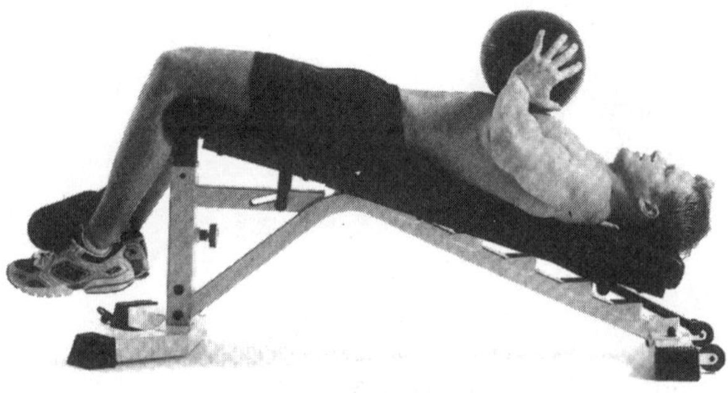

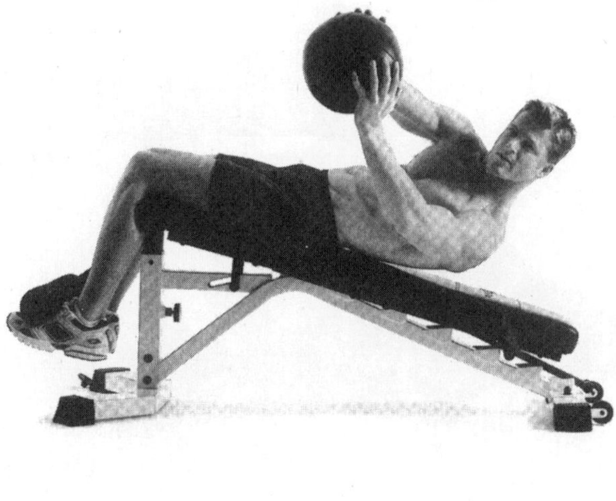

Ejercicio lateral con pelota medicinal

Se dirige tanto a la parte superior del abdomen como a los oblicuos

Coloca una banca ajustable para ejercicios abdominales en un ángulo de 45°. Acuéstate sobre ella y engancha los pies bajo las barras de soporte acolchonadas. Sostén una pelota medicinal o una pesa contra tu pecho. A medida que te levantes, gira hacia la izquierda y extiende los brazos como si estuvieras arrojando la pelota o la pesa. Vuélvela a llevar hacia tu pecho a medida que deshagas el giro y bajes. Repite, girando hacia la derecha.

5 repeticiones de cada lado [*Avanzado*]

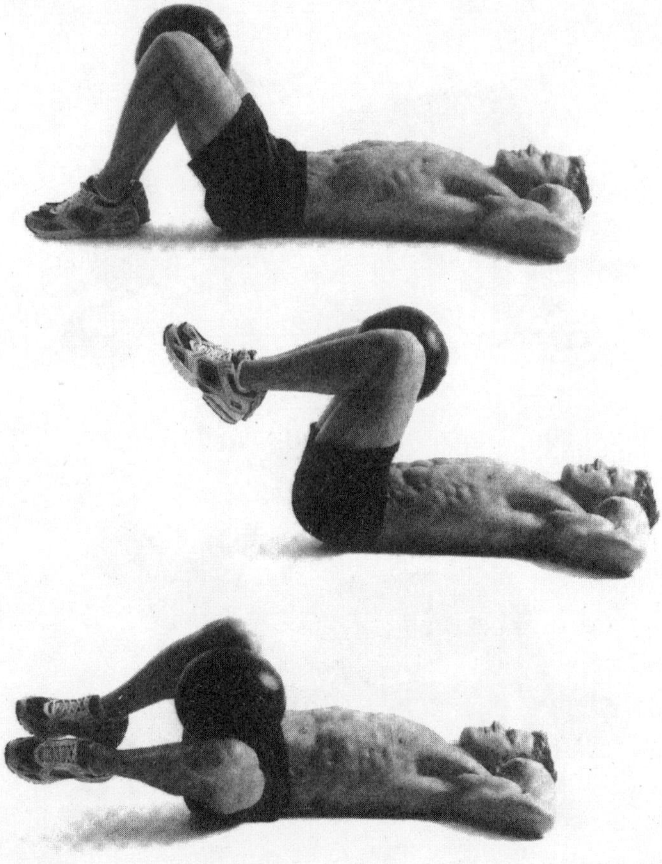

Elevación de rodilla con pelota

Se dirige tanto a la parte inferior del abdomen como a los oblicuos

Acuéstate de espaldas, con las manos detrás de las orejas, con la cadera y las rodillas dobladas y con los pies apoyados sobre el piso. Coloca la pelota medicinal entre tus rodillas. Durante todo el ejercicio, mantén la espalda baja sobre el piso. Contrae tus músculos abdominales y jala las rodillas hacia el pecho. Baja las rodillas hacia la izquierda, llévalas al centro, luego regresa a la posición inicial. Deja caer las rodillas hacia la derecha en tu siguiente repetición y alterna los lados.

12 repeticiones [*Avanzado*]

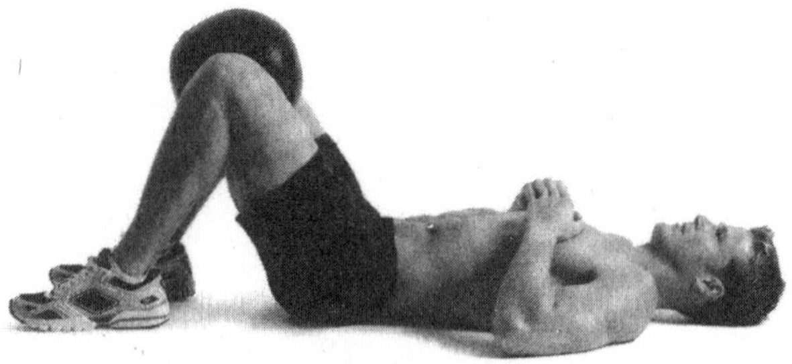

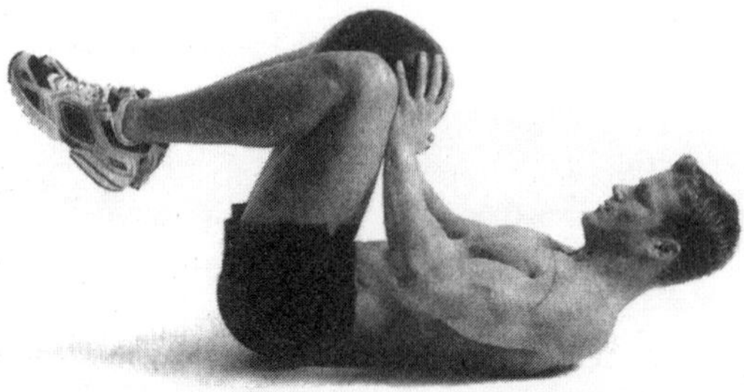

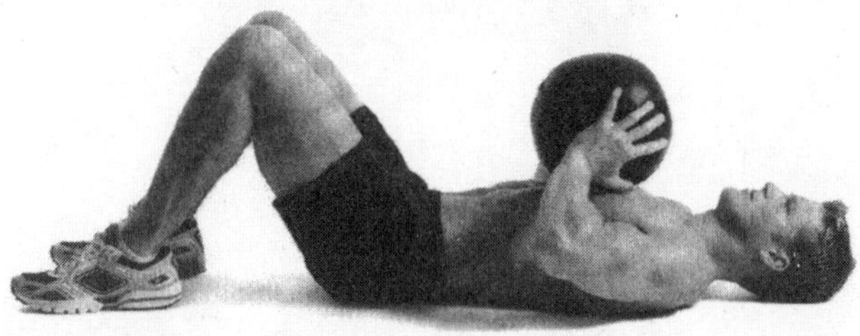

Abdominal doble

Se dirige tanto a la parte inferior como superior del abdomen

Acuéstate de espaldas, con la cadera y las rodillas dobladas y con los pies apoyados sobre el piso. Descansa las manos ligeramente sobre tu pecho. Coloca una pelota medicinal entre tus rodillas. Exhala a medida que levantes los hombros del piso y lleva tus rodillas hacia el pecho. Toma la pelota con las manos y llévala al pecho a medida que inhales y regresa los hombros y las piernas a la posición inicial. Transfiere la pelota de regreso a tus piernas en la siguiente repetición y sigue alternando las posiciones de la pelota durante toda la serie.

12 repeticiones [*Avanzado*]

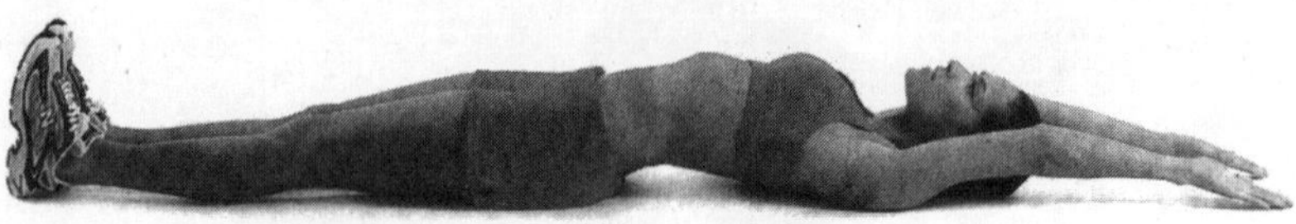

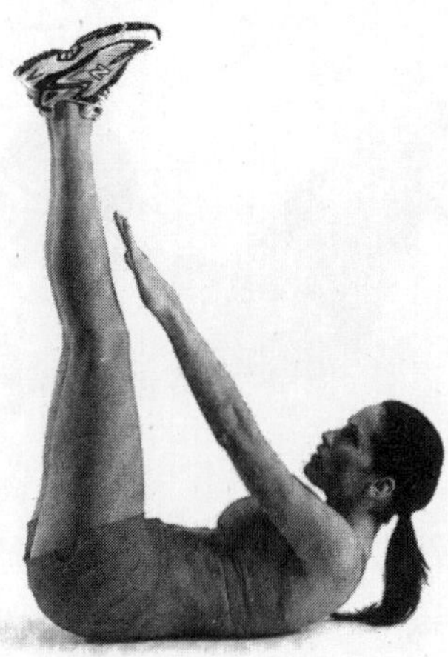

Figura en "v"

Se dirige tanto a la parte inferior como superior del abdomen

Acuéstate de espaldas, con las piernas y los brazos extendidos. Manteniendo las rodillas y los codos estirados, de manera simultánea, levanta la parte superior de tu cuerpo al tiempo que tratas de tocar con los dedos las puntas de los pies.

5–10 repeticiones [*Avanzado*]

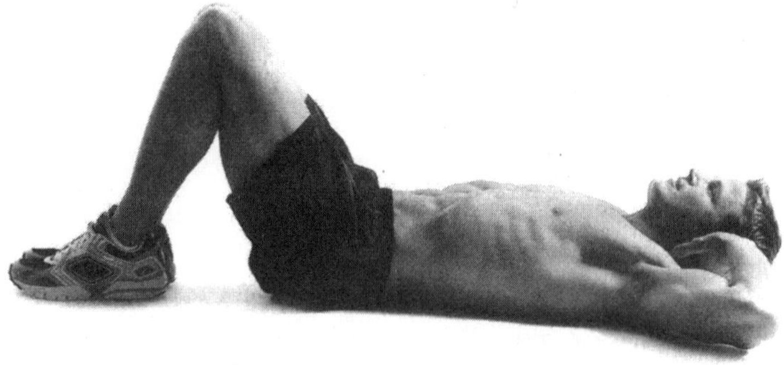

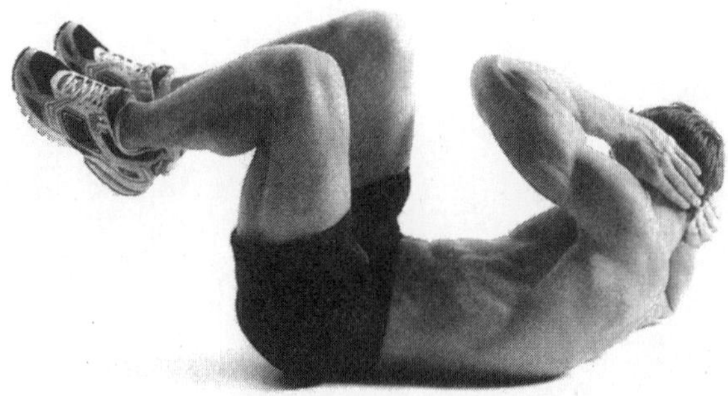

Abdominal doble cruzando

Se dirige tanto a la parte inferior como superior del abdomen, más los oblicuos

Acuéstate de espaldas con las rodillas dobladas y los pies apoyados en el piso, con la cabeza y el cuello relajados y con las manos detrás de las orejas. Usa los músculos de la parte inferior del abdomen para levantar las dos rodillas y crúzalas hacia tu hombro izquierdo mientras, simultáneamente, usas los músculos de la parte superior de tu abdomen para levantar el hombro izquierdo y cruzarlo hacia tu rodilla derecha. Sostén la posición durante un segundo. Baja las piernas y el torso a la posición inicial y repite del otro lado.

10 repeticiones de cada lado [*Avanzado*]

PLAN DE MANTENIMIENTO DE LA DIETA PARA EL ABDOMEN

Has alcanzado tu meta y ésa es una razón para celebrar, pero no te da licencia para volver a desayunar lo que quedó de la condimentada cena de la noche anterior. Sin embargo, te has ganado un respiro. Has conformado tu cuerpo para remover la grasa y convertirla en músculo y, con una base muscular, estás en el punto en el que tu cuerpo está haciendo mucho del trabajo por ti. A continuación hay un manual para mantener tu cuerpo como lo has conformado.

TEMA	LINEAMIENTO
Cuestiones básicas sobre la dieta	Te has adaptado bien y puedes seguir haciendo seis comidas diarias enfocándote en los alimentos con poder y en los súper ingredientes como las proteínas, la fibra y los carbohidratos integrales. Sigue bebiendo licuados con regularidad y añadiendo una fuente de proteínas en cada refrigerio.
Trampas	Puedes aumentar tu comida de trampa a un día de trampa donde te consientes comiendo lo que quieras. Limítalo a un día en lugar de dividirlo en varias comidas durante varios días. Eso incrementará las posibilidades de que te mantengas enfocado y con buenos hábitos alimenticios.

Tema	Lineamiento
Programa de ejercicio	Ahora te encuentras en el periodo de mantenimiento. Sigue adelante con el programa si así lo deseas, pero también puedes bajar a 1 o 2 días a la semana de entrenamiento con pesas y 1 día a la semana de entrenamiento de intervalo. Investigaciones en el laboratorio de desempeño humano de la Universidad Estatal Ball ha demostrado que quienes levantan pesas pueden mantener su músculo con una sola sesión de ejercicio a la semana.
Ejercicio abdominal	Haz un circuito de ejercicios abdominales antes de tus sesiones de ejercicio con pesas. Pasa a los ejercicios avanzados. Ahora que puedes ver tus músculos abdominales, querrás incrementar su intensidad. Aun así para máximo desarrollo, no debes ejercitar tus músculos abdominales más de 2 o 3 veces a la semana.

VALORES NUTRIMENTALES DE LOS ALIMENTOS COMUNES

Las nuevas tendencias hacia las dietas bajas en carbohidratos nos tienen a muchos de nosotros comiendo mucha grasa y proteínas. Sin embargo, muchos estamos dejando de lado los valiosos micronutrientes que se encuentran en los granos integrales, las frutas, verduras y otros alimentos prohibidos en las dietas bajas en carbohidratos.

Puede parecer más fácil asegurar tu requerimiento diario de nutrientes abriendo un frasco de multivitamínicos en lugar de comer una dieta balanceada. Sin embargo, hay dos problemas con la nutrición que viene en un contenedor de plástico: Primero, los multivitamínicos no tienen fibra, de modo que ese crítico nutriente falta si lo único que haces es meterte a la boca una pastilla para tener protección. Segundo, los alimentos están cargados con muchos nutrientes más allá de las vitaminas C y E estándar y la importancia de muchos de esos nutrientes, llamados fitoquímicos, apenas está siendo comprendida a últimas fechas. "En una dieta balanceada, hay miles de antioxidantes. En las pastillas, sólo obtienes unos cuantos de los miles", dice el médico Edgar Miller de la Universidad John Hopkins de Baltimore.

Para ver qué tan completa es tu dieta en cuanto a nutrientes, consulta la tabla contigua que contiene los valores de vitaminas y minerales de cada alimento y calcula tu consumo total. ¿Qué pasa si resulta que estás por debajo de las cantidades recomendadas (CR) para la dieta? No te preocupes. Sólo come más alimentos altos en las vitaminas y minerales que te estén haciendo falta.

VALORES DE VITAMINAS Y MINERALES

	Vitamina A (mcg)	Vitamina B1 (Tiamina) (mcg)	Vitamina B6 (mg)	Folato (mcg)
Cr para hombres/mujeres	**900/700**	**1.2/1.1**	**1.3/1.3**	**400/400**
Almendras (290 g)	0	0.05	0.03	11
Manzana (1 mediana)	8	0.03	0.06	4
Albaricoque (1)	67	0.01	0.02	3
Alcachofa (1 mediana)	0	0.10	0.15	87
Espárragos (1 pieza mediana)	12	0.02	0.01	8
Aguacate (1)	122	0.20	0.60	124
Tocino (3 rebanadas)	0	0.08	0.07	0.40
Bagel (10 centímetros)	0	0.15	0.05	20
Plátano (1 mediano)	7	0.04	0.40	24
Frijoles, cocinados (1 taza)	13	0.40	0.34	61
Frijoles negros (1 taza, cocinados)	1	0.40	0.12	256
Judías (1 taza, cocinadas)	0	0.28	0.21	230
Habas (1/2 taza)	32	0.12	0.16	22
Frijoles de la marina	0.36	0.40	0.30	255
Frijoles pintos (1 taza, cocinados)	0	0.17	0.16	294
Frijoles refritos (1 taza)	0	0.07	0.36	28
Frijoles blancos (1 taza, cocinados)	0	0.20	0.17	145
Res, bistec magro (800 g)	0	0.06	0.24	7
Cerveza (348 ml)	0	0.02	0.18	21
Remolacha (1/2 taza)	3	0.02	0.05	74
Moras azules (1 pinta)	17	0.11	0.15	17
Trigo entero (1 taza)	0	0.14	0.35	14
Pan de centeno (1 rebanada)	0.26	0.14	0.02	35
Pan blanco (1 rebanada)	0	0.11	0.02	28
Pan integral (1 rebanada)	0	0.11	0.10	30
Sándwich para desayunar (comida rápida) (tocino, huevo y queso)	0	0.53	0.16	73

VITAMINA C (MG)	VITAMINA E (MG)	CALCIO (MG)	MAGNESIO (MG)	POTASIO (MG)	SELENIO (MCG)	ZINC (MG)
90/75	**15/15**	**1000/1000**	**420/320**	**3500/3500**	**55/55**	**11/8**
0	6	71	86	180	0	1
6	0.25	8	7	148	0	0.06
3.50	0.30	5	3.50	90	0.03	0.07
15	0.24	56	77	474	0.26	0.60
1	0.18	4	2	32	0.37	0.10
16	3	22	78	1204	0.80	0.84
0	0.06	2	6	107	12	0.70
0	0.04	16	26	90	28	1
10	0.12	6	32	422	1	0.20
8	1.35	127	81	752	12	4
0	0.14	46	120	610	2	1.90
2	0.05	62	74	717	2	1.80
9	0.12	27	63	485	1.70	0.70
1.64	0.73	127	107	670	11	1.90
1.37	1.61	72	70	495	19	1.70
15	0	88	83	675	3	3
0	1.74	161	113	1004	2.30	2.50
0	0.15	7	19	265	0	4
0	0	18	21	89	2.50	0.04
3	0.03	11	16	221	0.50	0.24
28	1.65	17	17	223	0.30	0.50
0	0.54	26	220	426	28	3
0.13	0.11	23	13	53	10	0.36
0	0.06	38	6	25	4.30	0.20
0.08	0.09	24	14	53	8	0.30
2	0.60	160	25	211	36.0	2

	VITAMINA A (MCG)	VITAMINA B1 (TIAMINA) (MCG)	VITAMINA B6 (MG)	FOLATO (MCG)
Cr para hombres/mujeres	**900/700**	**1.2/1.1**	**1.3/1.3**	**400/400**
Brócoli (1 taza)	213	0.05	0.011	50
Coles de Bruselas /1/2 taza)	60	0.08	0.14	47
Pastel, café (1 pieza)	20	0.10	0.03	27
Pastel, congelado (1 pieza)	10	0.01	0.02	7
Tocino tipo canadiense (2 rebanadas)	0	0.40	0.20	2
Dulce, no chocolate (1 paquete)	0	0	0	0
Melón (1 rebanada mediana)	345	0.04	0.07	21
Zanahoria (1)	734	0.04	0.08	12
Coliflor (1 taza)	2	0.06	0.22	57
Apio (1 taza, en tiras)	55	0.03	0.10	45
Cereal, integral con pasas (1/2 taza)	3	0.16	0.10	22
Queso cheddar (1 rebanada)	75	0.01	0.02	5
Ensalada del chef, sin aderezo (1 1/2 taza)	146	0.40	0.40	101
Cerezas, dulces, crudas (1 taza)	30	0.07	0.05	5.80
Pollo, sin piel (1/2 pechuga)	4	0.04	0.32	2
Garbanzos (1 taza, cocinados)	4	0.19	0.22	282
Chile con frijoles (1 taza)	87	0.12	0.30	59
Papas fritas bajas en calorías (29 g)	0	0.05	0.22	8
Chocolate (42 g)	20	0.05	0.01	5
Bollo de canela (1)	0	0.12	0	17
Jugos concentrados y congelados de cítricos (348 ml)	7	0.17	0.30	31
Almejas, fritas (3/4 taza)	101	0.11	0.07	41
Café (1 taza)	0	0	0	5
Col rizada (1 taza cocinada)	1,542	0.08	0.24	177
Galleta de chispas de chocolate (1)	0.04	0.01	0.01	0.90

VITAMINA C (MG)	VITAMINA E (MG)	CALCIO (MG)	MAGNESIO (MG)	POTASIO (MG)	SELENIO (MCG)	ZINC (MG)
90/75	**15/15**	**1000/1000**	**420/320**	**3500/3500**	**55/55**	**11/8**
66	0.33	34	18	230	2	0.30
48	0.34	28	16	247	1.17	0.26
0.11	0.11	76	10	63	9	0.25
0.04	0	18	14	84	1.40	0.30
0	0.16	5	10	181	11	0.80
0	0	0	0	0	0	0
37	0.05	9	12	272	0.40	0.18
4	0.40	20	7	195	0.06	0.15
46	0.08	22	15	303	0.60	0.30
4	0.33	50	14	322	0.50	0.16
0.55	0.40	33	70	207	10	1
0	0.08	204	8	28	4	0.90
16	0	235	49	401	37	3
10	0.20	21	16	325	0.90	0.09
0.71	0.08	6.50	16	150	11	0.50
2	0.60	80	79	477	6	2.50
4	10.46	120	115	934	3	5
3.40	0.62	10	18	285	2	0.17
0	0.83	78	26	153	2	0.83
0.06	0.48	10	3.60	19	5	0.10
324	0.24	85	68	1336	1	0.41
11.25	0	71	16	366	33	1.60
0	0.05	2	5	114	0	0.02
35	1.67	266	38	220	1	0.50
0	0.26	2.50	3	14	0	0.06

	VITAMINA A (MCG)	VITAMINA B1 (TIAMINA) (MCG)	VITAMINA B6 (MG)	FOLATO (MCG)
Cr para hombres/mujeres	**900/700**	**1.2/1.1**	**1.3/1.3**	**400/400**
Maíz (1 taza)	0.26	0.60	0.16	115
Queso cottage bajo en grasa (1 taza)	25	0.05	0.15	27
Galletas saladas (12)	0	0.17	0	0
Jugo de arándano (1 taza)	1	0.02	0.05	0
Queso crema (1 cucharada)	53	0	0	2
Pepino sin pelar (1/2 taza)	10	0.01	0.02	7
Dona (1)	17	0.10	0.03	24
Huevo, entero (1 grande)	84	0.03	0.06	22
Berenjena (1 taza)	4	0.08	0.09	14
Muffin, integral (1)	0.09	0.25	0.05	36
Barras de higo (2)	3	0.05	0.02	11
Pescado, blanco (1 filete)	60	0.26	0.50	26
Papas a la francesa (10)	0	0.07	0.16	8
Fruta seca (319 g)	380	0.14	0.50	13
Jugo de fruta sin endulzar (1 taza)	0	0.02	0.06	35
Ajo (1 diente)	0	0	0.04	0.09
Galletas Graham (1 pieza rectangular grande)	0	0.03	0.01	6
Barra de granola (1)	2	0.06	0.02	6
Jugo de uva (1 taza)	1	0.07	0.16	8
Jamón (1 rebanada)	0	0.20	0.10	1
Hamburguesa de restaurante de comida rápida, con condimentos y vegetales (1)	4	0.30	0.12	52
Hot dog, de comida rápida (1)	0	0.44	0.09	85
Helado (1 porción)	6	0.03	0.04	11
Mermelada o conservas (1 cucharada)	0.20	0	0	2

VITAMINA C (MG)	VITAMINA E (MG)	CALCIO (MG)	MAGNESIO (MG)	POTASIO (MG)	SELENIO (MCG)	ZINC (MG)
90/75	**15/15**	**1000/1000**	**420/320**	**3500/3500**	**55/55**	**11/8**
12	0.15	8	44	343	1.54	1.36
0	0.02	138	11	194	20	0.86
0	0	28	12	48	2.40	0.20
90	0	8	5	46	0	0.18
0	0.04	12	1	17	0.40	0.10
2.76	0	7	6	75	0	0.10
0.09	0.90	21	9	60	4	0.30
0	0.50	25	5	63	15	0.50
1	0.40	6	11	122	0.10	0.12
0	0.26	101	21	106	17	0.61
0.10	0.21	20	9	66	1	0.12
0	0.39	51	65	625	25	2
6	0.12	4	11	211	0.20	0.20
12	2	119	121	2482	1.50	1.56
40	0	160	9	154	0	0.20
0.90	0	5	0.75	12	0.40	0
0	0.05	3	4	19	1	0.10
0.22	0.32	15	24	82	4	0.50
0.25	0	23	25	334	0.25	0.13
0	0.10	2	5	94	6	0.50
2	0.42	126	23	251	20	2
0.09	0.10	108	27	190	29	2
0.46	0	72	19	164	1.65	0.40
2	0	4	0.80	15	0.40	0

	VITAMINA A (MCG)	VITAMINA B1 (TIAMINA) (MCG)	VITAMINA B6 (MG)	FOLATO (MCG)
Cr para hombres/mujeres	**900/700**	**1.2/1.1**	**1.3/1.3**	**400/400**
Chile pimiento crudo (1/2)	21.6	0.03	0.23	10.35
Pimientos dulces (10 tiras)	78	0.04	0.13	13
Pie, de manzana (2 pieza)	37	0.03	0.04	32
Pizza de queso (1 rebanada)	74	0.20	0.04	35
Pizza de vegetales (1 rebanada)	58	0.40	0.50	116
Ciruela (1)	21	0.03	0.05	1.45
Palomitas (1 taza)	0.80	0.02	0.02	2
Puerco (87 g)	—	0.80	0.30	3
Ensalada de papas (1 taza)	2.93	0.20	0.40	19
Puré de papas (1 taza)	8.40	0.20	0.50	17
Pastel de pollo	256	0.30	0.20	41
Pretzels (10 piezas)	0	0.30	0.07	103
Pasas (43 g)	0	0.05	0.08	1.28
Frambuesas (10)	0.38	0.01	0.01	4
Arroz integral (1 taza)	0	0.20	0.30	8
Arroz blanco (1 taza)	0	0.03	0.15	5
Queso ricotta parcialmente descremado (1/2 taza)	132	0.03	0.02	16
Aderezo para ensalada bajo en grasa, tipo italiano (1 cucharada)	0	0	0	0
Salmón (87 g)	9.84	0.20	0.71	22
Salsa (1/2 taza)	44	0.05	0.16	21
Chucrut (1 taza)	1.42	0.03	0.18	34
Salchicha (1 pieza)	0	0.05	0.01	0.26
Camarón (4 grandes)	0	0.01	0.03	0.77
Refresco con cafeína (348 ml)	0	0	0	0
Sopa de pollo (1 taza)	179	0.07	0.07	7

VITAMINA C (MG)	VITAMINA E (MG)	CALCIO (MG)	MAGNESIO (MG)	POTASIO (MG)	SELENIO (MCG)	ZINC (MG)
90/75	**15/15**	**1000/1000**	**420/320**	**3500/3500**	**55/55**	**11/8**
65	0.30	6	10	145	0.20	0.12
70	0.36	7	6.46	105	0	0
4	1.78	13	8	76	1	0.20
1	0	117	16	113	13	1
79	2	189	65	548	23	2
6	0	3	5	114	0.30	0.07
0	0	1	11	24	0.80	0.30
0	0.20	6	15	253	14	2
19	0.14	14	36	551	10	0.60
13	0.04	46	38	621	2	0.60
2	4	33	24	256	0.70	1
0	0.21	22	21	88	3	0.50
2.30	0.30	12	13	350	0.26	0.08
5	0.17	5	4	28	0.04	0.08
0	0.06	20	84	84	19	1
0	0.06	16	19	55	12	0.80
0	0.09	337	19	155	21	1.70
0	0	0	0	2	0.20	0
0	0.95	11	28	475	35	0.60
18	1.53	39	17	275	0.50	0.30
21	0.14	43	18	241	0.90	0.30
0	0.03	1.30	1.56	25	1.87	0.24
0.48	0	9	7	40	9	0.30
0	0	10	3	3	0.34	0
1.24	0.25	181	17	272	8	0.67

	VITAMINA A (MCG)	VITAMINA B1 (TIAMINA) (MCG)	VITAMINA B6 (MG)	FOLATO (MCG)
Cr para hombres/mujeres	**900/700**	**1.2/1.1**	**1.3/1.3**	**400/400**
Sopa de tomate (1 taza)	29.28	0.09	0.11	15
Semillas de soya (1 taza cocinada)	14	0.47	0.10	200
Espagueti con albóndigas (1 1/2 taza)	46	0.38	0.43	101
Costillas (87 g)	1.91	0.26	0.22	3
Espinacas (1 taza)	140	0.02	0.06	58
Filete (diferentes cortes)	0	0.10	0.30	6
Fresas (1 taza)	1.66	0.03	0.09	40
Sándwich tipo submarino	71	1	0.10	87
Semillas de girasol (1 taza)	1.28	0.14	1	303
Camote (1)	350	0.09	0.25	9
Ensalada para tostadas (43 g)	71	0.10	0.20	83
Pastelillos para tostador (1)	148	0.20	0.20	15
Tofu (1/2 taza)	4.96	0.10	0.06	19
Jitomate (1 mediano)	26	0.02	0.05	9
Ensalada de atún (1 taza)	49	0.06	0.17	16
Pavo, sin piel (1/2 pechuga)	0	0.16	2.26	31
Jugo de verduras (1 taza)	188	0.10	0.30	51
Nueces (1 taza)	37	0.27	0.70	82
Sandía (1 rebanada)	104	0.20	0.40	6
Germen de trigo (1/4 taza)	0	0.20	0.40	81
Polvo de proteína de suero (2 cucharaditas)	0	0	0	0
Vino tinto (101 ml)	0	0	0.03	2
Vino blanco (101 ml)	0	0	0.01	0
Yogur bajo en grasa (232 ml)	2	0.10	0.09	24

VITAMINA C (MG)	VITAMINA E (MG)	CALCIO (MG)	MAGNESIO (MG)	POTASIO (MG)	SELENIO (MCG)	ZINC (MG)
90/75	**15/15**	**1000/1000**	**420/320**	**3500/3500**	**55/55**	**11/8**
66	2	12	7	263	0.50	0.24
31	0.02	261	108	970	3	1.64
24	4	138	66	718	39	5
0	0.20	30	15	204	24	3
8	0.60	30	24	167	0.30	0.16
0	0.11	4	19	250	12	3.26
97	0.50	27	22	253	1	0.20
12	0	189	68	394	31	2.60
1.79	27	89	165	1088	101	6.77
19	1.42	41	27	348	0.30	0.30
4	192	51	416	4	3	—
0	0.90	17	12	57	6.30	0.30
0	0.01	434	37	150	11	1
8	0.33	6	7	146	0	0.11
5	2	35	39	365	84	1
0	0.30	39	109	1142	95	5
67	12	26	27	467	1	0.50
4	0	73	253	655	21	4.28
31	0.40	41	31	479	0.30	0.20
0	0	27	275	166	91	14
0	0	0	0	260	0	0
0	0	8	13	111	0.20	0.10
0	0	9	10	80	0.20	0.07
1.70	0	415	37	497	11	1.88

Contenido glicémico de alimentos seleccionados

Cacahuates	1
Yogur bajo en grasa, endulzado de manera artificial	2
Zanahorias	3
Toronja	3
Frijoles verdes	3
Leche sin grasa	4
Pera	4
Sandía	4
Remolacha	5
Naranja	5
Durazno	5
Ciruela	5
Manzana	6
Kiwi	6
Sopa de tomate	6
Frijoles cocidos	7
Garbanzos en lata	7
Uvas	7
Piña	7
Pan integral	7
Palomitas	8
Leche de soya	8
Tostadas	8
Cereal All-Bran	9
Jugo de toronja	9
Pan para hamburguesa	9
Judías en lata	9
Sopa de lentejas	9
Galletas de avena	9
Maíz dulce	9
Pan de centeno tipo americano	10
Tortellini de queso	10
Waffles congelados	10
Miel	10
Habas congeladas	10
Yogur bajo en grasa endulzado con azúcar	10
Frijoles pintos	10
Pan blanco	11
Cereal de salvado	12
Jugo de manzana	12
Plátano	12
Kaiser roll	12
Jugo de naranja	12
Galletas saladas	12
Cereal de trigo integral	12
Hojuelas de salvado	13
Avena	13
Galletas Graham	14

Cereal Special K	14	Cereal Total	17
Galletas de vainilla (para acompañar helado)	14	Arroz integral	18
		Fettuccine	18
Panqué de salvado	15	Pastel típico	19
Cereal Cheerios	15	Cereal de hojuelas de maíz	21
Pan francés	15	Papas a la francesa	22
Cereal con pasas y nueces	15	Dulces blandos de sabores (*jelly beans*)	22
Puré de papa	15		
Cereal de trigo	15	Macarrones	22
Mezcla para rellenar de pan	16	Cereal Rice Krispies	22
Pizza de queso	16	*Couscous*	23
Espagueti integral	16	*Linguine*	23
Sopa de frijoles negros	17	Arroz de grano largo	23
Frituras de maíz	17	Arroz blanco	23
Donas	17	*Bagel*	25
Cereal de hojuelas, pasas y nueces	17	Papa al horno	26
	17	Espagueti	27
Avena instantánea	17	Pasas	28
Pasteles de arroz	17	Macarrones con queso	32
Camote	17	Arroz instantáneo	36

Abdomen perfecto se terminó de imprimir en julio de 2005, en Grupo Caz, Marcos Carrillo 159, Col. Asturias, C.P. 6580, México, D.F.